皮肤病与美容的必修课

刘勇◎著

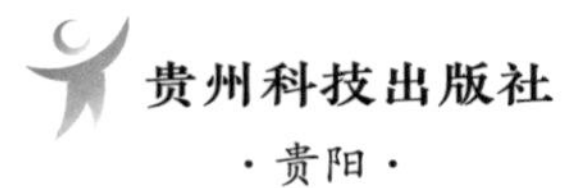

·贵阳·

图书在版编目(CIP)数据

皮肤病与美容的必修课 / 刘勇著. -- 贵阳：贵州科技出版社，2024.4

ISBN 978-7-5532-1292-0

Ⅰ. ①皮… Ⅱ. ①刘… Ⅲ. ①皮肤病—诊疗 Ⅳ. ① R751

中国国家版本馆 CIP 数据核字（2024）第 029028 号

皮肤病与美容的必修课
PIFUBING YU MEIRONG DE BIXIUKE

出版发行 贵州科技出版社
地　　址 贵阳市中天会展城会展东路 A 座（邮政编码：550081）
网　　址 https://www. gzstph. com
出 版 人 王立红
责任编辑 伍思璇
装帧设计 中尚图
经　　销 全国各地新华书店
印　　刷 炫彩（天津）印刷有限责任公司
版　　次 2024 年 4 月第 1 版
印　　次 2024 年 4 月第 1 次
字　　数 255 千字
印　　张 17
开　　本 710 mm × 1000 mm　1/16
书　　号 ISBN 978-7-5532-1292-0
定　　价 88.00 元

前言
preface

皮肤是人体免疫屏障的第一道防线，也是人体最大的器官，它时刻参与着人体的功能活动，外界及人体内的任何异常情况都可在皮肤上反映出来。因此，皮肤病成了最常见的疾病之一，它或重或轻地影响着我们的健康和日常生活。了解我们的皮肤及相关疾病，知晓相关的注意事项，可在预防或治疗皮肤病时起到事半功倍的效果。

本书简单介绍了皮肤的功能、分型以及影响皮肤健康的因素，详细介绍了护肤及美容相关项目（如激光治疗、强脉冲光美容、射频美容、果酸换肤、脱毛、注射美容）的注意事项，重点介绍了带状疱疹、特应性皮炎、湿疹、银屑病、梅毒等疾病的病因、治疗方法、预防措施等。

随着皮肤科学的不断发展，笔者需终生学习，不断完善知识结构。书中难免有错漏之处，恳请广大读者批评和指正。

目 录
contents

第一章

了解我们的皮肤

一、皮肤

皮肤是被覆于人体体表，并时时与外界环境直接接触的人体最大器官，它主要由表皮、真皮以及皮下组织构成。皮肤中除各种附属器［如毛发、皮脂腺、汗腺和指（趾）甲等］以外，还有许多血管、神经、淋巴管和肌肉。为什么说皮肤是人体最大的器官呢？因为它的重量约占人体重量的16%，而且成人的皮肤面积大约有1.5 m^2。

二、皮肤的功能

我们的皮肤具有重要的功能，对维持人体内环境的稳定十分重要。

1. 防护功能

皮肤是保护我们体内各种器官和组织免受外界环境中各种有害因素刺激的重要屏障，同时可防止体内水分及营养物质丢失。我们的皮肤对物理性损伤（如各种摩擦、挤压等造成的损伤）、化学性损伤（如弱酸、弱碱等化学物质造成的损伤）、微生物（细菌、病毒、真菌、支原体、衣原体等）的侵入均有一定的防护作用。如果我们的皮肤缺失，那么每天经体表丢失的水分及营养物质将比皮肤完整时多很多。

2. 吸收功能

皮肤具有很好的吸收功能，这也是我们得了皮肤病后，医生给我们开外用药物治疗的理论基础。皮肤的附属器等是有吸收功能的通道。

3. 感觉功能

皮肤的感觉功能是我们感受丰富多彩的外界环境的重要媒介。各种不同性质的感觉，如痛觉、触觉和温觉均是通过皮肤中的感觉神经末梢传入大脑的。还有一类特殊的复合感觉，如粗糙、光滑、软、硬、湿、干等，是大脑综合分析皮肤中感觉神经末梢传入的刺激后形成的。很多人得了皮肤病会有瘙痒的感觉，这种强烈的、能引起搔抓欲望的不愉快感觉，与人体的神经系统和免疫系统有关，和其他刺激一样都是通过皮肤中的感觉神经末梢传入大脑的。

4. 分泌和排泄功能

皮肤具有分泌和排泄的功能，这主要是通过汗腺以及皮脂腺完成的。例如我们吃辛辣刺激性食物（如辣椒、芥末等）、环境温度过高、精神紧张、情绪激动时，均可导致汗腺分泌并排出汗液。我们的汗液中水分占了99%，无机离子、乳酸、尿素等成分仅占1%。因为尿素中的氮与空气接触会发生反应产生氨气，所以我们的汗液干后会有少许味道。

5. 体温调节功能

皮肤可以通过内部的血管舒张收缩控制血流量，从而控制皮肤的散热量。皮肤通过辐射、对流和传导等方式把热量散发到空气中。此外，皮肤还可以通过发抖或出汗等方式调节体温。例如，当我们感觉寒冷时会全身发抖，这是由于体内肌肉的不停颤动可产生热量；当环境温度过高或者剧烈运动时，我们会大汗淋漓，汗液蒸发成了我们主要的散热方式。据测算，每蒸发1 g汗液，可以带走2.43 kJ的热量，效率非常高。但空气湿度增加不利于体表汗液的蒸发，这也是暑季雨天人们并不觉得凉爽的原因之一。

6. 免疫功能

皮肤免疫系统主要包括各种免疫细胞及其产生的细胞因子。许多皮肤病的发病核心都与皮肤免疫系统有关，例如特应性皮炎、银屑病、湿疹等。

皮肤是与生俱来又伴随我们一生的个性化“护身服”，因此我们要重视皮肤的护理及保健，保持皮肤的清洁，避免有害物质对皮肤的刺激与伤害。

三、皮肤表面的微生物

人体皮肤表面实际上寄生着大量的微生物，常见的微生物包括细菌、真菌、病毒等，其中是细菌是最常见的“居民”。平均每平方厘米皮肤上居住着高达 10 亿个微生物，这些微生物共同形成我们皮肤表面的微生物群落。在产妇分娩过程中，胎儿接触产道或他人皮肤后即获得自身皮肤表面微生物群落。皮肤表面微生物群落的组成并不是一成不变的，它随着人类年龄和具体部位的不同而变化。例如，青春期前人体皮肤上厚壁菌、拟杆菌和变形菌的数量较多，而青春期后人体皮肤上的亲脂性微生物［如细菌（痤疮丙酸杆菌和棒状杆菌）、真菌（马拉色菌）等］会显著增加。油性部位（面部、胸部等）微生物主要为亲脂性的丙酸杆菌，湿性部位（肘关节、膝关节、腹股沟等）微生物主要为葡萄球菌和棒状杆菌。那么，有人要问了，皮肤表面微生物的数量和种类这么多，会不会对人体产生有害的影响呢？

实际上，我们并不需要为此担心。这些微生物是人体皮肤生态系统中的正常群落，它们的组成、稳定性及功能是由皮肤、皮肤表面微环境和微生物之间的相互作用决定的。这些微生物之间可以竞争性地排斥彼此或协同，在获得共同利益的同时维持群落的稳定性。当有外来致病菌侵入我们的皮肤时，除了皮肤屏障及皮肤表面弱酸性环境的阻挡外，皮肤表面微生物群落对致病菌也会有排斥作用，这种排斥作用是皮肤自我净化及维持人体健康的重要一环。此外，这些微生物还有分解皮肤表面已死亡的角质细胞（死皮）、清洁皮肤、促进新陈代谢等作用。只有在特定条件下，如皮肤屏障被破坏、皮肤免疫系统被激活、皮肤微环境改变、皮肤表面微生物群落变化等，那些通常对宿主有益的微生物才可能致病。因此，我们洗手、洗澡不能过于频繁，尤其是在用肥皂、香皂、沐浴露等的情况下。洗得过于频繁，会导致正常皮肤表面微生物群落被破坏或失衡，进而使皮肤生态系统恶化，让皮肤更容易遭到外来致病菌的入侵。当然，也不能一次都不洗，若经常不洗手、不洗澡，在温暖、潮湿的环境中皮肤表面细菌数量会变多。部分细菌数量变多容易导致感染，对人体是有伤害的。

四、皮肤的颜色

我们每个人皮肤颜色都略有不同。在全世界范围内，不同人种（如黄色人种、白色人种、黑色人种、棕色人种等）皮肤颜色差异巨大。那么皮肤颜色是由什么决定的呢?

实际上，皮肤颜色主要由内源性色素和外源性色素决定。内源性色素包括黑色素、氧合血红蛋白及还原血红蛋白。黑色素是由人体皮肤中的黑色素细胞产生的一种黑褐色色素，黑色素的多少是决定皮肤颜色的关键因素。黑色素具有阻挡紫外线的作用。人类进化过程中生活的自然环境不同，造成了皮肤中黑色素含量的不同，从而形成了不同肤色。血红蛋白是人体血液中运输氧气的蛋白质，其与氧分子结合后形成的氧合血红蛋白呈红色，与氧分子分离后形成的还原血红蛋白呈蓝色。人体血液中氧合血红蛋白及还原血红蛋白比例的不同亦可影响皮肤颜色，例如一般情况下人体皮肤会泛红色，而缺氧时人体皮肤会呈青紫色。外源性色素主要是胡萝卜素，呈黄色。摄入胡萝卜素的多少会影响皮肤颜色。胡萝卜素主要来源于深色蔬果类及部分肉类，如胡萝卜、南瓜、红薯、玉米、橙子、菠萝、猪肝、鸡心等。摄入胡萝卜素过多可能导致皮肤黄染，但眼睛巩膜不黄染，称为胡萝卜素血症。出现这种情况只需减少胡萝卜素摄入量即可自愈。

五、皮肤的分型

依据含水量、皮脂腺分泌情况、pH 值、对外界刺激反应程度的不同，可将皮肤分为 5 种类型：中性皮肤、干性皮肤、油性皮肤、敏感性皮肤、混合性皮肤。中性皮肤较为理想，含水量在 10%~20%，不干燥，不油腻，有弹性，抗刺激性强；干性皮肤含水量低于 10%，干燥，无光泽，弹性差，易产生皱纹及色素沉着，抗刺激性差，可能与遗传、风吹日晒、过度清洗有关；油性皮肤含水量在 20% 左右，皮脂分泌旺盛，有光泽，毛孔粗大，容易患痤疮、毛囊炎、脂溢性皮炎等疾病，抗刺激性强，与遗传、雄激素分泌旺盛、喜食高脂、高糖及辛辣刺激性食物有关；敏感性皮肤对外界刺激反应性过强，遇冷、热、酒精、化妆品、药物等后有烧灼、刺痛、瘙痒、干、红斑、红血丝等表现；混合性皮肤为同时存在 2 种及 2 种以上不同类型的皮肤，如油性皮肤与干性皮肤均有或油性皮肤和中性皮肤均有，通常表现为面中央皮肤皮脂分泌旺盛，毛孔粗大，而两颊皮肤干燥脱屑。

目前已有各种不同的皮肤生理指标检测仪用来检测皮肤的各项生理功能，对皮肤进行精确分型。

六、影响皮肤健康的因素

健康皮肤表现为肤色红润、有光泽、含水量充足、水油分泌平衡、肤质细腻、有弹性、抗刺激性强、无皮肤病等特点。影响皮肤健康的因素包括遗传、光（如日光）、电子产品辐射、睡眠质量、吸烟、饮酒、气候、化妆品、饮食习惯、精神因素等。

第二章
皮肤消毒

一、皮肤的消毒与灭菌

近几年，由于新型冠状病毒肺炎疫情[①]的影响，有关皮肤的消毒（尤其是手部的消毒）被频繁提及。2002 年卫生部（现国家卫生和计划生育委员会）发布的《消毒技术规范》，将消毒定义为“杀灭或清除传播媒介上病原微生物，使其达到无害化的处理”，将灭菌定义为“杀灭或清除传播媒介上一切微生物的处理”，而抗菌是“采用化学或物理方法杀灭细菌或妨碍细菌生长繁殖及其活性的过程”。保持皮肤卫生是我们预防传染性皮肤病的重要一环。除用流动水 + 皂液好好洗手外，皮肤消毒剂也是很好的选择。

日常生活中常用的皮肤消毒剂主要包括含碘类、醇类、表面活性剂类（季铵盐类）以及酚类（表 2–1）。

表 2–1 常用的皮肤消毒剂

类别	常用名称	常用部位及用途
含碘类	碘伏	表面皮肤及黏膜消毒，注射部位皮肤消毒
	碘酊（酒）	注射部位皮肤消毒
	安尔碘	表面皮肤及黏膜消毒，日常手消毒
醇类	酒精（75% 乙醇）	表面皮肤消毒

① 2022 年 12 月 26 日，国家卫生健康委员会发布公告，将“新型冠状病毒肺炎”更为“新型冠状病毒感染”，并自 2023 年 1 月 8 日起明确对新型冠状病毒感染采取的甲类传染病预防控制措施。所以，新型冠状病毒肺炎疫情指新型冠状病毒肺炎发生蔓延时期的疫情。

续表

类别	常用名称	常用部位及用途
表面活性剂类	苯扎溴铵	外科手消毒
	双癸基二甲基氯化铵	表面皮肤消毒
酚类	对氯间二甲苯酚	表面皮肤及黏膜消毒

破溃皮肤伤口可选择含碘类消毒剂及醇类消毒剂，日常手消毒可选择含碘类消毒剂或表面活性剂类消毒剂。另外，一般物品的消毒，主要是杀灭或清除金黄色葡萄球菌及大肠杆菌等细菌，可用含氯消毒剂等。婴幼儿物品的消毒不建议用消毒剂，避免消毒剂刺激婴幼儿皮肤或误入婴幼儿口中，应选择婴幼儿专用清洗液，并将物品进行充分日晒。

二、皮肤消毒后可能引起的并发症

频繁用消毒剂进行手部消毒可能会出现皮肤干燥、瘙痒、红斑、丘疹、皴裂甚至渗液感染等情况，这与个人体质以及对消毒剂的耐受差异有关。因此，每次消毒手部后可外涂配方简单的润肤乳或护手霜，避免使用成分过于复杂的护肤品。出现皴裂可用尿素维 E 乳膏或含有神经酰胺、透明质酸等成分的润肤乳或护手霜，如仍然无法缓解需遵医嘱加用激素类乳膏。消毒手部后应及时擦干，避免手部因长期潮湿而出现皮肤变软、发白、皮肤屏障受损等情况。

第三章
皮肤与日光

日光与我们的生活息息相关，它照亮了我们的世界，也使得万物生长。可以说，没有日光就不会有这个美好的世界。我们在日常生活中适当晒晒太阳可以促进人体合成维生素 D，并可改善血液循环，增强机体免疫力。但我们也应注意，日光照射实际上是一把双刃剑，它可能会诱发或加重皮肤病，过度日光照射还可能导致皮肤急性或慢性损伤，甚至癌变。

一、紫外线

日光主要包括可见光、红外线及紫外线，是太阳辐射电磁波谱的一部分。其中，紫外线对皮肤的影响最明显。紫外线分为长波紫外线（波长 320~400 nm）、中波紫外线（波长 290~320 nm）和短波紫外线（波长 200~290 nm）。几乎所有短波紫外线和大多数中波紫外线都被大气层中的臭氧吸收了，因此在地球表面通常是没有短波紫外线的，但臭氧层空洞的出现打破了这一平衡。

抵达地球表面的紫外线一部分会被我们体内的生物分子吸收。不同波长的紫外线对不同皮肤层面的生物效应是不同的，总体上包括短期效应和长期效应。短期效应是晒斑和晒黑。晒斑即皮肤出现红斑、水疱、脱皮等，是紫外线导致的细胞损伤和炎症因子分泌。晒黑是紫外线导致的黑色素细胞增多以及黑色素合成增加。由于黑色素能吸收紫外线，所以人会晒黑实际上是人体的一种自我保护机制。长期效应是光老化和光致癌。紫外线可以穿透到真皮层，其诱发的炎症反应会导致皮肤中的胶原蛋白合成减少、弹性纤维断裂、异常的变性物质沉积等，从而使皮肤老化，皱纹增多、加深，皴裂、失去弹性等。紫外线还会造成细胞内脱氧核糖核酸（deoxyribonucleic acid, DNA）的损伤和突变，从而引发肿瘤。

紫外线对皮肤免疫系统的影响是一把双刃剑。有些皮肤病（例如银屑病）可以利用紫外线的免疫调节和免疫抑制作用进行治疗，但有些皮肤病会因紫外线照射而加重，甚至癌变。日光照射后症状会加重的皮肤病有痤疮、特应性皮炎、红斑狼疮、脂溢性皮炎、大疱性类天疱疮、皮肌炎、多形红斑、扁平苔藓、玫瑰痤疮、银屑病（少部分对光敏感的患者）、病毒性皮肤病（如单纯疱疹等）、毛囊角化病、皮肤T细胞淋巴瘤、毛发红糠疹、播散性汗孔角化病、家族性良性天疱疮、暂时性棘层松解性皮肤病等。

二、维生素D与晒太阳

缺钙和补钙是这些年我们渐渐熟知的一个概念。实际上，许多人不是缺钙，而是缺乏维生素D。维生素D是一种脂溶性维生素，主要作用是促进机体对钙和磷的吸收，并调节体内钙和磷的平衡，使血中钙和磷的浓度保持在正常范围之内。此外，维生素D还参与甲状旁腺的相关功能，并调节体内降钙素水平，使钙沉积在新形成的骨骼上，有利于骨组织损伤恢复和重建。口服维生素D虽然有效，但补充过量可能会引起中毒。人体内维生素D的合成需要紫外线的照射，因此，健康人群合理饮食和适当晒太阳是补充维生素D较好的方式。但要注意的是，最好避免过度暴露于日光下和在日光强烈时晒太阳；一般于上午10点前及下午4点后，只裸露双上肢和双下肢晒5~30 min，每周晒2~3次，即可获得足够的维生素D。涂了防晒产品、衣服遮盖及隔着玻璃等会影响晒太阳的效果。

第四章

皮肤与饮食

我们国家的文化博大精深、源远流长，饮食文化是其中不可或缺的重要组成部分。东汉医学家张仲景说：“所食之味，有与病相宜，有与身为害，若得宜则益体，害则成疾，以此致危。”可见，饮食与疾病息息相关。许多患者每次看完病都会有意识地问医生：“需要忌口吗？吃什么能补？”由此可见，“忌口”“食疗”“食补”的概念对大众的影响极大。

一、“发物”

“发物”是中医学中的一种说法，指能够诱发或加重某些疾病的食物。例如牛肉、羊肉，鱼、虾、蟹、贝等海 / 河鲜，葱、辣椒、蒜、胡椒、花椒、韭菜、芥末、咖喱等辛辣刺激性食物，以及各种酒类等。现代医学的研究也发现，这些“发物”含有的一些物质可能会对皮肤免疫系统产生影响，从而诱发或加重某些皮肤病。然而，不同的人、不同的体质以及不同的疾病对不同“发物”的反应也是不同的。例如，过敏体质的人并不一定对牛肉、羊肉、鱼、虾等过敏，却对大米、小麦、玉米等过敏；吃辛辣刺激性食物也并不一定都会使人“上火”。

二、饮食

皮肤病的种类有很多，因此需要患者注意的饮食禁忌也不尽相同。例如，饮酒及食用辛辣刺激性食物对感染性疾病（如病毒感染、细菌感染、真菌感染、部分性传播疾病等）、过敏及瘙痒性疾病（如荨麻疹、湿疹、过敏性皮炎、瘙痒症等）、自身免疫病（天疱疮、红斑狼疮等）、慢性炎症性疾病（如银屑病等）患者是禁忌的，这些饮食习惯容易导致患者免疫系统紊乱，从而加重疾病；食用牛肉、羊肉、鱼、虾等食物对过敏及瘙痒性疾病、自身免疫病和银屑病等患者是禁忌的，这些食物中含有大量的可致炎性反应的物质，会诱发或加重疾病；食用各种油炸食物、喝碳酸饮料等是痤疮、毛囊炎、脂溢性皮炎、脂溢性脱发等患者的禁忌，此类高脂、高糖食物容易刺激皮脂腺分泌过多的皮脂，从而加重疾病；人参、桂圆、红枣、阿胶、鹿茸等摄入过量可能影响人体免疫系统，从而诱发单纯疱疹、毛囊炎等疾病。

总体来看，清淡饮食，营养均衡，多吃新鲜蔬果，适量摄入优质高蛋白食物（如猪瘦肉、蛋类、牛奶、豆类等），避免食用辛辣刺激性及高脂、高糖、高盐食物，这些要求适用于大部分皮肤病患者。

三、餐具

日常生活中我们应做到：餐前洗手，餐后及时清洁厨房用具，避免食物残渣滋生各种微生物以及吸引苍蝇等昆虫；清洁餐具时应戴橡胶手套，避免手部直接接触各种洗涤剂；处理鱼、虾、蟹等食物时应避免被刺伤；刀具及切菜板应准备 2 套，分别用来处理生食和熟食；生食应煮熟后再吃，避免吃下半生不熟的食物。

第五章

如何护理我们的皮肤

每个人都有爱美之心，都希望自己的皮肤光彩照人，容颜永驻。当前社会各种广告、概念纷繁，让人眼花缭乱，护肤品也从单一的“雪花膏”发展到“水”“乳”“霜”“精华”。我们的皮肤真的需要这么多的化学物质吗？如此多的化学物质，我们的皮肤能承受吗？

一、减缓皮肤衰老

皮肤衰老是一个过程，影响因素如下：①外源，自然因素。随着年龄增长，器官功能退化，人就会渐渐衰老；日光中紫外线过度照射会导致细胞受损、胶原纤维及弹性纤维断裂等；风吹及各种冷热刺激会造成皮肤失水增加、皮肤屏障受损等。②内源，人为因素。吸烟、饮酒、熬夜、运动量少、食用各种辛辣刺激性食物及油炸食物等均会导致体内氧自由基堆积，引起细胞损伤而加速皮肤衰老；过多的糖会加重机体的负担，对胶原蛋白的形成和保持皮肤弹性产生不利影响，从而加速皮肤衰老；各种电子产品辐射也会导致皮肤的弹性纤维断裂、细胞受损；失水过多会导致皮肤细胞损伤，皮肤屏障受损，加速皮肤衰老。

因此，减缓皮肤衰老需要我们同时处理好上述因素，而不是单纯靠各种护肤品。

1. 防晒是减缓皮肤衰老的重要方法

日光中的紫外线是导致皮肤衰老的重要因素之一，它会使皱纹等出现，也会让皮肤弹性变差、颜色变黄等。因此，防晒是减缓皮肤衰老的重要方法。暴露部位的防晒首选物理防晒（打遮阳伞、戴遮阳帽等），化学防晒（涂防晒霜、防晒乳等）可作为补充选择；户外活动时宜穿浅色衣物或防晒衣；阴天的时候紫外线也可穿透云层，也要注意防晒。

2. 纠正不良的生活习惯

保持心情舒畅，保证充足睡眠、避免熬夜，锻炼身体，戒烟戒酒，规律饮食、营养均衡，各种辛辣刺激性食物及油炸类食物、甜食、碳酸饮料等尽量少食少饮。

3. 护肤的关键一步是保湿

可适当应用保湿润肤品，从而保护皮肤屏障。但须注意，护肤品并非用的种类和数量越多越好，也并非成分越复杂的越好，天然的、无刺激性的比较好，以免引起皮肤过敏，甚至变成敏感性皮肤。

二、护肤品的选择

目前市场上的护肤品种类繁多，剂型、成分、功效及使用部位各不相同，因此，如何挑选适合自己的护肤品成了一个难题。

首先我们需要了解不同剂型的差别。各种“水”是在水中加入不同功能物质的水溶液。“露”“乳”“霜”是水与油乳化的产物，水多油少时，油以小液滴的形式分散在水中形成“露”或“乳”，即水包油。“露”的水分含量要比“乳”高，“露”和“乳”的使用感受比“霜”的更清爽。水少油多时，水以小液滴的形式分散在油中形成“霜”，即油包水。“霜”的使用感受比“露”和“乳”的更滋润，锁水保湿功效更持久。因此，干性皮肤可选择“霜”，油性皮肤可选择“水”或“露”，混合性皮肤可选择“乳”。因季节的不同，剂型选择也不同，如夏季空气潮湿时宜选“水”和“露”，秋季、冬季干燥时宜选“霜”和“乳”。

其次是护肤品的成分与功效。目前市场上护肤品主要有三大功效：保湿、美白和抗皱，详见表5-1。保湿功效主要依靠在皮肤表面形成一层含水薄膜，减少皮肤内水分的蒸发，提高皮肤含水量，并封闭住皮肤细胞间的小裂隙以达到暂时修复的目的。实际上，保湿功效并不能让水从外界补回到皮肤。美白功效主要通过抑制人体内黑色素的合成或聚集达到目的。抗皱功效通过抗细胞氧化、促进细胞代谢、促进胶原蛋白合成以及阻断肌肉神经传递等方式达到减少皱纹、减缓皮肤衰老的目的。

表5-1　护肤品的功效与主要成分（部分）

功效	主要成分
保湿	甘油、凡士林、聚乙二醇、神经酰胺、胆固醇、卵磷脂、角鲨烯、硫酸软骨素、乳酸、海藻提取物、透明质酸、水解胶原蛋白、丙二醇、氨基酸、天然保湿因子、羟基酸和糖类、各种维生素（如泛酸、维生素E）、硬脂酸、二甲硅油、各种植物油（如蓖麻油、葡萄籽油、玉米油、豆油、霍霍巴油）、不饱和亚油酸、亚麻酸、花生四烯酸、动物油、羊毛脂。
美白	维生素C、烟酸、烟酰胺、果酸、曲酸、石榴提取物（鞣花酸）、熊果叶提取物（熊果苷）、光果甘草素、玫瑰提取物（全合欢醇）、桑叶提取物、多肽、水杨酸、视黄醇、氨甲环酸、芦荟提取物、樱桃提取物、柠檬提取物。
抗皱	视黄醇、维生素C、维生素E、胡萝卜素、麦角硫因、玻色因、胶原蛋白、弹力蛋白、植物胎盘素、透明质酸、肌肽、多肽、硫辛酸、辅酶Q10、虾青素、柚子籽提取物、石榴多酚、榉树芽提取物、葡萄籽提取物、橄榄叶提取物、石榴提取物、桉树提取物、茶叶提取物、人参、银杏、灵芝、苦参、生姜提取物等。

注：由于篇幅所限，表中所列仅为部分护肤品的功效与主要成分。使用护肤品前应仔细看看成分，找到适合自己的。

需要注意的是，护肤品并非成分越复杂、某些成分浓度越高越好，也并非使用得越多越好。如果皮肤处于过饱和状态，则难以吸收更多成分。过度使用护肤品反而容易让人产生不适。大部分美白成分被日光照射后容易变性，建议夜间使用；果酸、曲酸、水杨酸等成分不宜长期使用，容易造成角质层变薄、皮肤敏感。

最后就是护肤品的安全问题。护肤品中各种各样的化学物质能不能被皮肤吸收？皮肤能不能承受？能否起到应有的作用？会不会产生刺激？含不含重金属？会不会被吸收入血？吸收入血后会不会导致中毒、加重肝肾负担、引起激素紊乱及其他健康问题？这些问题实际上目前很难给予全面解答。因此，从安全角度考虑，应尽量选择功效简单、主要成分 10~15 种、成分天然的护肤品。

三、清洁产品的选择

使用清洁产品的主要目的是清除皮肤表面的污垢，使皮肤保持洁净，有助于保持皮肤正常生理功能，但同时应注意减少对正常皮肤屏障的破坏。皮肤表面的污垢主要是皮肤分泌的皮脂、汗渍、死皮等，以及灰尘、各种微生物、护肤品残留物等。清洁产品的选择应综合考虑皮肤类型、是否化妆、皮肤是否敏感、季节因素及经济性，并着重考虑清洁产品的清洁功效及安全性。泡沫的多少并非清洁产品清洁功效的评判标准。其他如美白、抗皱一类的功效很难在如此短的清洁过程中起作用，因此不建议作为选择产品时的考虑因素。

通常，油性皮肤及混合性皮肤可选择弱碱性并具有保湿作用的清洁产品，此类产品清洁力强，易清除过多的皮脂，但每日洁面不宜超过 3 次；除角质类产品可每 2 周使用 1 次。混合性皮肤还应依清洁部位的不同选择相应的产品。中性皮肤及干性皮肤可选择弱酸性且兼具保湿作用的清洁产品，此类产品清洁力适中，刺激性小。敏感性皮肤可选择清水或弱酸性、温和、不含皂基的清洁产品（如氨基酸型产品），此类产品刺激性小，与皮肤亲和性好。化妆人群需用卸妆水或卸妆油卸妆后再进行洁面，建议选择温和、弱酸性、刺激性小的清洁产品，以免对皮肤造成二次刺激。秋季、冬季皮肤干燥时不建议选择含皂基的清洁产品。痤疮患者及老年人可额外准备一种含有水杨酸的清洁产品，每 3 天使用 1 次，以清除过多的死皮；使用这种产品可以辅助痤疮的治疗以及减少老年人得粟丘疹的风险，但应间断使用而不是长期连续使用，以免造成角质层变薄、皮肤敏感。

需注意的是，皮肤切勿过度清洁，例如过度搓擦、洁面频率过高等，容易使皮肤屏障受损，引发皮肤病或造成敏感性皮肤。面部皮肤清洁：中性皮肤每日不超过 2 次，油性皮肤每日不超过 3 次，干性皮肤每 5~7 天 1 次；躯干及四肢皮肤清洁，每 2~3 天 1 次。通常水温以 35~38 ℃为宜，清洁后应立即擦干皮肤，并在 3 min 内涂保湿润肤品。

四、防晒产品的选择

防晒产品的选择需综合考虑其防晒系数（sun protection factor，SPF）、有效时间、应用场景、经济性，以及个人皮肤类型。较少在户外活动的人群可考虑 SPF 为 10~15 的防晒产品；有遮阳伞等防护工具的人群适宜使用 SPF 为 15~25 的防晒产品；登山远足和游泳的人群适宜使用 SPF 为 25~30 的防晒产品；儿童以及皮肤白嫩的人群在以上应用场景中选择防晒产品时应向上一个等级，如登山远足和游泳时需选择 SPF 为 50 的防晒产品。同时应注意防晒产品的有效时间，需每 2 h 左右重新涂 1 次。防晒产品的 SPF 不能累加，且最好不要同时混合使用不同品牌的防晒产品，以免皮肤过敏。

第六章
如何护理我们的头发及头皮

一、梳理头发

梳理头发时最好使用宽齿扁梳，不要用梳齿过于尖利的梳子，以牛角梳、羊角梳、木梳为宜。长发者首先从散乱头发的末梢开始，慢慢梳拢后，再与短发者相同，从前额的发际向后梳，然后从头顶部向周围进行梳理，待梳顺后再选择发型进行整理。梳理头发的过程宜缓不宜快。梳子应轻贴头皮，用力要均匀，防止伤到头皮。梳子适度刺激头皮可起到按摩的作用，可促进血液循环，解除疲劳，促进毛囊新陈代谢，调节脂质分泌，有助于头发生长，保持头皮健康，减少头皮屑的产生。

二、洗发护发

洗发次数因人而异，如油性发质人群夏季可每天 1 次，冬季隔天 1 次。头皮皮脂腺分泌的皮脂形成的保护膜会在皮脂腺开口形成一种微压力，负反馈性地抑制皮脂腺分泌活动，洗发次数过多会破坏保护膜并伤害头皮，这也是我们洗发越勤头发出油越多的原因。中性发质及干性发质人群夏季可隔天 1 次，秋季、冬季可每 3 天 1 次。脱发比较严重的人群应适当降低洗发频率，因为洗发会加重脱发的严重程度；依据出油量，这类人群夏季可以两三天洗 1 次，秋季、冬季可以三四天洗 1 次。

洗发前应将头发完全梳顺，防止清洗时头发打结；洗发的水温以 40~42 ℃为宜，避免过高水温刺激头皮；可使用有一定去屑功能、温和且刺激性小的洗发剂。先用水浸湿头发，再取适量洗发剂搓出泡沫后抹在头发上，接着用手指指腹轻柔按摩头皮，仔细揉洗掉皮脂和汗液；要避免过度刺激头皮，尤其注意不要用指甲抓挠头皮。洗好后用温清水反复清洗，直至头发上彻底没有洗发剂为止。然后按照产品说明书正确使用护发素，这样更有利于保护头发，使头发柔顺并能去除静电。一般按摩 1~2 min 后，用温清水把护发素洗掉。需要注意的是，对于部分头皮脂溢性皮炎患者，医生会开具药用洗剂，如二硫化硒洗剂、酮康唑洗剂等，应在洗发剂和护发素之间使用。全部清洗完后用纯棉毛巾把头发水分吸干，注意不要太用力揉搓。接着让头发自然风干或用吹风机吹干。使用吹风机时，吹风机最好与头皮保持 10~15 cm 的距离，切勿长时间持续吹风且温度不宜过高，以免造成头皮烫伤及头发受损。吹干头皮后可让头发自然风干。洗发剂常用成分及功效（部分）见表 6–1。

表 6–1 洗发剂功效及常用成分（部分）

功效	常用成分
清洁力强，适用于油性发质	月桂醇硫酸酯钠、月桂醇聚醚硫酸酯钠、甲甘氨酸、磺基丁二酸盐等。
清洁力弱，温和，可使头发柔顺、易打理	长链氨基酯类、聚氧乙烯、山梨醇酯类、皂树皮等天然活性剂等。
刺激性小，温和，适用于婴儿	甜菜碱类（如椰油酰胺丙基甜菜碱、月桂基二甲基磺基甜菜碱等）。
可治疗头皮屑（轻度脂溢性皮炎）	焦油、二硫化硒、酮康唑、吡硫翁锌、水杨酸等。
使头发顺滑，但可能会导致毛孔堵塞、出油、掉发、瘙痒及发型软榻	硅油类（如聚二甲基硅氧烷、聚甲基苯基硅氧烷、聚硅氧烷蛋白质共聚体、聚二甲基环硅氧烷、硅酮乙二醇共聚物、氨基改性硅油、乳化硅油等）、瓜尔胶类（如瓜儿胶羟丙基三甲基氯化铵等）、季铵盐类及聚季铵盐类（如季铵盐 –33、聚季铵盐 –6 等）。

注：由于篇幅所限，表中所列仅为部分洗发剂的功效与常用成分。使用洗发剂前应仔细看看成分，找到适合自己的。

三、发质

每个人的发质是不同的，从柔软纤细到粗硬坚韧，从平滑柔韧到易断易分叉，甚至部分人因遗传因素还会有羊毛状发（天然卷发）。柔软纤细的头发弹性及蓬松感较差，发型不易保持且头发容易受损。有这类头发的人群可在做发型时适当使用烫发剂、发胶喷雾，以使头发富有弹性和韧性，让发型持久，晚上洗完头发后可适当涂抹护发精油。粗硬坚韧的头发实际上表明毛囊生发区域角蛋白合成状况佳，但这类头发由于缺乏柔性而难以修饰。有这类头发的人群可用吹风机及发胶喷雾定型，平时可涂抹护发精油以保持发型。易断易分叉的头发应尽量防止外部刺激，如使用吹风机、紫外线照射、烫染头发等。有这类头发的人群要经常涂抹护发精油，梳理及清洗头发时要轻柔，也应经常修剪发尾。羊毛状发极易打结，梳理时可用温水先略打湿头发，然后用专用卷发梳从发梢开始慢慢梳理，直至发根。有这类头发的人群适当应用烫发剂可修饰发型。

四、头发与饮食

头发的主要成分是角蛋白（由氨基酸组成），还含有少量的维生素及微量元素。每天我们的头发会脱落 50~100 根，保证身体营养需求才能使头发黑亮而有光泽。我们可以从含蛋白质多的肉类、蛋类、奶类以及豆类中汲取氨基酸，还可以从新鲜蔬菜、坚果、猪肝及各种油脂（如花生油、葵花籽油、稻米油等）中获取维生素和微量元素，帮助头发生长，增加头发光泽，修复发质，预防脱发。虾、海带及紫菜含碘丰富，可增加头发光泽，促进血液循环，但应注意食用盐中是否添加了碘，以免碘食用过量引发甲状腺疾病。含胶质较多的食物（如木耳、银耳、猪皮、蹄筋等）可保护头发，让头发变得更加有光泽和有弹性。

五、染发及护理

现在越来越多的人为追求潮流或美观而选择染发。年轻人将黑发染成自己喜欢的颜色以求新潮，老年人将白发染成黑色以求美观。需要注意的是，染发的同时也要记得保护我们的头发健康，这样才能美得安心。染发之前一定要看好染发剂说明书，并做染发前检测试验，防止出现过敏反应。染发性皮炎患者在皮肤科门诊中是很常见的。此外，1 年染发次数不应超过 2 次。由于染发剂里含有对苯二胺、邻苯二胺、间苯二胺、对甲氨基苯酚等多种化学物质以及铅、汞、砷、镉等重金属，经常使用染发剂不仅会导致头发干枯、发黄变脆、失去光泽，还会影响毛囊，导致头发脱落。如果这些化学物质长期积累于头皮，甚至会有引发癌症的风险。需要注意的是，广告宣传中的“纯天然植物染发剂”也并不是完全没有化学成分，只是添加了植物萃取成分，使用前应详细阅读染发剂说明书。

染发后，不要马上用含酒精的溶液或制剂接触头发，并且当天不要洗发，以免染发剂脱落，使染发效果变差，或者损伤头皮。染发后第一次洗发水温最好在 38~40 ℃，过高的水温会使头发掉色。洗发剂和护发素也建议选择有一定护色效果的产品，以免头发掉色过快。

六、防止头皮瘙痒的方法

头皮瘙痒的原因有很多，主要包括出汗过多、皮脂分泌过多、清洁不彻底、洗发剂刺激、精神压力大、脂溢性皮炎、毛囊炎等。我们通常所说的“头皮屑”即轻度脂溢性皮炎的表现。出汗过多及皮脂分泌过多的人群应每日洗发。尽量避免选择含有硅油、瓜尔胶、季铵盐等会堵塞毛孔、不利于清洁的洗发剂，且使用洗发剂后需冲洗到位，不要有残留。香皂、肥皂、硫黄皂等由于刺激性较强亦应尽量少用来洗发。平时注意休息，放松身心。出现头皮屑及毛囊炎症状时应及时就医。

第七章

如何护理我们的指（趾）甲

指（趾）甲是皮肤附属器的一部分，它们的主要作用是保护富含神经末梢、血管的指（趾）尖和指（趾）腹免受各种伤害。因此，我们不能忽视对指（趾）甲的护理。

一、指（趾）甲的留存长度

指（趾）甲的留存长度是我们首先要关注的问题。指（趾）甲过长容易藏污纳垢、滋生细菌；而指（趾）甲过短容易使甲床和指（趾）腹受伤，严重时甚至会引发甲沟炎或甲真菌病。因此，指（趾）甲的适宜留存长度应是指（趾）甲顶端与指（趾）顶齐平或稍长一些，留出一小条白边（0.5~1 mm）即可。

二、修剪指（趾）甲的时间间隔

人的指甲以平均每周 0.8 mm 的速度生长，建议每 7~10 天修剪 1 次；而趾甲的平均生长速度约为指甲平均生长速度的 1/3，可每 25~30 天修剪 1 次。

三、修剪指（趾）甲的方法

掌握正确的修剪方法可使我们掌控好指（趾）甲的留存长度，避免其过长或过短。

应在明亮的环境中，将指甲刀平置，刀口与指（趾）甲平行，先剪指（趾）甲的中间，再修两边，两边边角勿修剪过深，否则容易导致新长出来的指（趾）甲嵌入周围皮肤及软组织内形成嵌甲，继发感染后可引发甲沟炎。修剪完后要检查，如有尖角等可用指甲刀或指甲锉修理圆润。部分人群指（趾）甲侧方的甲刺及指（趾）甲根部皮肤上的肉刺可用指甲刀齐根剪断，切勿硬拔，防止损伤皮肤或感染。

四、指（趾）甲的保护

平时不要用指甲来开启瓶盖、拉开发夹、抠挖物品等，应选择相应工具。做家务时应戴上橡胶手套，可避免指甲的磨损以及洗涤剂对指甲的侵蚀。注意指甲的清洁，每次洗手时可顺便清洁一下甲缝里面的污垢，防止细菌或微生物在甲缝中滋生。洗完手后要立即将指甲擦干，保持指甲干燥，避免感染念珠菌、铜绿假单胞菌等。平时可以经常按摩手指、脚趾，促进局部血液循环。

五、指（趾）甲与饮食

指（趾）甲的主要成分是角蛋白和钙，适当补充蛋白质和钙、磷可使指（趾）甲更加坚韧、有光泽，可适当食用豆类、胡萝卜、坚果、蛋类、肉类等。

六、指甲油和美甲

人类对美的追求永无止境，涂指甲油或做美甲成了近些年新潮的选择，但我们不能忽视它们的潜在风险。例如，指甲油中通常添加了硬化防腐剂甲醛及溶剂甲苯，这些成分有致癌危险。指甲油中还有一类增塑剂邻苯二甲酸酯和有机磷酸酯类化合物（包括但不限于邻苯二甲酸二乙酯、异丁基甲基丙烯酸异丁酯、邻苯二甲酸二异丁酯、邻苯二甲酸二（2-丙基庚）酯、磷酸三苯酯等），这些成分会对人类的甲状腺功能和生殖健康产生不利影响。儿童及备孕人群尤其应避免使用。美甲时会对指（趾）甲表面保护层造成一定程度的破坏，使指（趾）甲抵抗外界酸性或碱性物质腐蚀的能力下降，美甲贴片亦可能造成生活上的不便或皮肤刮擦伤。此外，在临床上有部分人群会出现对指甲油和美甲产品过敏、指（趾）甲局部红肿化脓、指（趾）甲营养不良，以及指（趾）甲断裂、变黄或变黑等情况。因此，在追求美的同时，我们应小心选择产品或适度减少涂指甲油和做美甲的频率。

七、甲沟炎

如果出现指（趾）甲边缘发红、发烫、疼痛的情况，则有可能患上了甲沟炎，这时可通过热敷等方法来缓解。当感到疼痛时，还可涂75%的乙醇或碘酊，配合服用抗生素，或者再搭配服用一些清热解毒的中药，炎症可自行好转或消退。如果治疗不及时，病变处就会出现白点。甲沟炎出现脓时，除了用抗菌药，还要进行手术处理。嵌甲手术修复后情况见图7-1。单侧的皮下脓肿可在甲沟旁切开引流；双侧皮下脓肿则需双侧引流。对于甲根处的脓肿，单纯掀起皮肤往往难以充分引流，需要分离拔除一部分甚至全

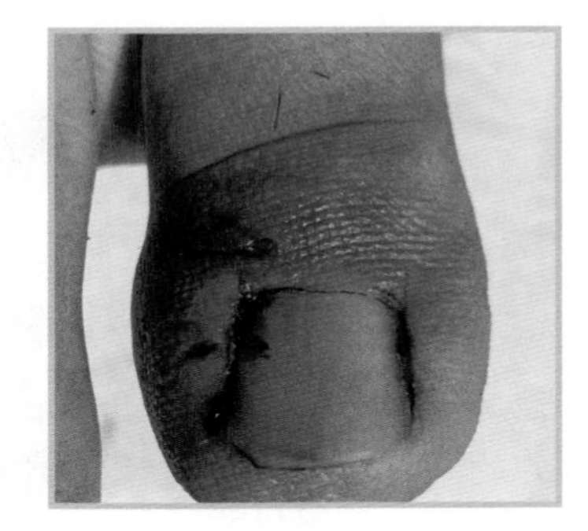

图7-1　嵌甲手术修复后

片指（趾）甲。患者不要自行使用红药水或紫药水涂抹患处。这 2 种外用药剂现在临床上已很少使用。

八、指（趾）甲与系统性疾病

指（趾）甲的主要成分是角蛋白和钙，如果发现指（趾）甲易裂、易剥落，可能是缺铁、缺钙导致身体健康状况不佳，或是由于肾功能受损，血液循环差。此类人群应多吃含钙量高的食物。同样，过分干燥也会使指（趾）甲脆弱易裂，因此每日早晨和晚上都建议用润甲乳剂按摩指（趾）甲 1 次。甲变白（图 7–2）可能是贫血导致的，这类人群应注意休息，多吃富含蛋白质的食物。

如果你指（趾）甲表面不够光滑，并出现明显的竖纹（图 7–3），则表示你已经过于疲劳，应注意休息。此外，如果指（趾）甲上出现横纹，并且横纹又细小又多，就表示有可能存在慢性消化系统疾病，如胃肠炎、结肠炎、胃病等。如果有很深的横纹，则表示有过很严重的胃肠疾病，越深就表示疾病越严重。横纹如果凸起则表示心脏或肝出现了问题。

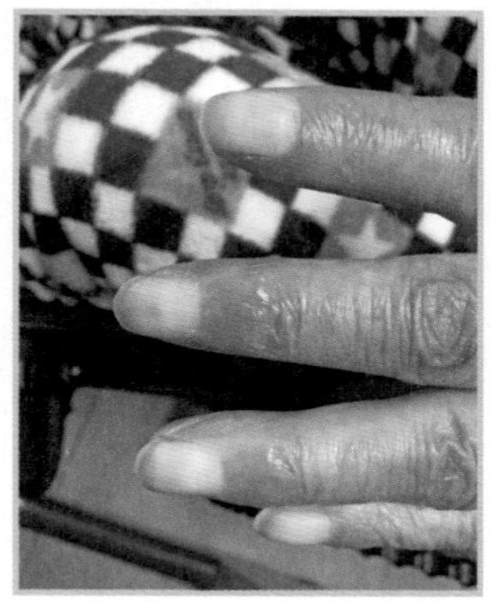

图 7–2　甲变白

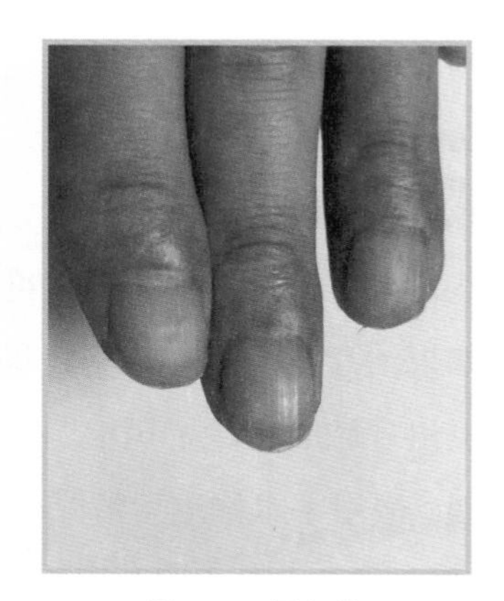

图 7–3　甲竖纹

第八章
有关汗液的那些事

一、汗味很重的原因

汗液中主要含有水、无机离子、乳酸、尿素等成分，一般是没有明显异味的。如果我们自觉汗味很重、有异味，通常是因为卫生、饮食、疾病等因素使汗液中混合了其他成分。

1. 卫生因素

从事体力劳动，或在高温、潮湿、通风不畅等环境下工作，身体因散热排出的大量汗液不能及时蒸发，就会与皮肤表面脱落的皮屑以及各种微生物混合，如果不及时清洁，这些微生物就会分解汗液中的物质，产生氨和脂肪酸，这就是我们闻到的汗臭味的来源。而腋窝、肚脐、肛门及会阴大汗腺较多，分泌物中脂肪及蛋白质的含量较高，因此产生的味道更重一些。

2. 饮食因素

在我们食用葱、蒜、韭菜、芦笋、各种调味的香料（如咖喱）、鱼、肉等异味和腥味较重的食物，或口服药物（如麝香）以及饮酒后，这些物质经过代谢后一部分从粪便排出，一部分会从毛孔排出而散发臭味。此外，油腻和辛辣刺激性食物也会使体内胃肠湿热明显，使汗液有异味。

3. 疾病因素

局部手足多汗症、肥胖、糖尿病患者出汗过多时汗液会有不同程度的异味。间擦疹、增殖型天疱疮、家族性良性天疱疮等患者皮肤破溃部位继发感染也可能引发汗臭。某些遗传性代谢性疾病（如苯丙酮尿症）患者会散发一种鼠臭味，三甲基胺尿症（俗称“鱼臭症”）患者会散发腐败的臭鱼气味，而枫糖尿症患者会散发甜味。

因卫生因素引起的汗臭需要我们及时洗澡清洁、换上干净的衣服，并尽量保持皮肤干燥。衣服应尽量选择棉、麻质地和浅色的，有助于体表散热。同时，平时要勤换衣袜。由饮食因素引起的汗臭需要我们适当调整饮食结构，少食易引发汗臭的食物，并多喝水。因疾病因素引起的汗臭应及时治疗相关疾病。

如果出汗多导致衣服上的汗味难以去除，可将衣服浸于10%的浓盐水中，浸泡1~2 h，然后用清水洗干净；或用弱酸性或中性洗衣液洗去汗渍，然后用冷水清洗干净。注意切勿用热水，热水会使蛋白质变性，难以清除。

二、腋臭

大众熟知的腋臭又称狐臭、体气，患者大多有家族史，与遗传基因有关。患者腋窝及生殖器区域大汗腺分泌功能亢进，分泌物中的有机物质（脂肪及蛋白质）经皮肤表面的细菌分解，产生氨和短链脂肪酸而散发出难闻的气味。腋臭对患者的日常工作、情感生活以及社交都有不同程度的影响，也容易使其产生自卑和焦虑的心理。那么，日常生活中如何减少腋臭的影响呢？

腋臭患者一定要注意个人卫生，勤洗澡，保持皮肤洁净，尤其是在体力劳动或运动出汗后应立即洗澡。腋窝、会阴、乳房等特殊部位应每天用弱碱性的沐浴露或抑菌香皂清洗，可以减少局部细菌数量。同时要勤换衣服，选择棉、麻质地、宽松且透气的衣服。平时可适当喷点香水或用体香剂、抑汗剂。平时饮食也需要调整，尽量少吃重口味的食物，比如葱、生姜、蒜、咖喱、羊肉等。

部分症状严重的患者可到正规医院进行微创手术治疗。这种手术术后注意事项是非常重要的，如果忽视将可能导致严重后果。微创手术虽然表面切口非常小，但需要对整个腋窝区域皮肤下的大汗腺进行去除，因此其皮下损伤范围非常广泛。整个腋窝区域皮肤与皮下组织是分离的，需要用加压带进行包扎。因此，术后患者上肢应自然下垂，前 2 天严禁抬高上肢，并禁止去除加压带。术后第三天根据个体情况逐渐进行抬臂训练，但幅度应小，不要负重，并避免剧烈运动。患者应遵医嘱，及时到医院换药并处理伤口。包扎的纱布周围要保持清洁，纱布及包扎区域勿沾水。患者术后应清淡饮食，多吃新鲜蔬果，适量摄入优质高蛋白食物；忌酒及辛辣刺激性食物，忌食牛肉、羊肉及鱼、虾等。

三、汗液有颜色的原因

约有 10% 的人汗液会呈现各种颜色，如蓝黑色、红色、黄色、绿色、蓝色等，这种情况称为色汗症。大多数人汗液有颜色通常是衣物的染料、防晒产品（如含有二羟基丙酮）、职业暴露（如暴露于涂料、铜盐的工人）、微生物感染（如棒状杆菌、毛孢子菌等产生的色素）、治疗某些疾病的药物（如氯法齐明、利福平等）、大汗腺分泌物（脂褐素）导致的。极少数人汗液有颜色是疾病因素导致的，如褐黄病、卟啉病等。出现色汗症不要焦虑，应及时到正规医院就诊，明确病因并积极治疗。

患者日常生活中应避免可能致病的因素，如征求专科医生的意见是否更换日常使用的药物。保持皮肤的清洁，勤洗澡，避免细菌滋生。衣服应舒适、透气、柔软。饮食方面应多吃新鲜蔬果，适量摄入优质高蛋白食物；忌饮酒，忌食辛辣刺激性食物以及油炸食物、生冷食物。平时适当锻炼身体，增强免疫力。

四、多汗症

出汗是人体的一项重要的生理活动，汗液蒸发可以降低机体的温度，保护我们的内脏器官，避免过热。有些人会在环境温度不高、运动量不大、未服用发汗性药物的情况下过量出汗，这可能是多汗症的表现。多汗症的病因较为复杂，大体可以分为原发性和继发性的。原发性的是由于自主神经系统功能异常，与遗传、神经器质性改变、代谢障碍有关。继发性的通常与潜在性疾病或使用的药物有关：疾病包括发热、感染、甲状腺功能亢进（简称“甲亢”）、糖尿病、高血压、低血糖、垂体功能亢进、脑部病变、帕金森病、周围神经病、淋巴瘤、其他恶性肿瘤等；药物包括抗精神病药、胰岛素、非甾体抗炎药等。值得注意的是，肥胖、妊娠、更年期等也可能继发多汗症。

多汗症除易引起患者皮肤感染外，更多的是对患者心理的影响。多汗症会使患者衣服潮湿、手掌浸渍泛白、全身散发异味，极易导致患者出现抑郁、焦虑、社交障碍等心理问题，进而影响其情感生活、职业生涯、教育求学等各方面。因此，多汗症患者应及时到正规医院就诊以确定病因，以免延误诊治。

患者日常生活中应穿宽松、透气的衣服，勤换洗，勤洗澡，注意卫生；避免出入人多拥挤的场所；防止精神过度紧张、焦虑，保持积极乐观的心态；忌食辛辣刺激性食物，戒烟戒酒，避免饮用热咖啡、热茶。单纯手足多汗可考虑用止汗机（电解疗法）治疗。

第九章
皮肤病的治疗

一、冷冻治疗

冷冻治疗是利用液氮等超低温冷冻剂接触并破坏皮损组织，从而达到治疗目的的一种方法。液氮的沸点在 −196℃，能有效地破坏人体组织良性和恶性细胞，并且相对安全、无毒，是非常理想的冷冻剂。冷冻治疗的作用机制包括直接作用和间接作用 2 个方面。人体组织的细胞是由细胞膜、细胞核和细胞质构成的，当冷冻剂迅速将其中的水分冷冻后，细胞内会产生冰晶，冰晶会刺破细胞膜，从而达到破坏细胞的目的；后续冰晶融化后会导致血管继发性破坏并缺血，被破坏的细胞会释放一些抗原物质引发免疫反应，从而进一步破坏细胞。

冷冻治疗的优点是无须任何准备即可直接进行，相对安全、快捷、花费低，通常不影响患者日常工作和运动，可治疗多发的、面积较大的皮损以及特殊部位（如眼睑、生殖器等）的皮损。这些优点使冷冻治疗很受欢迎。其缺点是治疗结束后患者会出现疼痛并持续数小时至数天，后续还会出现水疱，愈合时间较长，也有可能会出现色素沉着斑（黑斑）和色素减退斑（白斑）等。

适合冷冻治疗的疾病有很多，如寻常疣（又叫瘊子）、尖锐湿疣、皮赘、脂溢性角化病、皮脂腺增生、汗管瘤、睑黄瘤、部分血管瘤、皮肤纤维瘤、传染性软疣、化脓性肉芽肿、瘢痕疙瘩、黏液囊肿、结节性痒疹、汗孔角化病、玫瑰痤疮、汗腺瘤、淋巴管瘤、硬化萎缩性苔藓、珍珠状阴茎丘疹等。

冷冻治疗后的注意事项：治疗结束后患者可能会出现数小时至数天的疼痛，极少数严重者可以适当外用或口服止痛药。患者还可能会出现水肿，甚至出现水疱或血疱，如不影响日常生活不用处理，尽量不要把水疱或血疱刺破，避免感染；如果水疱或血疱太大，应征求治疗医生的意见，可能需刺破水疱或血疱使疱液流出，然后用敷料包扎，并要严格避免沾水。

冷冻治疗后一般极少出现并发症，可能的并发症包括眼周区域出现水肿，睁眼困难并持续数天，数小时至数天的疼痛，形成瘢痕；头顶部可能会永久性秃发，出现色素沉着斑（黑斑）和色素减退斑（白斑）；手指、足趾神经损伤，短时间内麻木。

二、激光治疗

激光治疗是利用激光作用于皮肤组织的一种光治疗技术。激光治疗不仅可用于治疗皮肤病，还可用于医疗美容（简称“医美”）。

激光包括气体激光（如二氧化碳激光）、液体激光（如脉冲染料激光）、固体激光（如Q开关红宝石激光、Nd：YAG激光等），它是一种单一波长的光。不同种类的激光波长不同，脉冲宽度也不同。人体皮肤不同组织能够吸收的激光的波长是不同的，根据这一特点便可以用不同激光作用于相应的目标组织，并利用光热作用破坏组织细胞达到治疗的目的。脉冲宽度是衡量激光真正作用于组织的时间的参数，我们常听说的微秒激光、纳秒激光、皮秒激光和飞秒激光即指脉冲宽度不同的激光。脉冲宽度越小，光热作用向周围正常组织传导的可能性越小，造成的损伤也就越小。光热作用指激光作用于相应组织而产生热能，通过热能破坏细胞及分子，从而达到治疗的目的。在选择激光时，需听从医生意见，根据皮肤病种类及医美需求选择合适的激光，并不是脉冲宽度越小的激光就一定越好。例如，加热过快的激光会导致组织迅速膨胀并产生声波和冲击波，使周围毛细血管和细胞膜破裂，导致紫癜和水肿等症状，即产生机械性损伤。

激光的选择性光热作用是激光治疗的基本原理。皮肤内主要有 3 种标靶组织（色素基团）：水、黑色素和血红蛋白。它们对不同波长的激光吸收谱是不同的。因此，激光的应用范围很广泛：治疗增殖性皮肤病（如脂溢性角化病、各种疣、软纤维瘤、瘢痕、皮肤表浅肿物等），代表性激光是二氧化碳激光、点阵激光、铒激光等，主要作用于水；治疗色素性皮肤病（如太田痣、雀斑、咖啡斑、蒙古斑、色素痣、汗管瘤等），代表性激光是 Q 开关红宝石激光、翠绿宝石激光、Nd：YAG 激光等，主要作用于黑色素；治疗血管性皮肤病（如血管瘤、血管畸形、红血丝、鲜红斑痣、玫瑰痤疮等），代表性激光是翠绿宝石激光、脉冲染料激光等，主要作用于血红蛋白。

激光治疗禁忌证：严重精神异常、心理障碍、人格障碍者，重要器官功能不全、严重血液病、红斑狼疮、全身性或手术部位感染（细菌、病毒、真菌等）、严重高血压、心脑血管疾病和肝肾疾病患者，瘢痕体质者，使用抗凝药物、大剂量激素、光敏药物或维 A 酸类药物者，有紫外线过敏史者，妊娠或哺乳期的女性，等等。酗酒、吸烟，有肿瘤病史、糖尿病史、近期暴晒史、白癜风，曾行果酸换肤、皮肤磨削术及其他换肤术者也应慎重使用激光治疗。

激光治疗前、激光治疗时、激光治疗后的注意事项：①治疗前 1 周不能做皮肤磨削术、果酸换肤等美容项目；②治疗前要清洁面部，不能残留化妆品等；③治疗时保护好眼睛，佩戴护目镜并必须闭眼；④治疗后尽量避光，防止紫外线照射，外出时戴遮阳帽、打遮阳伞，并外涂 SPF 25 以上的防晒产品；⑤禁食光敏食物（如韭菜、芹菜、香菜）和禁用光敏药物；⑥有创性治疗者局部避免沾水，如有结痂需在痂皮自然脱落后再清洗；⑦无创性治疗者术后应做好皮肤的保养工作，如使用补水保湿护肤品，坚持冷水洗面，避免使用碱性过强的清洁产品，不可挤压、摩擦治疗之处（如面部按摩），治疗后 1 周内不要化妆，禁用含有芦荟与酒精成分的化妆品以及除角质和去死皮的磨砂膏，防止对皮肤造成刺激。

激光治疗后可能出现一些并发症：①局部感染，见于治疗后护理不当、伴有其他疾病者；②局部红肿，糜烂渗出，水疱形成和有瘙痒感；③瘢痕，见于创面感染、治疗后护理不当或瘢痕体质者；④轻度疼痛，几乎所有治疗都可能有不同程度的疼痛，但一般都能够忍受，必要时可使用表面麻醉；⑤色素沉着，色素减退或脱失，一般 3~6 个月恢复，极少数人需要 1~2 年，非常特殊的极个别患者最后不能完全恢复；⑥颜色改变，如皮肤颜色发生变化（见于文眉和文身者），白发偶见于部分患者；⑦疗程长、疗效较差或不确切；⑧病变复发。

冷冻治疗与激光治疗的选择需征询医生的意见，不同部位、不同疾病或者同一疾病的不同类型适合的治疗可能不同，需综合考量。例如，通常手足部位的寻常疣适合冷冻治疗，而颈部及腋窝的丝状疣（寻常疣的一种）适合激光治疗。冷冻治疗与激光治疗的异同见表 9-1。

表 9-1　冷冻治疗与激光治疗的异同

比较项目	冷冻治疗	激光治疗
疼痛	有，数小时至数天	有，需要用局部麻醉药
创面	通常无皮肤破溃，可有水疱破溃，需要包扎，不能沾水；在水疱未破的情况下适当用水清洁，并换药治疗	水疱破溃处或水疱被刺破后不能沾水
愈合时间	2~4 周	3~4 周
瘢痕形成	有，但概率较小	有，形成概率通常较冷冻治疗大
色素沉着斑（黑斑）和色素减退斑（白斑）	有，但大部分不会	有，但大部分不会
秃发	有，与头皮疾病种类有关	有，与头皮疾病种类有关
经济性	便宜	较贵
便捷性	方便，通常不影响患者日常工作、运动	较方便，部分疾病的治疗会影响患者日常工作、运动

三、外科手术

皮肤外科手术包括皮肤肿物的切除、皮肤病理活检、脓肿切开引流、拔甲、皮肤及毛发的移植、腋臭手术等。其目的是彻底清除病灶，或者通过组织病理检查明确诊断，以便制订有针对性的治疗方案。

皮肤外科手术的注意事项：

（1）术前需要进行血液检查，包括血常规、肝功能、肾功能、梅毒、艾滋病、乙型肝炎、丙型肝炎、凝血功能等。部分皮下肿物（如囊肿、脂肪瘤等）需要做 B 超。

（2）高龄（＞70 岁老人）以及高血压、心脏病、糖尿病、肝功能不全、肾功能不全、静脉血栓等患者手术风险可能会加大，可能在术中及术后出现相关的病情加重、严重的感染或心脑血管意外，甚至死亡。

（3）糖尿病患者应控制饮食，规律用药，保持血糖平稳；术前 1 周禁用或停用抗凝药物（如利伐沙班、华法林等）、抗血小板药物（如阿司匹林、氯吡格雷等），以及一些活血化瘀类中药（如三七、丹参、红花等）。有心脑血管疾病并长期应用药物的患者术前应征求相关科室医生意见，看是否可以停药；术后 3~5 天可恢复药物使用。

（4）术前麻醉可能会使患者出现轻度恶心、瘀斑、过敏性皮疹或休克；部分特殊部位（如腰腿部）局部麻醉亦可能导致大小便失禁，通常数小时后恢复正常。

（5）术中可能出现局部出血、神经损伤。

（6）术后可能出现创口感染、愈合不良、瘢痕、复发等情况。如果创面缺血坏死或化脓感染，需要长期换药，后期可能瘢痕明显。

（7）术后严格遵医嘱，定期复查换药，避免伤口沾水，避免过度牵拉。进行面部手术患者应少说话，避免大笑，避免吃硬质食物及大口咀嚼，可用吸管喝水。生殖器及肛周部位可能难以用纱布包扎，需严格遵医嘱每日消毒，尽量避免大小便沾染。

（8）忌烟酒及辛辣刺激性食物，尽量避免食用牛肉、羊肉、鱼、虾等；清淡饮食，均衡营养，宜多吃新鲜蔬果，适量摄入优质高蛋白食物。

（9）术后拆线时间与伤口部位相关，通常头面部需5~7天，其余部位需9~14天，每个人并不相同。

（10）通常拆线3天以后可以沾水，并可以外用抑制瘢痕生长的药膏或瘢痕贴。

第十章
皮肤与美容

随着生活水平的提高，人们对皮肤健康的要求不仅仅是没有疾病，而是逐步扩展到对皮肤的美学要求。努力变得更美是一个永恒的命题，这些需求也促进了皮肤美容学的飞速发展。各种医美诊所、美容院如雨后春笋般出现在大街小巷，如何选择医美项目成了爱美人士的一个难题。

现在的医美项目可利用激光、强脉冲光、射频电流等对皮肤特定组织产生作用从而达到一定效果，具有无创或微创、恢复期短等特点。

一、激光治疗

激光治疗在医美领域有着广泛的应用。第九章已对激光治疗的原理、禁忌证、注意事项等内容进行了详细介绍。需要注意的是，不同的激光治疗适用于不同的皮肤问题，因此在进行激光治疗前，需听从医生的意见，选择适合自己的治疗方案。同时，为了保证安全和效果，建议选择正规的医疗机构进行激光治疗。

二、强脉冲光美容

强脉冲光是一种高能闪光灯发射的多色谱脉冲光，它是多波长光，不是激光。目前，强脉冲光美容是一种重要的无创或微创、非剥脱性美容手段，不同波长的光可以同时处理不同的皮肤问题（如红血丝、皱纹）。我们常常听说的光子嫩肤采用的就是强脉冲光。

强脉冲光具有刺激表皮细胞分化并使黑色素脱落，促进胶原纤维合成和重塑，封闭毛细血管等作用，用它可达到去除红血丝及皱纹、收缩毛孔、提亮肤色的效果。对于雀斑、红血丝、毛孔粗大、痤疮、痘印痘痕、老化皮肤等均有较好效果。

以下重点介绍强脉冲光美容的注意事项及可能出现的并发症等。

（1）强脉冲光美容前、强脉冲光美容后注意事项：①美容前 1 周内不能做激光治疗、皮肤磨削术、果酸换肤等美容项目；②美容前要清洁面部，不能残留化妆品等，美容后冰敷约 30 min；③美容后 1 周内不要化妆，严禁使用含芦荟和酒精成分的化妆品，以免对皮肤造成刺激；④美容后应做好皮肤的保养工作，如使用补水保湿护肤品，坚持冷水洗面，避免使用碱性过强的清洁产品，不可挤压、摩擦治疗之处（如面部按摩），禁用除角质和去死皮的磨砂膏；⑤美容后尽量避光，防止紫外线照射，外出时戴遮阳帽、打遮阳伞，并外涂 SPF 25 以上的防晒产品；⑥禁食光敏食物（如韭菜、芹菜、香菜）和禁用光敏药物。

（2）美容过程及恢复过程：由于个体间的差异，每个人对美容的反应和恢复情况实际上有较大差别，但美容过程及恢复过程一般遵循以下规律。①美容时可能有不同程度的疼痛，一般无须使用麻醉，通常可以耐受；②美容后出现的潮红、红斑及水肿会逐渐消退（通常在 2~3 天）；③色斑颜色会不同程度地加深，有时可出现轻微紫癜；④少数人在美容后 2 周左右出现色素沉着，4 周达高峰，之后可逐渐消退；⑤为获得最大美容效果，通常需要做 4~6 次美容（为 1 个疗程），每次间隔 4~6 周为宜。

（3）并发症：①疼痛，几乎所有美容项目都有不同程度的疼痛感，一般可忍受，冰敷可缓解；②轻度潮红、红斑，个别患者会起水疱，极个别患者会遗留不同程度的瘢痕；③局部红肿、紫癜，部分患者后期会结痂；④可能出现局部皮肤色素沉着或色素脱失；⑤效果较差或效果不确切；⑥复发。

三、射频美容

射频电流是一种电磁波，通过感应电作用及热效应作用于皮肤真皮组织，刺激胶原纤维和弹性纤维收缩并促进新的纤维合成，从而达到真皮重建和增厚，紧致皮肤，改善皮肤光滑度和质地，减轻皱纹的目的。射频美容无创，过程舒适，无明显刺激，无特殊注意事项，受到很多人士的青睐。但其见效较慢，需多次进行。但要注意的是，应避免过度美容，否则可能会出现红斑、水肿以及局部脂肪萎缩、表皮不规则凹陷等情况。

四、果酸换肤

化学剥脱是使用化学制剂剥离皮肤表面的死皮，使黑色素脱落，并刺激真皮胶原蛋白重组的技术。果酸换肤项目即是运用此种技术，可以辅助改善痤疮、色素沉着斑以及皮肤老化。

除果酸外，水杨酸、杏仁酸亦是较常用的酸。不同的酸浓度不同，作用也是不同的。通常低浓度的酸可润肤并提亮肤色，中浓度的酸可去皱，高浓度的酸可改善痤疮及痘痕、祛斑、去皱，超高浓度的酸可祛除病毒疣及深部皱纹。

需注意的是，大家切勿私下自行刷酸。因为刷酸技术要求很高，刷酸后发生不良反应的可能性较大，如出现红、肿、灼热、疼痛、皮肤敏感化、糜烂破溃（烂脸）等。一定要到正规医院找有经验的医生刷酸。不同的酸、不同的浓度、每个人的个体差异性都会影响刷酸的效果并可能出现的不良反应。

五、脱毛

部分人群因遗传、内分泌失调或雄激素分泌过多等会出现多毛症、汗毛粗黑，严重影响美观。近些年发展的脱毛相关技术解决了这一问题。脱毛是一种非剥脱、非侵入性的美容项目，是运用强脉冲光或激光的选择性光（宽光谱技术）热解原理的一种柔和、非介入性的方法。

1. 脱毛的原理

我们的毛发生长于毛囊之中，毛发和毛囊上皮有大量的黑色素，我们可利用黑色素能够选择性吸收特定波长的光的原理，发射光束穿透皮肤表层到达毛干、毛根和毛囊，黑色素吸收光能并产生热量，形成局部高温破坏毛囊，从而达到终止毛发生长，永久脱毛的目的。

2. 脱毛的永久性

我们出生时就已经拥有了一生中所有的毛囊，通常出生后皮肤就失去了产生新毛囊的能力。理论上我们通过光热作用把毛囊破坏掉以后，即达到了永久脱毛的目的。有些患者会发现脱毛一段时间以后，毛发会重新出现或者逐渐增粗变黑。这是因为毛囊的生长周期有生长期、静止期和休止期，脱毛只对生长期毛囊起作用，而对休止期毛囊无效。过一段时间，休止期毛囊重新进入生长期，即会长出新的毛发，这也是一次脱毛难以达到永久脱毛目的，需分多次进行的原因。目前脱毛的技术实际上达不到一根毛发都没有的状态，只能脱掉 90%~95% 的毛发，做完脱毛后仍有细软的毛存在。此外，部分人群脱毛后细软的毛发受到体内激素及内分泌的影响，会逐渐变得粗黑，这种情况需要再次进行脱毛。

3. 需要脱毛的人群

因遗传、种族等出现身体部位多毛的，即先天性多毛；内分泌失调引起女性身上长出类似男性的浓密毛发；美容目的（改善个人形象）。

4. 光子脱毛、激光脱毛、冰点脱毛的区别

光子脱毛与激光脱毛最大的不同在于光源。光子脱毛的光源是一种强脉冲光，是多波长的可见光，是使用年代较早的脱毛技术。而激光是高强度、单一波长的光。理论上，单一波长的激光对黑色素的选择性更强，对周围组织的损伤更小，光热作用更强，脱毛速度更快。临床上激光脱毛效果也比光子脱毛更好一些。冰点脱毛就是激光脱毛，只是强调了冰点的概念。由于脱毛时的高热会使皮肤产生灼热、刺痛的感觉，冰点即通过调节脉冲宽度减少激光对毛囊周围组织的损伤，以及通过降温技术尽量使皮肤感觉舒适。

5. 脱毛前、脱毛后的注意事项

（1）脱毛前 2 周内不要使用脱毛膏、蜜蜡或其他易造成皮肤敏感的脱毛产品和脱毛方法，避免拔毛，避免晒黑皮肤，必要时提前 3~4 周使用防晒产品。

（2）在脱毛前确定脱毛的部位及范围，避免效果偏差；脱毛前可先在家剃除毛发，减轻术中疼痛。

（3）瘢痕体质、严重内科疾病（如重要器官功能不全、严重全身感染、严重血液病、严重高血压、心脑血管疾病及肝肾疾病等）、光过敏、严重精神异常、心理障碍、人格障碍患者以及女性妊娠或哺乳期等不宜脱毛。

（4）使用抗凝药物、大剂量激素、光敏药物（如磺胺类、四环素类、维 A 酸类药物）的人群不宜脱毛，如确需脱毛应在医生允许的情况下停止服用上述药物 3~6 个月。勿食用光敏性蔬菜（如芹菜、香菜等）。

（5）脱毛结束后即刻用冰袋或者冰毛巾局部冰敷 30 min，治疗当天不要使用肥皂清洗脱毛部位。

（6）48 h 内避免局部热水浴，不能用力摩擦脱毛部位。

（7）建议使用保湿类医用护肤品，禁用祛斑、增白、粉质类化妆品。脱毛部位需防晒 3 个月，避免阳光照射。

（8）每次脱毛间隔 4~6 周。身体各部位毛发浓密程度不同，需要脱毛的次数也不同，需在专业医生指导下进行。

六、注射美容

注射美容是近年来兴起的一种通过注射手段改变面部轮廓、改善皮肤质地进而达到面部美化和年轻化的方法。如肉毒毒素注射去皱及透明质酸填充去皱等。

（一）肉毒毒素注射

肉毒毒素是肉毒杆菌产生的一种神经毒素，可以阻断神经突触信号的传递使支配的肌肉麻痹，肌肉麻痹会使依附于其表面的皮肤也减少活动，从而减少活动性皱纹并改变面部轮廓。例如额部抬头纹、眉间川字纹、鼻梁水平纹、眼角鱼尾纹、眶下纹、口周纹、口角下垂以及颈部皱纹等均可进行肉毒毒素注射，一次注射可维持 3~6 个月。我们通常说的“瘦脸针”就是注射这种肉毒毒素，把肉毒毒素注射在肥大的咬肌部位，使咬肌失去活动性进而萎缩，以达到瘦脸效果。此外，肉毒毒素还可用来治疗手足多汗症。

注射肉毒毒素的注意事项：

（1）注射肉毒毒素属于有创性美容项目，必须到正规有资质的医院找专业医生进行评估并操作，严禁在无资质的地方注射。

（2）肉毒毒素是一种神经毒素，过量使用会导致呼吸肌麻痹并危及生命。因此，切勿频繁注射造成药效堆叠，每次注射量也不宜过大。

（3）注射前应进行全面体格检查，注射部位皮肤不能有炎症性皮肤病，如毛囊炎、痤疮等；注射前和注射后 2 周内不能用抗凝药物（如阿司匹林、氯吡格雷等）；注射部位不能化妆。

（4）备孕、妊娠及哺乳期女性不能注射；注射后意外妊娠应就医进行评估，并做好各项妊娠期检查，肉毒毒素对胎儿发育可能有影响，程度因人而异；如有备孕计划，需在注射肉毒毒素 6 个月后再开始。

（5）注射后可能出现疼痛、过敏反应（瘙痒、红肿等），局部皮肤可能出现肿胀、青紫、化脓、凹凸不平、肌肉僵硬（面具脸）、闭口不能、肌肉麻痹、肌无力、流口水、面瘫、面部不对称、闭眼无力、口眼歪斜等情况，若出现以上情况应立即就医诊治。

（6）注射后要避免局部按摩和热敷，以免加速肉毒毒素的吸收；注射后 6 h 内不能平躺、睡觉、洗脸及触摸注射部位，以免肉毒毒素流散和感染；3 天内避免护肤，1 周内避免化妆，以免影响皮肤恢复；1 个月内避免剧烈运动及碰撞，以免肉毒毒素扩散到周围组织和器官造成麻痹。

（7）注射后清淡饮食，1 周内禁食辛辣刺激性食物及牛肉、羊肉、鱼、虾等，忌烟忌酒。

（8）遵医嘱定期到医院复诊。注射肉毒毒素后通常 2~3 天起效，10~14 天显效，疗效可持续 3~6 个月；每个人对肉毒毒素的反应不同，为达到最佳效果，需要精细调整，定期复查和评估，为后续注射提供参考。

（二）填充美容

填充美容是通过局部注射透明质酸、胶原蛋白、硅酮、硅胶、自体成纤维细胞、聚（L- 乳酸）、羟基磷灰石钙、自体脂肪等达到去皱、改善面部轮廓、修补皮肤凹陷缺损等美容目的的技术。

1. 硅酮硅胶和自体脂肪

硅酮及硅胶是永久性的，可用于隆鼻、隆胸、隆臀、隆眉弓等，其不能被人体吸收，在人体内属于异物，可能会出现异物反应并引起并发症（如包块、化脓、穿孔等），后期护理较为复杂。自体脂肪由于是自身组织，不会出现异物反应，但维持时间在 3~10 年，因个人情况及护理而有所差异，并不具有永久性。因此，具体选择需与专业医生共同权衡利弊后做出。

2. 透明质酸和胶原蛋白是非永久性的

透明质酸和胶原蛋白都是人体组织本身就有的物质。透明质酸是一种酸性黏多糖，对皮肤具有保护作用，可使皮肤滋润而富有弹性，有防皱抗皱、美容保健的作用；胶原蛋白由多种氨基酸组成，是人体疏松结缔组织中的重要蛋白，具有支撑、修复、促进皮肤新陈代谢的作用。这 2 种物质注射入人体后会逐渐被分解吸收，因此其效果只能持续一定的时间。

3. 透明质酸、水光针

由于天然的透明质酸在人体内 48 h 就会被分解，为了延长维持时间，会对透明质酸的三维结构进行变形，这就是交联的概念。通过化学交联可使透明质酸更加稳定，减缓其分解速度，交联程度越高，分子越大，分解速度就越慢。日常所说的玻尿酸就是高交联的透明质酸，稳定、不易分解且具有一定的体积，具有支撑作用，因此可以用于填充、塑形、去皱等。而水光针里面含有的是低交联、小分子的透明质酸，更易于被皮肤吸收，从而达到补充和保持水分的作用。近年来水光针不断发展，又加入了其他一些物质［如胶原蛋白、氨甲环酸（可美白）、左旋维生素 C（可美白）、肉毒毒素（可去皱）等］以获得更多的效果。透明质酸与胶原蛋白的区别见表 10–1。

表 10–1　透明质酸与胶原蛋白的区别

名称	胶原蛋白	透明质酸	
		玻尿酸	水光针
成分	人体可产生的纤维性蛋白质	人体可产生的酸性黏多糖，交联后的大分子透明质酸（分解速度慢，维持时间长）	主要成分是小分子和低交联的透明质酸（分解速度快），其他还可能包括胶原蛋白、左旋维生素 C、氨甲环酸、肉毒毒素等
功能	起支撑作用，修复凹陷，增加皮肤弹性，去皱防皱，促进皮肤新陈代谢，再生修复皮肤	起支撑作用，塑形，去皱，补充和保持水分	补充和保持水分，增加皮肤弹性，提亮肤色，因添加物质不同而功效有所差异
用途	微整，去皱，提拉面部，丰脸，隆鼻，丰唇，丰胸	微整，去皱，丰脸，丰唇，丰胸，隆鼻	面部补水，美白，去皱
过敏症状	红斑、瘙痒、水肿、疼痛、紫癜	红斑、瘙痒、水肿、疼痛、紫癜	红斑、瘙痒、水肿、疼痛、紫癜
起效时间	1~2 周	1 周左右	1 周左右

续表

名称	胶原蛋白	透明质酸	
		玻尿酸	水光针
持续时间	6~18 个月，持续注射可延长维持时间	6~12 个月	1~3 个月，依注射次数而延长

（三）注射美容的并发症

填充剂导致的并发症较多，如注射部位出现红斑、水肿、疼痛、紫癜等，注射过于表浅还可能出现结节、丘疹等串珠样改变（图 10–1）。其他可能的并发症还包括感染化脓、异物反应并形成肉芽组织、单纯疱疹复发，如误注射入血管可能导致堵塞、坏死，眼部及其周围血管损伤甚至会导致失明等。

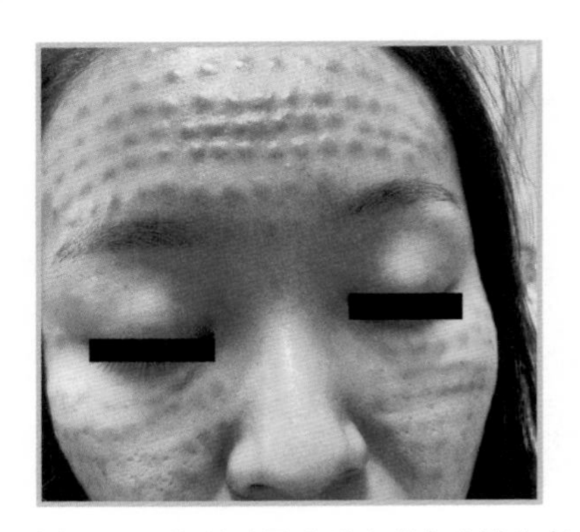

图 10–1 注射玻尿酸后出现串珠样改变

爱美之心人皆有之，但注射美容属于有创性技术，过度注射或填充对皮肤的刺激以及注射手法不当可能会导致皮肤屏障受损，细胞及纤维损伤，各种并发症，注射后达不到心理预期而难以接受等问题。因此，选择注射美容时务必慎重。

第十一章

皮肤病与疫苗注射

婴幼儿注射疫苗前应观察全身有无皮疹，如有皮疹应治疗后再行疫苗注射。如处于湿疹、皮炎、荨麻疹等过敏性疾病，水痘、单纯疱疹等病毒性疾病，毛囊炎、丹毒等细菌性疾病的急性期均不建议接种各类疫苗。此时人体免疫系统功能亢进，可能会导致疫苗不良反应的出现，应予以注意。

第十二章
病毒性皮肤病

病毒性皮肤病指人类由于病毒感染导致皮肤、黏膜损害的一类疾病。病毒分为DNA病毒和核糖核酸（ribonucleic acid, RNA）病毒。不同病毒具有亲嗜不同组织的特点，如疱疹病毒具有亲嗜神经及表皮的特性，而人乳头状瘤病毒（human papilloma virus, HPV）则只具有亲表皮性。不同病毒感染人体后的皮损主要分为3型：水疱（如单纯疱疹、水痘、带状疱疹等）、新生物（如扁平疣、寻常疣、尖锐湿疣等）和发疹（如麻疹、风疹）。现代社会中，人与人的接触范围越来越大、频率越来越高，使得病毒性皮肤病的发病率逐年增高。部分患者被病毒感染后终身难以将病毒彻底清除，且患者经常因免疫力下降而频繁复发，给人们日常生活带来了很大困扰，需要我们给予足够重视。

一、单纯疱疹

单纯疱疹（图12–1）是由单纯疱疹病毒（herpes simplex virus, HSV）感染引起，以簇集性小水疱为特征，有自限性但极易复发的一类疾病。人是HSV的唯一宿主。HSV分为2型，1型（HSV–1）主要引起单纯疱疹，2型（HSV–2）

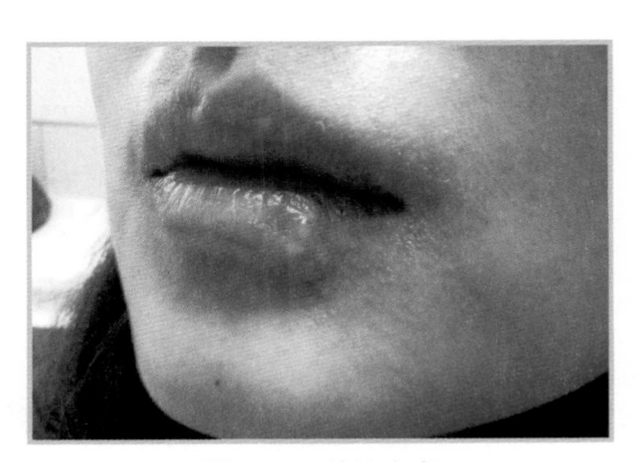

图12–1　单纯疱疹

主要引起生殖器疱疹（见第三十二章生殖器疱疹相关内容）。单纯疱疹在全世界范围内流行广泛，终身感染，易于复发，给患者的生活带来了极大困扰。单纯疱疹复发率每个人都不同，主要与个体的免疫功能有关。

1. 单纯疱疹的传播途径

HSV-1 主要通过呼吸道、消化道或受损的皮肤黏膜传播。HSV 可存在于感染者的水疱液、口鼻分泌物（如唾液、鼻涕等）以及粪便中。需要注意的是，没有水疱等症状的患者（病毒处于潜伏期）仍然可能排出病毒并感染他人，即无症状排毒。病毒感染人体后复制并侵入神经，潜伏下来等待后续被激活。初次感染 HSV-1 通常发生在婴幼儿期，婴幼儿通过与患病的成人接触或密切生活接触被传染。患者无论有无水疱、溃疡等皮损皆可排出病毒，因此应尽量减少与婴幼儿的密切接触。患病孕妇可能通过胎盘传染给胎儿，分娩时可经产道传染新生儿，新近感染的孕妇传染概率比远期感染的孕妇传染概率更高，因此患病孕妇应咨询专业医生意见，必要时应用药物控制。

2. 单纯疱疹的临床表现

感染 HSV-1 的患者可出现皮肤疱疹、口腔疱疹以及疱疹性口龈炎等，皮肤、口腔等部位会出现水疱及溃疡，并伴有烧灼感、针刺感或疼痛感。合并有湿疹的患者可出现疱疹性湿疹。部分严重者还可有疱疹性眼炎、食管炎、肺炎、肝炎等播散性感染，累及中枢及外周神经系统的感染还可导致急性脑膜炎、脊髓炎及神经根炎等。接触产道被传染的新生儿的单纯疱疹通常由感染 HSV-2 引发，可出现水疱糜烂，严重者可有内脏和中枢神经系统感染，出现发热、黄疸、肝脾肿大、意识障碍等症状。可见，单纯疱疹并不是我们通常认为的不严重、没什么事、不用治疗。

3. 单纯疱疹容易复发的原因

HSV 感染人体后，人体会产生特异性免疫反应，清除大部分病毒并使症状消失，但仍然会有少数病毒通过免疫逃逸机制规避人体的免疫应答，并长期潜伏在三叉神经节和颈上神经节的神经细胞中，与机体处于相对平衡状态，当这一平衡状态被某些诱因打破，潜伏的 HSV 就会被再次激活，然后重复上述这一过程。由于目前没有能彻底清除 HSV 的药物，因此单纯疱疹容易复发。

4. 单纯疱疹的诱因

日晒、着凉、过度劳累、上火、精神压力大、熬夜休息不好、心情不佳、酗酒、发热、局部皮损、创伤应激、女性月经期、妊娠、口服免疫抑制药物以及人类免疫缺陷病毒（human immunodeficiency virus, HIV）感染等都会影响人体免疫系统，使免疫力下降的因素都可能诱发单纯疱疹。此外，强脉冲光美容等亦可能诱发面部单纯疱疹，美容前应告知医生病情，必要时美容结束后可使用抗病毒药物进行预防。

5. 单纯疱疹的治疗

单纯疱疹虽然是终身感染，难以彻底清除病毒，但我们仍需及时对症治疗。外用及口服相应抗病毒药物可明显缩短疾病的病程，防止继发其他感染以及严重并发症。随着时间的推移，单纯疱疹复发次数会逐渐减少甚至不再复发，最终不会再干扰我们的正常生活。

6. 单纯疱疹患者日常生活中的注意事项

①注意休息，勿熬夜，精神压力不要过大，放松身心，面部单纯疱疹患者应尽量避免日晒，出门要涂防晒产品。②锻炼身体，增强免疫力。③患者物品应与家庭其他成员分开洗涤并消毒，吃饭应分餐；日常勤洗手，并避免与婴幼儿密切接触。④忌酒及辛辣刺激性食物，多吃新鲜蔬果，适量摄入优质高蛋白食物。⑤有水疱及破溃处勿沾水，保持干燥，并及时到医院消毒处理，避免感染。⑥备孕前应及时咨询专科医生意见。⑦进行强脉冲光美容等前告知医生病情。

7. 口唇及面部单纯疱疹容易出现色素沉着

单纯疱疹发病后皮肤出现的色素沉着与局部炎症反应有关。除提高自身免疫力减少复发次数以外，可在发病时同时口服维生素 C 和维生素 E，以降低色素沉着的发生率并淡化色素沉着。平时可在易出现色素沉着的部位涂防晒产品，以有效减少因紫外线诱发的单纯疱疹。

8. 单纯疱疹的疫苗

目前，已经存在一些针对 HSV 的疫苗，比如减毒活疫苗、灭活疫苗、重组疫苗等，但是都还处于早期研发阶段或者临床试验阶段，还没有获批上市的 HSV 疫苗，需要我们耐心等待。

二、水痘

水痘（图 12–2）是因感染水痘 – 带状疱疹病毒（varicella–zoster virus, VZV）而引发的一种疾病，由于有高度传染性，多见于儿童且发病率高而被大众所熟知。水痘主要在冬季、春季发病，发病后人类对水痘的免疫常持续终身。自从 20 世纪 90 年代水痘疫苗问世以来，水痘得以群体免疫，总发病率降低了 80%。因此，婴幼儿均应注射水痘疫苗。

图 12–2　水痘

1. 水痘的传播途径

VZV 主要由呼吸道呼出的飞沫在空气中传播。在水痘患者的口腔、鼻咽、呼吸道内含有大量病毒，可通过飞沫播散而传染他人。此外，水痘患者水疱液中也含有较多病毒，可通过接触等方式传染他人。实际上，在出现水疱前 1~2 天至所有水疱结痂前，患者都是有传染性的。需要注意的是，带状疱疹患者也可能传染儿童引发水痘，儿童应远离带状疱疹患者。一般人与水痘患者有持续的接触或在同一房间超过 1 h 即可能被传染。

2. 水痘的临床表现

水痘的潜伏期为 10~23 天，平均为 14 天。通常在出疹前 1~2 天患者会出现低热、乏力甚至头痛，继而出现红斑、丘疹并迅速出现水疱，周围有红晕，部分破溃结痂，皮损在头部、面部和躯干更密集。有些不典型的水痘可出现大疱、出血、坏疽等。极少数患者甚至出现水痘性肺炎、脑炎、心肌炎、肾炎、肝炎等严重损害。因此，出现水痘应及时到医院进行治疗。

3. 水痘患者应隔离

水痘患者在出现水疱前 1~2 天至所有水疱结痂前都是有传染性的。因此，从发病开始直至全部水疱结痂脱落这一过程中患者应隔离，时间大约为 2 周。

4. 水痘的发生期

大部分人患水痘都是在儿童期，但成人期患水痘的也并不少见，且成人期水痘症状相对更严重些，笔者诊疗期间所遇到的年龄最大的水痘患者为 52 岁。

5. 感染VZV到发病

VZV 侵入人体后大约只有 30% 的概率会发展成水痘。病毒进入上呼吸道黏膜，增殖后进入血液形成初次病毒血症，大部分人免疫系统特异性抗体出现，病毒血症消失，形成隐性感染，少量病毒长期潜伏于脊髓后根神经节或脑神经感觉神经节内。病毒血症出现后，30% 的患者在网状内皮系统内复制并形成第二次病毒血症，播散到表皮引起细胞空泡变性形成水疱，即为水痘。

6. 水痘皮损可能留瘢痕

通常水痘皮损不留瘢痕，但由于水痘水疱结痂后可能会出现瘙痒的情况，患者会因搔抓而过早把痂皮抠掉，下部皮肤还未完全修复，因此会留下萎缩性瘢痕，为凹坑样的瘢痕；还有一部分患者是瘢痕体质，面部、前胸皮损处容易出现增生性瘢痕；水疱结痂后未完全脱落，过早沾水、洗澡使皮损处感染、化脓也可能导致瘢痕出现。因此，水痘患者切记不要过早洗澡，避免皮损处感染；及时应用抗病毒药物减轻皮损、缩短病程，水疱破溃区域应外用抗菌药膏；中后期如出现瘙痒应给予抗组胺药止痒。瘢痕体质患者除做到以上要求外还需在皮损痊愈后尽早外用抑制瘢痕药物（如积雪苷霜乳膏等）。如患者已经出现凹陷性瘢痕可到医院进行点阵激光治疗，对于增生性瘢痕可于皮损内注射糖皮质激素。如出现色素沉着可考虑强脉冲光美容、果酸换肤等。

7. 水痘对孕妇的影响

妊娠期前期（前 20 周）孕妇得水痘可能导致孩子得先天性水痘综合征，概率在 2% 左右。患儿可能出现眼睛异常、四肢发育不良、精神运动发育迟缓、体重低等先天性缺陷。妊娠期中晚期孕妇得水痘对患儿影响较小。因此，孕妇应与水痘患者严格隔离开，出现水痘应立即就医并咨询妇产科医生意见。

8. 水痘与带状疱疹的区别

VZV 是引起水痘和带状疱疹的共同病原体。病毒首次侵入人体后可引起水痘或隐性感染，然后会有部分病毒潜伏于神经节内。当某些因素（如过度辛劳、年老体弱、着凉、创伤、使用免疫抑制药物、恶性肿瘤等）导致人体免疫力下降时，潜伏病毒会被激活，产生水疱以及神经炎症、坏死、疼痛等症状（即为带状疱疹）。

9. 水痘患者日常生活中的注意事项

①水痘传染性强，患者应隔离，禁止与他人接触，上学儿童需暂时休学，直至全部水疱结痂脱落，时间大约为 2 周。②水疱破溃区域不能沾水，可外用抗菌药膏；无破溃区域可用湿毛巾擦拭清洁。③避免搔抓及揉眼，防止形成瘢痕及结膜炎、角膜炎。出现瘙痒可口服抗组胺药，过小的幼儿需戴上手套，避免不自主搔抓。④患者应穿纯棉、宽松衣服；其衣服及床上用品应勤洗晒，清洗时可用衣物消毒剂。⑤清淡饮食，多饮水，可适当吃新鲜蔬果、粥、面条、牛奶、豆类、猪瘦肉等；忌食辛辣刺激性食物，尽量不要吃油炸食物，牛肉、羊肉、鱼、虾等食物容易使瘙痒加重，也应忌食。⑥遵医嘱，及时用药治疗，缩短病程，减少并发症的发生。

10. 水痘的疫苗

水痘疫苗目前已成为婴幼儿必须注射的疫苗之一，有效率在 90% 以上，能有效预防水痘的发生。有极少一部分人群因免疫系统异常或疫苗保护力衰减仍然会患水痘，但其表现的症状通常会较轻。此外，在少数地区有野生病毒株感染患儿的报道，即“突破”疫苗感染，这种情况极罕见，需要我们不断完善疫苗的研究。

三、带状疱疹

带状疱疹（图 12–3）是一种因感染 VZV 而引发的皮肤病，中医上称之为“缠腰火丹”，俗称“蜘蛛疮”“缠腰龙”等。此病的发生是由于长期潜伏于神经节内的 VZV 因人体免疫力下降而被重新激活。本病好发于春季、秋季，可发生在各个年龄段，1 岁以内发生过水痘的婴幼儿亦可能得此病。人体对 VZV 的抵抗能力高度依赖于一种叫作 T 淋巴细胞介导的细胞免疫。随着年龄的增长，人体针对 VZV 的免疫能力会逐渐下降，因此带状疱疹多见于老年人及免疫力低下的人群。

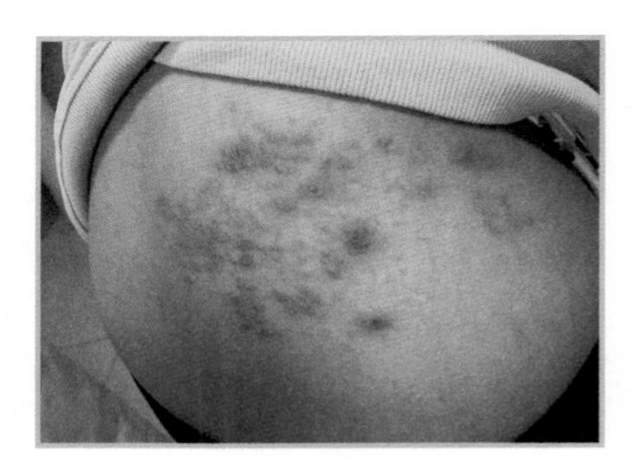

图 12–3　带状疱疹

1. 带状疱疹的诱因

受凉、过度疲劳、创伤、年老体弱、糖尿病、抑郁症、使用免疫抑制剂或进行化学药物治疗（简称“化疗”）、恶性肿瘤、免疫缺陷等会使机体免疫力下降的因素均是带状疱疹的诱因。

2. 带状疱疹的临床表现

带状疱疹典型的临床表现为沿周围神经单侧分布的簇集性红斑、丘疱疹、水疱，并伴有神经痛症状。在发病期间，患者会出现多种不适症状，其中神经痛最明显，可呈烧灼样、撕裂样疼痛，使人寝食难安。如治疗不当或体质虚弱，会转为后遗神经痛，少则年余，多则数年甚至数十年，患者将长期忍受痛苦折磨，严重影响其生活质量。此外，还有些特殊类型的带状疱疹（如眼疱疹、耳疱疹、内脏疱疹、泛发性带状疱疹、疱疹性脑炎和脑膜炎等）可导致患者视力、听力受损，以及尿潴留、肠梗阻、面瘫、偏瘫等严重并发症甚至死亡。无疹性带状疱疹指少数患者仅有疼痛等症状，但无水疱的发生；顿挫型带状疱疹是先有疼痛等症状，过一段时间才出现水疱。这 2 种类型容易被忽视或误诊。医患双方对带状疱疹均应重视，患者应及时就诊。

3. 带状疱疹与水疱的关系

无疹性带状疱疹患者因患病部位不同往往容易被误诊为偏头痛、牙髓炎、心肌梗死、胸膜炎、急腹症、肾结石、腰椎间盘突出等。顿挫型带状疱疹患者出现疼痛并不一定会到皮肤科就诊，而是去其他科室。这些情况均需要医生及患者提高对带状疱疹的认识，避免误诊误治。

4. 带状疱疹的水疱不一定都位于身体一侧

很多患者通过自我学习后会有疑问，为什么我的带状疱疹皮损不是位于同一侧，难道不是带状疱疹？关于这个问题，这里从以下几个方面解释：①部分胸、腹部带状疱疹患者会在脊柱另一侧出现少量水疱皮损，这种情况与部分神经末梢超过中线有关，并不是病情严重的特征。②部分多发性带状疱疹患者会在 2 个不相邻神经节支配区域同时发生带状疱疹，可形成双侧对称或不对称水疱皮损。③泛发性 / 播散性带状疱疹患者中部分免疫力低下者（如年老体弱者、恶性肿瘤患者或艾滋病患者等），病毒可通过血行播散至全身，导致全身泛发皮疹。

5. 带状疱疹的传染性

对 VZV 无免疫力的婴儿、儿童、孕妇、免疫力低下人群、从来没有出过水痘的人以及没有接种过水痘疫苗和带状疱疹疫苗的人，接触水疱液或与水痘患者或带状疱疹患者共同居住后可能会被传染。笔者临床上还发现有因间接接触水痘患者或带状疱疹患者而得带状疱疹的情况，但此种情况少见。

6. 得过带状疱疹的人可能再得

虽然大部分人通常一生中只有 1 次病毒激活，发病后会获得持久免疫力，但仍有大约 5% 的患者一生中会发病 2~3 次，尤其是中青年患者，年老后免疫力下降可能再次发病。年龄较大、身体衰弱或有基础病的人群，患有恶性肿瘤、进行化疗的人群，口服免疫抑制剂的人群以及艾滋病患者等均可能多次发病。

7. 带状疱疹的治疗

带状疱疹患者必须及时到医院进行规范化治疗，以抗病毒、止痛、消炎、防治并发症为原则。①使用抗病毒药物缩短病程，减少并发症的发生。②使用止痛药进行对症治疗。③对严重患者早期应及时给予糖皮质激素。④使用免疫增强剂（如转移因子）。⑤外用抗病毒药物或抗菌药物。⑥进行物理治疗（如氦氖激光、拔罐等）。⑦中药治疗。⑧严重带状疱疹后遗神经痛患者可能需要神经阻滞治疗。

8. 带状疱疹患者的日常护理

（1）疼痛的护理：①穿宽松衣服，避免衣服摩擦患处使疼痛加重。②分散注意力，多陪伴年老患者。③协助患者采取保护性体位以减轻疼痛。④遵医嘱及时使用止痛药。

（2）感染的护理：①积极用药治疗带状疱疹，缩短病程，减少水疱，防止破溃及糜烂发生。②加强营养，增强机体免疫力及修复力。③保持病室内空气清新，温度、湿度适宜。④有破溃的局部水疱应避免沾水并及时换药消毒，保护创面避免感染。⑤遵医嘱使用抗菌药物预防细菌感染。⑥监测体温变化，必要时到医院就诊，抽血查白细胞。

（3）眼部带状疱疹护理：①角膜、结膜受累时，嘱患者不宜终日紧闭双眼，应适当活动眼球。②眼部分泌物较多时可用生理盐水冲洗眼部，如出现角膜溃疡则禁止冲洗，遵医嘱，并可用防脱屑棉签轻轻擦除分泌物，每日2~3次，防止眼睑粘连。③角膜疱疹若出现破溃，应防止眼球受压，滴药时动作应轻柔。

（4）腰部带状疱疹护理：①合并顽固性便秘患者可适当增加含纤维素较多的蔬菜和水果的摄入，必要时可用开塞露从肛门注入，若出现肠梗阻症状应及时就医。②合并肛门括约肌张力下降导致大便失禁患者可穿成人纸尿裤，并及时更换，更换时用湿巾清洁局部。③合并排尿踌躇患者，排尿时不要心急，慢慢排，并用热水袋温敷小腹刺激排尿，若出现尿潴留应及时到医院就诊导尿并留置导尿管。

9. 带状疱疹患者日常生活中的注意事项

①不要过分紧张，放松身心。部分患者可能会出现大量水疱、血疱，甚至破溃和糜烂，但无须紧张，及时治疗，7~10天即可干涸结痂。②注意休息，避免劳作，必要时卧床休息。多饮水、多排尿，多吃易消化、高蛋白、高营养、清淡的食物，如新鲜水果、营养米粥、面条、豆类、猪瘦肉、鱼等，避免摄入油腻、辛辣食物及牛奶、牛肉、羊肉等，忌酒。此外，豌豆、石榴、芋头、菠菜等易使气血不通，疼痛加剧。③预防继发细菌感染。不要摩擦刺激水疱，避免水疱破裂，破溃后切勿沾水并及时消毒。④病程2周以上且水疱干涸结痂后可适当锻炼身体，促进血液循环，增强体质，尤其老年人应避免因害怕活动后疼痛而长期卧床，以免导致坠积性肺炎或血栓形成。⑤老年重症患者应遵医嘱住院治疗，以避免并发症的发生。⑥皮损完全消失但有后遗神经痛的患者，可适当采取针灸等辅助手段缓解疼痛。⑦服用部分止痛药（如加巴喷丁、普瑞巴林）后可能会出现头晕症状，应从小剂量开始，逐渐加量，服用几次后会逐渐适应缓解；服用2 h内应卧床，以免因头晕而发生意外。头晕、头痛严重且无法适应的应停药并及时就诊。⑧患者单独房间起居，饮食应分食，物品应及时清洁、消毒；避免与前述易感人群接触。

10. 带状疱疹的疫苗

建议未患过带状疱疹的人群注射疫苗，尤其中老年人更应注射。孕妇及严重免疫抑制患者不能接种。目前带状疱疹疫苗主要有2类：减毒疫苗和新型亚单位疫苗。减毒疫苗保护期仅有5年，且不适宜免疫抑制或80岁以上人群，并容易造成病毒播散风险。新型亚单位疫苗是以病毒糖蛋白（而不是完整的病毒颗粒）为抗原，不存在病毒播散风险，安全性更高，有90%以上的保护率且保护作用更持久。

11. 已经注射过水痘疫苗的人群还需要注射带状疱疹疫苗

水痘和带状疱疹虽然是同一病原体，但疫苗并不相同。接种水痘疫苗不能形成对带状疱疹的防护力。带状疱疹疫苗病毒滴度和抗原含量远高于水痘疫苗，激发的病毒特异性免疫反应产生的抗体也远高于水痘疫苗，产生的保护作用更持久、更强。

12. 带状疱疹的预防

（1）生活方面：①预防感染。预防各种疾病的感染，尤其春季、秋季寒暖交替时要适时增减衣服，避免受凉从而引起上呼吸道感染。口腔的炎症（如牙髓炎）以及鼻腔炎症（如鼻窦炎等）应积极治疗。②增强体质。保持良好的生活规律，保持心情舒畅，避免过度劳累，科学搭配饮食，坚持锻炼身体，增强免疫力。③防止外伤。外伤易降低机体抗病能力，尤其中老年人应预防跌倒，避免骨折。④加强营养。注意富含优质蛋白质的食物及新鲜蔬果的均衡搭配。⑤避免接触有毒物质。各种化学品及毒性药物可导致皮肤屏障受损。

（2）饮食方面：应忌食或少食辛辣温热及油腻食物，如生姜、辣椒、羊肉、牛肉及煎炸食物等，食后易助火生热。

13. 带状疱疹后遗神经痛

带状疱疹后遗神经痛是急性带状疱疹暴发后持续3个月或以上的一种严重影响患者生活质量的持续疼痛后遗症，病程可持续多年且治疗效果差。大约有10%的带状疱疹患者会出现这种后遗症。目前它的发病机制并不十分清晰，但医学界普遍认为与人体免疫系统有关。当 VZV 再激活后触发了炎症免疫反应，神经免疫细胞被激活，释放促炎因子并趋化外周免疫细胞至神经系统，进而引发神经炎症，从而引起自发性疼痛和痛觉超敏。多种免疫细胞促炎和抗炎表型的失衡、细胞因子与趋化因子的失调及其相互作用，形成瀑布级联反应，使神经炎症持续发生，从而使这种神经病理性疼痛持续发生。

临床上观察到高龄、免疫系统紊乱人群更容易发生后遗神经痛。因此，年龄较大、免疫力较差的人群发生带状疱疹后一定要立即就医并及时进行抗病毒治疗，尽量避免后遗症的发生。

14. 带状疱疹与肿瘤的关系

临床上观察到带状疱疹患者容易发生免疫系统介导的疾病，包括恶性肿瘤、机会性感染和自身免疫病。但并不是说带状疱疹就会引起肿瘤，而是说带状疱疹患者本身免疫系统紊乱易发生肿瘤，或者肿瘤患者可能因免疫系统紊乱而引发带状疱疹。极少数人可能没有发现肿瘤时先出现了带状疱疹症状，后续才发现肿瘤，会让我们误以为带状疱疹引起了肿瘤。

高龄、免疫力低下的人群得带状疱疹后可以进行初步的肿瘤相关检查［如腹部 B 超、妇科 B 超、胸部计算机层析成像（computerized tomography, CT）、血液检查等］进行排除。

15. 得带状疱疹后会出现皮肤瘙痒、皮疹

得带状疱疹一段时间以后，疼痛会逐渐消失，代之以局部皮肤麻木、瘙痒或者感觉异常，这是神经受损没有完全恢复所致，需要继续进行营养神经等治疗。

需要注意的是，还有极少数带状疱疹患者痊愈后，长过水疱部位的皮肤会出现湿疹样的皮损并伴有瘙痒，会被误以为带状疱疹复发。这种情况出现可能与患病皮肤神经免疫紊乱、药物刺激等有关，应按照治湿疹样皮炎的方法治疗。

四、疣

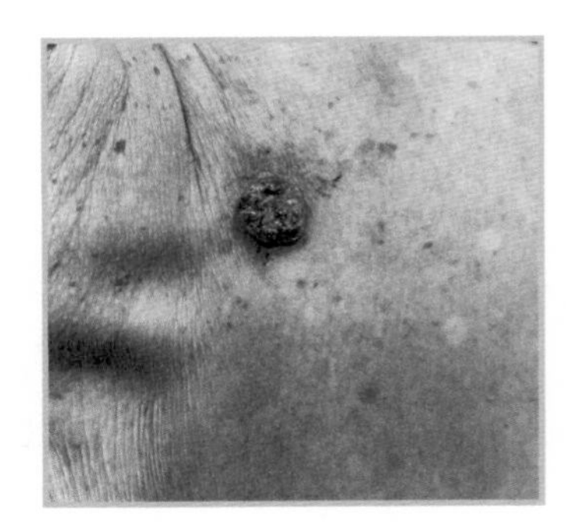

图 12-4　寻常疣

疣是由 HPV 感染皮肤黏膜所引起的良性赘生物。临床上常见的有寻常疣（图 12-4）、扁平疣、跖疣以及尖锐湿疣（见第三十二章尖锐湿疣相关内容）。它们由不同的 HPV 类型感染不同的身体部位导致，临床表现也不尽相同。HPV 感染非常常见，绝大多数人在一生中都会经历。其中，大部分人为潜伏型或亚临床型，没有肉眼可见的皮损；只有少部分人会出现赘生物，即临床型。这类疾病极易反复发作，并影响我们的日常生活和社交，需要加以重视。

1. 疣的传染性

大部分 HPV 感染是由于直接接触患者的临床或亚临床皮损（赘生物），少部分是间接接触病毒污染的物品或物品表面。患者自身抓挠也可导致自体接种传染。

2. 疣的临床表现

手部多发性寻常疣及面部扁平疣会严重影响患者日常社交，对患者心理产生负面影响。跖疣易发生在受力点，形成角质增生并有明显疼痛感，导致患者运动及走路困难，少数慢性病变还与疣状癌的发生相关。发生在口腔、鼻窦以及呼吸道的乳头状瘤可导致鼻塞、声嘶、喘鸣甚至呼吸窘迫。

3. 疣的临床表现

寻常疣及跖疣表现为角化过度的丘疹或斑块，圆顶且表面粗糙不平，可有刺状突起并可见黑点。寻常疣可发生在身体任何部位，最常见于手掌。跖疣特指发生于跖部的疣。还有一种特殊类型的寻常疣，表现为细长、柔软、丝状的突起物，称为丝状疣，好发于颈部、腋窝和腹股沟。发生于指（趾）

甲周围的疣又叫甲周疣，其可能破坏指（趾）甲并导致指（趾）甲营养不良、指（趾）甲变形等，治疗起来比较困难。扁平疣表现为扁平圆形或椭圆形丘疹，米粒大小，可相互融合成片，好发于面部、手背和手臂，对面容有一定影响。

4. 儿童容易长疣

小学生中有 20%~30% 的孩子会长疣，发生率随着年龄的增长而下降。这可能与儿童免疫系统不健全、对抗性体育运动、相互触摸交叉感染、啃咬吮吸手指等有关。因此，家长和教师应教育儿童平时要注意手部卫生，保持良好卫生习惯。大部分疣在 1~3 年内会自发退化消失。

5. 疣会反复发生的原因

HPV 的 DNA 隐藏于表皮细胞并在其中表达、复制和装配，成熟的病毒体在上皮细胞中产生，并随分化成熟的角质层细胞脱落。整个过程中，HPV 均位于表皮，接触人体免疫系统的机会极少，导致 HPV 免疫原性较低，人体难以产生有效的免疫保护，容易形成持续感染。此外，免疫系统的个体差异性以及部分人的免疫缺陷会使 HPV 感染的复发频率、严重程度以及持续时间各不相同。

6. 疣的治疗

患者应及时到医院就诊并进行规范治疗，避免滥用未消毒工具或腐蚀性药物自行除疣。目前破坏并去除疣体的方法主要包括冷冻治疗、激光治疗、光疗、电灼术、微波疗法等。冷冻治疗方便、经济，不易留瘢痕，是治疗寻常疣的首选，但应注意可能会出现色素减退性白斑。面部扁平疣可行激光治疗。顽固易复发疣体可考虑光疗。其他治疗方法包括外用药物，免疫调节药物等也可酌情选用。

7. 疣患者日常生活中的注意事项

①勤洗手，养成良好的卫生习惯，避免直接接触不明来源的物品等；出

现皮损后应及时消毒处理，避免病毒感染。②发现疣体应及时治疗，避免疣体增大增多；不要搔抓、触摸或挤压患处，疣体部位清洁时不要横向搓擦，应用湿毛巾垂直轻轻蘸干净，以免自体接种。③患者所用物品应经常消毒，他人应避免直接接触患者及患者用过的东西。④注意休息，锻炼身体，保持心情愉悦，增强自身免疫力，使治疗事半功倍。⑤多饮水，多吃新鲜蔬果，多吃凉血解毒食品（如绿豆、苦瓜、丝瓜、绿茶等）；忌酒，忌食油腻油炸、辛辣、牛肉、羊肉等助火生热食物。⑥ HPV 对热敏感，可用热水（43~45℃）浸泡疣体，每次半小时，每周 3~4 次，可抑制疣体生长，促进其脱落。

五、传染性软疣

传染性软疣（图 12–5）是一种由传染性软疣病毒感染引起的皮肤良性、自限性疾病，多见于儿童、青少年以及免疫力低下的人群。对抗性体育运动、皮肤黏膜损伤、温暖潮湿的环境、部分人群的易感性等均可能导致本病的流行。部分患者会因治疗不当、免疫力下降、自体接种传染等而疣体逐渐增多，病情迁延，给身心带来了巨大的痛苦。

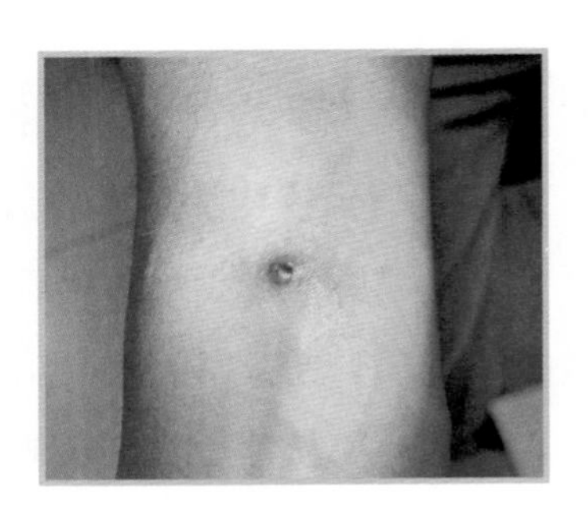

图 12–5　传染性软疣

1. 传染性软疣的症状

传染性软疣的潜伏期为 1 周至 6 个月，典型损害为中央可见脐形凹陷的珍珠色皮疹，表面有蜡样光泽，可挤压出白色干酪样物质，通常无自觉症状，少数人有瘙痒感。全身皆可发病，部分人搔抓或洗澡刺激可出现红斑、抓痕和血痂。皮疹可持续 6~8 周时间，免疫力正常的患者能自行消退；若由于自体接种反复出现疣体，病程可持续 6 个月。少数免疫力低下或免疫缺陷患者（如糖尿病、白血病、肿瘤、艾滋病患者）皮损可长期存在，且可形成巨大软疣，直径可达 10 cm。成人患者如反复发作、面部出现传染性软疣或形成巨大软疣应排查 HIV 感染。

2. 传染性软疣的传播途径

传染性软疣可通过直接接触传染，如相互皮肤接触、对抗性体育运动等；也可通过间接接触传染，如共用毛巾、衣服、游泳设施、公共浴池等。本病多见于儿童及青少年，好发于面部和躯干。成人还可通过性接触传播，好发于会阴及生殖器部位，这类人群应注意排查有无其他性传播疾病。后续患者因自身搔抓、搓擦皮肤等可导致自体接种传染。

3. 传染性软疣的治疗

可以待其自愈，或到正规医院消毒后用镊子夹除软疣小体，不建议自行夹除，容易夹不干净，会导致疾病复发且易继发细菌感染。其他治疗方法还包括外用或口服抗病毒药物，以及进行激光治疗等。

4. 传染性软疣患者的日常护理

①注意对皮损区域的保护，避免搔抓、搓擦，及时治疗，以免导致自体接种传染。儿童洗浴后，应用胶带把每个皮损区域贴上。②镊子夹除皮损后应每天用碘伏消毒，结痂脱落前应避免沾水，防止继发感染。③饮食上注意避免食用辛辣刺激性食物、甜食、牛肉、羊肉以及海 / 河鲜类，忌酒。④尽量少去公共浴池及游泳池，宾馆用品应尽量少用，出行自带隔离床罩及被单，并注意个人卫生。⑤患有湿疹、特应性皮炎等皮肤病，外用激素类药物或钙调磷酸酶抑制药（如吡美莫司、他克莫司）的人群应注意防护，避免接触传染性软疣患者或病毒携带者。

5. 传染性软疣可以治愈

多数患者能自愈，少部分患者经治疗后 6~8 个月内不再复发，极少有病程超过 1 年者。成年人如果长期不愈需检测 HIV。

六、手足口病

手足口病（图 12–6）是由包括新型肠道病毒、柯萨奇病毒以及埃可病毒在内的 20 余种病毒感染引起，以手、足和口腔发生水疱为特征，多发于儿童的一种皮肤病。本病多见于 2~10 岁的儿童，5 岁以下更常见，在幼儿园、小学中流行。多数患者病情呈良性过程，可自愈，但有极少数重症病例会因中枢神经系统感染而死亡，需要我们高度重视。

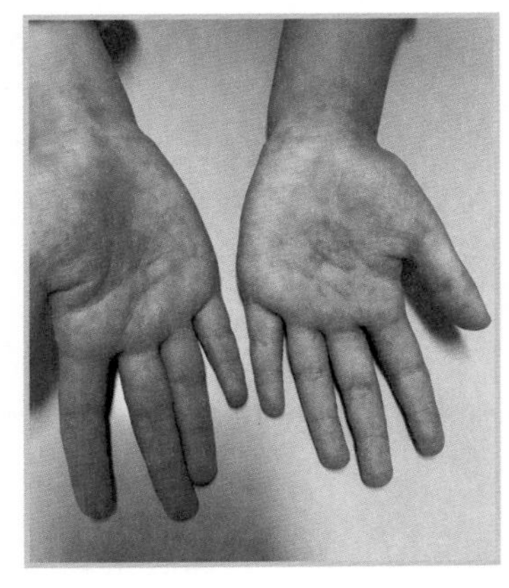

图 12–6　手足口病

1. 手足口病的临床表现

手足口病多见于儿童，成人少见。它的潜伏期为 2~7 天，患者发疹前可有不同程度的低热、不适、腹痛、头痛等症状，通常在 1~3 天后，手、足、口腔会出现红色斑疹，很快发展为水疱，水疱破溃后会形成糜烂面或溃疡。少部分患者可在臀部出现水疱，偶有全身泛发皮疹者。极少数引起系统性损害的重症患者可有肺水肿、肺炎、心肌炎、脑炎、脑膜炎以及脊髓灰质炎症状，预后差，需高度警惕。

2. 手足口病的传播途径

手足口病主要通过粪–口途径传播，也可通过飞沫经呼吸道传播，患者水疱液、咽喉分泌物和粪便中均有病毒。病毒经口鼻侵入人体，并产生病毒血症，在皮肤及黏膜形成皮疹或水疱。

3. 手足口病的治疗

经医院诊断的普通病例应隔离并卧床休息。给予患者营养支持、对症治疗，必要时口服抗病毒药物及清热解毒中药。重症病例需及时住院治疗。

4. 手足口病的复发

极少数手足口病患者会复发，但症状会较首次轻微。

5. 手足口病患者日常生活中的注意事项

①多饮水，注意休息；生活环境温度应适宜，穿宽松、纯棉质地衣服；加强体温监测，体温在 37.3～38.5 ℃之间可选择物理降温，如用退热凝胶或温水擦浴，如体温超过 38.5 ℃，应在医生指导下选择退烧药降温；掌握好衣服厚薄，避免着凉。②多吃易消化、高蛋白、高营养、清淡的食物，如新鲜水果、营养米粥、面条、豆类、猪瘦肉、淡水鱼等，少食多餐；忌食牛肉、羊肉及油炸食物；避免食用辛辣刺激性食物和过热、过冷、过咸、酸性食物，以免刺激口腔疱疹引起疼痛。③用棉签蘸碘伏消毒皮肤糜烂面或溃疡；口腔内溃疡可喷消炎止痛药物，并好好刷牙，保持口腔卫生；给患儿剪短指甲，避免其抓破水疱继发感染。④患儿应与其他儿童隔离开，并注意日常卫生，所用物品等要消毒。

6. 手足口病的预防

适龄儿童（6 个月至 5 岁）均应尽早接种手足口病疫苗，疫苗保护率在 95% 以上。注意儿童手和口及所用物品的清洁，应及时隔离患儿并给予治疗。

七、幼儿急疹

幼儿急疹（图 12–7）是婴幼儿最常见的病毒性皮疹之一，由人类疱疹病毒 6 型（human herpes virus 6, HHV–6）感染引起，主要见于 6 个月至 3 岁的婴幼儿，以 6～12 个月婴儿发病率最高，主要症状是高热和玫瑰色斑疹或丘疹，在新手妈妈中极易引起恐慌，需要密切关注。

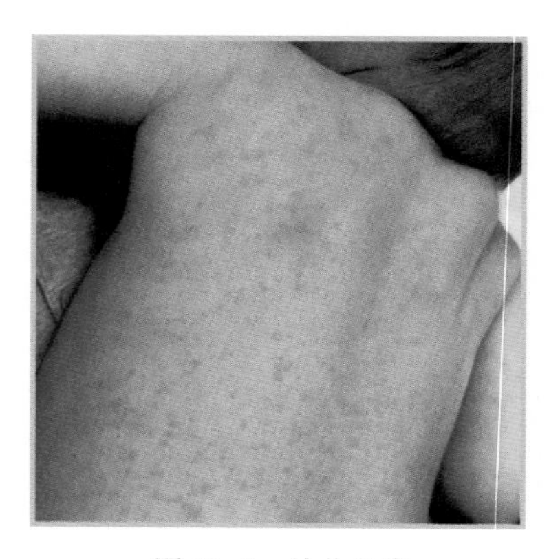

图 12–7　幼儿急疹

1. 幼儿急疹的传播途径

婴儿出生时母亲的抗 HHV–6 抗体可传递给婴儿并形成免疫力，婴儿出生后 6 个月左右，体内抗体会逐渐减少并失去抵抗力，此时成人体内的 HHV–6 可经唾液或呼吸道分泌物传染给婴儿导致疾病发生。

2. 幼儿急疹的临床表现

幼儿急疹好发于春季、夏季、秋季，感染后大约有 30% 的婴幼儿会出现临床症状。典型临床表现为突然高热，可达 40 ℃，持续 3~5 天后高热会突然消退，并伴随身上出现圆形或椭圆形玫瑰色斑疹或丘疹，即“热退疹出”；皮疹在躯干上最多，持续 1~2 天后消退。高热惊厥是最常见的并发症，其他伴随症状还有眼睑水肿、上呼吸道卡他症状、颈部淋巴结肿大等，免疫缺陷患者还可能出现肝炎、肺炎、脑炎等。

3. 幼儿急疹的治疗

本病大部分具有自限性，大多数患儿出疹后 1~2 天会自行痊愈，出现并发症及免疫抑制人群需进行抗病毒药物治疗。

4. 幼儿急疹患儿日常生活中的注意事项

①患儿应与其他儿童隔离开，并注意日常卫生，所用物品等要消毒。②多饮水，注意休息；生活环境温度应适宜，穿宽松、纯棉质地衣服；加强体温监测，体温在 37.3~38.5 ℃之间可选择物理降温，如用退热凝胶或温水擦浴，如体温超过 38.5 ℃，应在医生指导下选择退烧药降温；掌握好衣服厚薄，避免着凉。③多吃易消化、高蛋白、高营养、清淡的食物，如新鲜水果、营养米粥、面条、豆类、猪瘦肉、淡水鱼等，少食多餐；忌食牛肉、羊肉及油炸食物；避免食用辛辣刺激性食物和过热、过冷、过咸、酸性食物。④保持口腔及皮肤清洁，可用生理盐水清洗口腔；给患儿剪短指甲，避免患儿搔抓继发感染。

5. 幼儿急疹的复发

绝大部分人群不会复发。免疫缺陷患儿（如HIV感染、先天性免疫缺陷综合征等）可能会出现HHV-6被重新激活而复发，通常症状也较严重。

6. 幼儿急疹的疫苗

目前没有预防幼儿急疹的疫苗。日常生活中家长应注意婴幼儿生活卫生，婴幼儿碗勺应与成人餐具分开清洗，家长应尽量避免亲吻婴幼儿，应及时隔离患儿。

八、麻疹

麻疹是由麻疹病毒感染引起，以发热、红斑、丘疹为主要症状，多发于儿童的一种皮肤病。本病多见于5岁以下未接种疫苗的儿童以及接种疫苗但未对病毒产生免疫力的学龄儿童，一般在幼儿园、小学中流行。多数患者病情呈良性过程，可自愈，但有极少数重症病例会因并发肺炎、脑炎、心肌炎等死亡，需要我们高度重视。

1. 麻疹的传播途径

麻疹病毒主要经飞沫通过呼吸道及眼结膜传染。病毒在呼吸道上皮复制后，扩散至血液和淋巴组织，引起病毒血症，随后播散至其他器官。

2. 麻疹的临床表现

感染麻疹病毒后有10天左右的潜伏期。进入前驱期后患者会出现高烧、眼结膜充血、畏光、流泪、眼睛分泌物增多、鼻涕增多、咳嗽等症状，少部分人还会出现呕吐和腹泻。此期间患者口腔内颊黏膜上可能会出现一些蓝白色或紫色的小点，被称为“Koplik斑”，这是麻疹早期的一个特征。数日后，患者耳后、面部会出现一种玫瑰色斑疹或丘疹，迅速蔓延至全身并可相互融合，其间颈部淋巴结及肝、脾可增大，严重者可合并支气管肺炎、喉炎、脑炎及心肌炎等。出疹后 5~7 天体温开始下降，皮疹逐渐消退，并可留下色素沉着斑。

3. 麻疹的治疗

麻疹的治疗主要是对症治疗。如注意休息，摄入营养丰富的食物，保持眼、鼻、口腔及皮肤清洁，对咳嗽、高烧以及继发细菌感染等者给予相应治疗。

4. 打了麻疹疫苗还可能得麻疹

极少数儿童注射麻疹疫苗后可能未对病毒产生免疫力，仍然会得麻疹。此外，有些人接种麻疹疫苗多年后，体内针对病毒的抗体逐渐减少，失去抵抗力后会再次感染麻疹病毒，并出现相应症状。

5. 麻疹患者日常生活中的注意事项

①多饮水，注意休息；生活环境温度应适宜，穿宽松、纯棉质地衣服；加强体温监测，体温在 37.3~38.5 ℃之间可选择物理降温，如用退热凝胶或温水擦浴，如体温超过 38.5 ℃，应在医生指导下选择退烧药降温；掌握好衣服厚薄，避免着凉。②多吃易消化、高蛋白、高营养、清淡的食物，如新鲜水果、营养米粥、面条、豆类、猪瘦肉、淡水鱼等，少食多餐；忌食牛肉、羊肉及油炸食物；避免食用辛辣刺激性食物和过热、过冷、过咸、酸性食物，以免刺激口腔皮疹引起疼痛。③保持眼、鼻、口腔及皮肤清洁，可用生理盐水清洗眼、鼻及口腔，好好刷牙，保持口腔卫生；给患儿剪短指甲，避免患儿搔抓继发感染。④患儿应与其他儿童隔离开，并注意日常卫生，所用物品等要消毒。

6. 麻疹的预防

适龄儿童应及时接种麻疹疫苗。应及时隔离患儿并给予治疗。

九、风疹

风疹是由风疹病毒感染引起，以发热、红斑为主要症状，多发于儿童和青年的一种皮肤病。本病春季多发，多数患者病情呈良性过程，可自愈，少数病例可并发血小板减少性紫癜、关节炎、脑炎等。

1. 风疹的传播途径

风疹病毒主要经飞沫通过呼吸道传染。病毒在呼吸道及淋巴结复制及繁殖，后续通过血液播散至身体其他部位，并产生炎症反应。

2. 风疹的临床表现

感染风疹病毒后潜伏期为 2~3 周。前驱期患者可有发热、头痛、咽痛等症状或无明显症状。1~2 天后面部出现粉红色斑疹，并迅速向下蔓延至全身，斑疹可相互融合成片，1~2 天内自行消退，部分人可有少许脱屑。极少数人可伴有淋巴结肿大、血小板减少性紫癜、关节炎、脑炎等。

3. 风疹病毒与妊娠的关系

由于风疹病毒可引起胎儿的严重畸形，备孕及产检时均应进行风疹病毒检查。女性妊娠前 6 个月至整个妊娠期感染风疹病毒均可能导致胎儿畸形。胎儿畸形包括耳聋、神经精神发育缺陷及多发性畸形等。

4. 孕妇不可以打风疹疫苗

风疹疫苗是一种减毒疫苗，即其含有的风疹病毒是有一定致病力的，可能造成宫内感染并引起胎儿畸形。女性应在妊娠前 6 个月以上注射风疹疫苗，并在疫苗注射 2 个月后确认体内是否有病毒抗体产生，以确保妊娠时体内风疹疫苗所含病毒无残留，并产生抵抗力。女性妊娠前 6 个月至妊娠期结束都不能注射风疹疫苗。切勿自行注射疫苗，应就医并听取专业医生意见后再决定是否接种疫苗。

5. 风疹的治疗

风疹的治疗主要是对症治疗。患者要卧床休息，多饮水，如有发热、头痛应给予相应对症治疗。

6. 风疹患者日常生活中的注意事项

①多饮水，注意休息；生活环境温度应适宜，穿宽松、纯棉质地衣服；加强体温监测，体温在 37.3~38.5 ℃之间可选择物理降温，如用退热凝胶或温水擦浴，如体温超过 38.5 ℃，应在医生指导下选择退烧药降温；掌握好衣服厚薄，避免着凉。②多吃易消化、高蛋白、高营养、清淡的食物，如新鲜水果、营养米粥、面条、豆类、猪瘦肉、淡水鱼等，少食多餐；忌食牛肉、羊肉及油炸食物；避免食用辛辣刺激性食物和过热、过冷、过咸、酸性食物，以免加重咽痛。③保持口腔及皮肤清洁，可用生理盐水清洗口腔，好好刷牙，保持口腔卫生；给患儿剪短指甲，避免患儿搔抓继发感染。④患儿应与其他儿童隔离开，并注意日常卫生，所用物品等要消毒。

7. 风疹的预防

1 岁至青春期的儿童和青少年均应接种风疹疫苗。应及时隔离患者并给予治疗。

十、猴痘

猴痘是由猴痘病毒感染引起的一种罕见烈性人畜共患传染病，表现为水疱和脓疱疹，类似于天花。该病最早于 1958 年在实验猕猴中发现，1970 年首次有人患猴痘病例报道，1996 年刚果首次暴发人猴痘疫情，确诊病例达 511 人，但当时流行地区仅限于非洲，主要是非洲中西部雨林国家。2003 年 5 月，美国报道了猴痘病例，引起了人们对此病的高度关注。2022 年 5 月 21 日，世界卫生组织（World Health Organization, WHO）发布猴痘疫情暴发预警，称鉴于目前已在多个未流行猴痘的国家发现病例，未来有可能在这些国家及其他国家发现更多病例，猴痘病毒将进一步传播。随着全球交往日益频繁，加上动物源性传染病控制的复杂性，病毒极易跨国跨洲传播，易造成猴痘的大范围流行，我们必须提高警惕。因此，我们需要对猴痘有更深入的了解。

1. 猴痘病毒的特性

猴痘病毒可在猴、兔、牛、豚鼠和小白鼠以及人的细胞内生长，能抵抗乙醚，耐干燥和低温，易被氯仿、甲醇和福尔马林灭活，56 ℃加热 30 min 也易使其灭活。

2. 猴痘的传播途径

猴痘的传染源主要是猴痘患者、宿主动物、感染动物。猴痘病毒在自然界中普遍存在，主要的自然宿主是栖息于热带雨林的猴子与松鼠，而被感染的啮齿动物或其他哺乳动物是猴痘病毒的储存宿主。该病主要在动物中流行，人可因被被病毒感染的动物咬伤或者直接接触被病毒感染的动物的血液、体液和皮疹而患病。此外，猴痘病毒也可通过人与人直接接触或呼吸道传播。

3. 猴痘的临床表现

猴痘的潜伏期一般为 12 天，平均病程 2~4 周。前驱期：初始 2~5 天患者会出现发热、头痛、肌痛、背痛、淋巴结肿大、全身不适和疲乏，偶尔发生腹痛或咽部疼痛等。出疹期：患者全身出现类似天花样皮疹，皮疹多而散，数目不定，通常出现在面部、躯干、四肢、生殖器，皮疹形态为斑丘疹、水疱、脓疱，结痂后有瘢痕。恢复期：皮疹消退，症状渐好转。在相关报告中，猴痘病死率为 1%~10%。

4. 确诊猴痘的方法

当患者有发热、皮疹、曾到过疫区或与猴痘患者有接触史时，应立即到当地传染病医院进行相关检查。通过口咽拭子、鼻拭子和对水疱液、渗出物、血液、病变部位皮肤组织等进行检测可以确诊。主要检测项目包括病毒分离及培养、电镜检查、血清学方法［猴痘病毒特异性免疫球蛋白 M（immunoglobulin M, IgM）和 IgG］、分子生物学方法［聚合酶链反应（polymerase chain reaction, PCR）］、组织病理检查等，具体需咨询医生。

5. 猴痘的治疗

猴痘为自限性疾病，治疗主要以对症支持为主。患者要注意休息，补充水分和营养，加强局部破损区域的清洁和护理，并使用抗生素防治继发感染；严重感染者可能需应用抗病毒药物等。绝大多数患者 2~4 周可痊愈，无须过于担心。患者应听从医院安排，隔离至痘痂脱净再出院。

6. 猴痘患者日常生活中的注意事项

①出现症状时应及时做好自我隔离防护，带好住院用品，戴好口罩，拨打 120，到最近的传染病医院面诊，并听从医院安排。②饮食应清淡，忌饮酒及食用辛辣刺激性食物，忌食牛肉、羊肉及油炸食物；多饮水，补充营养，多吃易消化、高蛋白、高营养、清淡的食物，如新鲜水果、营养米粥、面条、豆类、猪瘦肉、淡水鱼等，少食多餐。③注意清洁护理破溃皮疹，避免沾水，防止感染。④注意休息，勿熬夜，身体状况允许时可适当锻炼（如散步、做八段锦等）以增强免疫力。

7. 猴痘的预防

严格控制传染源、切断传播途径是预防猴痘的根本原则。严禁由国外输入野生动物，必要时严格检疫，动物园的动物应进行全面检疫，如发现感染或患病的动物应立即全部杀死；每个公民从我做起，出现感染应进行严格自我隔离，不要瞒报；避免接触被病毒感染的动物和患者，严格管理密切接触者。

接种天花疫苗可提供 85% 的交叉保护，防止猴痘感染。相关医务人员、实验室检测人员应及时接种疫苗；与猴痘患者或被感染动物有密切接触人员应于接触后 2 周内接种天花疫苗，最佳接种时间为 4 天内。一般人群不推荐接种天花疫苗。

第十三章
细菌性皮肤病

正常人体皮肤表面寄生着大量的微生物，其中细菌是最常见也是最重要的寄生微生物。稳定的正常菌群是皮肤微生态环境的重要组成部分。这些需氧球菌、需氧和厌氧的棒状杆菌等与病原体相互竞争，并通过分解皮肤脂质产生游离脂肪酸营造弱酸性环境，保护皮肤免受感染。当皮肤环境平衡受到破坏时，如清洁不当、营养不良、代谢失调，以及患糖尿病、结核病、慢性水肿、外周血管疾病，进行放射治疗（简称“放疗”）、化疗、外用激素类药物及应用钙调磷酸酶抑制药等，人体可出现细菌性皮肤病。皮肤完整性受到破坏（如昆虫叮咬、皮肤创伤、湿疹、痱子、特应性皮炎、真菌感染等）也可引发细菌性皮肤病。

一、脓疱疮

脓疱疮（图 13–1）俗称“黄水疮”，是由金黄色葡萄球菌或 / 和乙型溶血性链球菌感染引起的一种急性化脓性皮肤病。皮肤温度、湿度较高，局部搔抓、破溃均有利于细菌侵入。侵入细菌通过黏附于皮肤引起皮肤屏障的破坏并产生毒素和代谢产物，最终共同导致感染。本病传染性强，夏季、秋季高发，常在幼儿园、小学发生和流行，需要我们高度重视。

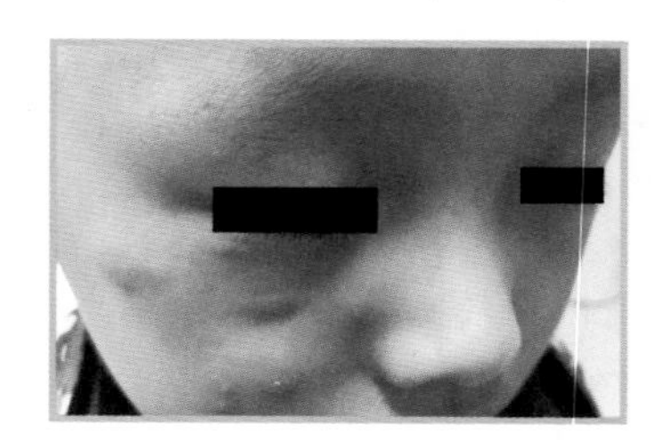

图 13–1　脓疱疮

1. 脓疱疮的传播途径

脓疱疮主要通过直接接触患者皮肤而传播，间接接触患者的衣服、玩具、书籍、生活用品等也可能传播，患者搔抓也可能导致自体接种传播。新生儿可被母亲、护理人员、医护人员或家属传染。

2. 脓疱疮的临床表现

脓疱疮好发于面部、四肢等暴露部位，患者自觉瘙痒。寻常型初期表现为红色斑点或小丘疹，迅速转变为脓疱，破溃后容易糜烂，其渗液干后结成黄色痂。患者瘙痒搔抓后脓疱疮可向周围扩散或融合。通常 1 周左右痂皮脱落，不留瘢痕，但部分严重者可有全身中毒症状，甚至引起败血症和急性肾炎。较为少见的大疱型脓疱疮初期表现为小水疱或脓疱，后迅速变为大疱，脓液沉积于疱底部形成半月形，易破溃形成糜烂或结痂，预后可有暂时性色素沉着。新生儿患者病情急骤，可伴有高热，且易并发败血症、肺炎、脑膜炎而危及生命。

3. 脓疱疮的好发人群

脓疱疮好发于儿童，但亦有成人大疱型脓疱疮散发病例，尤其糖尿病患者及 HIV 感染者需要注意。营养不良、免疫力低下的老年人还可发病于小腿或臀部，称为深脓疱疮或臁疮，初期为脓疱，继而表皮坏死并伴有黑色厚痂，痂下为深在性溃疡，患者自觉疼痛。脓疱疮病程为 1~3 个月。

4. 脓疱疮的治疗

脓疱疮的治疗以消炎为原则，患者应及时到医院就诊并开具外用药物。皮损泛发或病情严重者需要依据细菌培养及药敏试验结果选用系统抗生素治疗，以免延误病情。

5. 脓疱疮患者日常生活中的注意事项

①婴幼儿患者应隔离，避免交叉感染；衣服、玩具、生活用品及生活环境应及时消毒；注意皮肤清洁，勤洗手；戴手套，防止搔抓及揉眼。②脓疱

较大者应到医院抽取疱液，破溃创面应保持干燥，勿沾水，可用碘伏消毒后外用抗生素类药膏；痂皮不要抠剥，应待其自行脱落。③注意休息，多饮水，多吃新鲜蔬果，适量摄入易消化、富含优质蛋白质的食物；忌食辛辣刺激性食物及油腻食物，忌饮酒。④脓疱疮流行季节应少去拥挤场所，保持皮肤干燥，避免有身体接触的运动；有蚊虫叮咬、痱子、皮炎的患者应及时治疗，皮肤有伤口应及时消毒，平时清洁皮肤应适度，避免过度清洁导致皮肤屏障受损。

二、毛囊炎、疖和痈

毛囊炎（图 13–2）、疖（图 13–3）和痈是一组累及毛囊及周围组织的细菌性疾病。致病菌主要为金黄色葡萄球菌，其他致病菌包括表皮葡萄球菌、链球菌、假单胞菌、大肠埃希菌等。毛囊炎为局限于毛囊口的化脓性炎症，疖则为侵及毛囊深部及周围组织的化脓性炎症，而痈由多个疖聚集组成，可深达皮下组织。随侵及深度的增加，炎症反应会逐渐加重。日常生活中大部分人都得过此类疾病，适当了解相关知识并做好相应的预防措施可减少此病的复发。

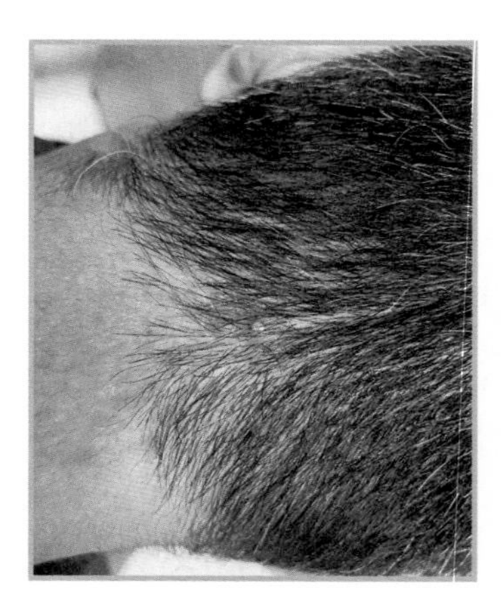

图 13–2　毛囊炎

1. 毛囊炎、疖和痈的临床表现

毛囊炎好发于头面部、颈部、臀部等部位，表现为红色毛囊性丘疹，中央为脓疱，大部分愈合不留瘢痕。但有部分发生于头皮者可能愈后出现瘢痕和脱发，极少数患者可在

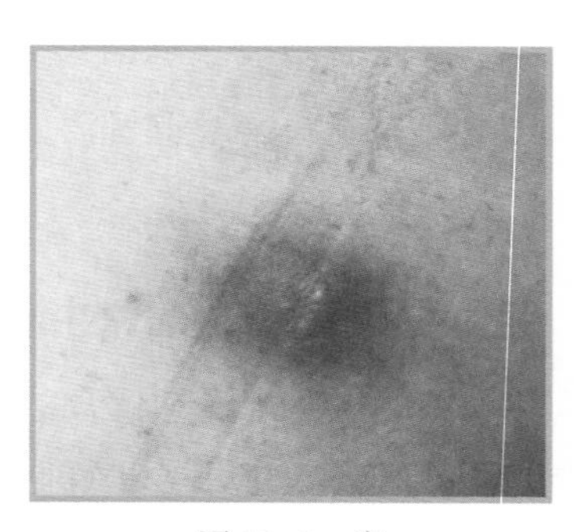

图 13–3　疖

头部毛囊炎及毛囊周围炎基础上形成结节、脓肿，以及破溃后形成窦孔，并会反复发生，又称为“头部脓肿性穿掘性毛囊周围炎”，治疗极其困难；发生于颈部者可能出现增生及形成瘢痕硬结，又称为“项部瘢痕疙瘩性毛囊炎”，这种情况会严重影响美观。疖好发于头面部、颈部和臀部，皮损为质硬结节伴红肿热痛，后续变软并破溃，有脓血排出；部分无法自行破溃且胀痛明显者需要切开引流治疗。极少数免疫力低下患者可能多发且反复发作，经久不愈，称为疖病。痈好发于颈部、背部、臀部及大腿等部位，初起为弥漫性红肿硬块，继而化脓坏死并形成溃疡，严重者可伴全身中毒症状及败血症，危及生命。

2. 毛囊炎、疖和痈的常见诱因

肥胖、高温高湿环境、出汗多、搔抓（如特应性皮炎、湿疹等瘙痒性皮肤病未及时治疗）、压迫皮肤（如紧身衣、腰带压迫、习惯用手撑着面颊一侧以及长期卧床等）、卫生习惯不良（如抠鼻孔后接触其他部位皮肤）、化学物质职业暴露（如石油工人、接触卤素工人、厨师等）、长期饮酒、吃辛辣刺激性食物及温热易上火食物（如辣椒、牛肉、羊肉等）、熬夜、免疫力低下、龋齿、慢性扁桃体炎、鼻窦炎、中耳炎、全身性慢性疾病（如糖尿病、慢性肾病、慢性肝病、自身免疫病、免疫性肠病、艾滋病等）、因器官移植等长期应用免疫抑制剂、长期口服或外用糖皮质激素等均为诱因。

3. 部分人群频繁复发毛囊炎和/或疖的原因

患者频繁复发，可能与上述诱因未去除有关，如长期饮酒、熬夜，辛辣刺激性食物、油炸食物、甜食等摄入过多，以及患慢性疾病、长期用药、免疫力低下等。笔者在临床中遇到很多因查毛囊炎、疖为什么反复发作而查出糖尿病及其他疾病的患者。因此，对于频繁复发毛囊炎和/或疖的患者应关注是否有其他系统性疾病。

4. 毛囊炎、疖和痈的治疗

以外用抗生素类药膏为主，局部治疗无效、病变位于特殊部位（如鼻腔、外耳道等)、频繁发作或伴有全身症状者则需根据药敏试验结果选择系统治疗。

5. 毛囊炎、疖和痈患者日常生活中的注意事项

①注意皮肤的清洁。每日可用抗菌香皂洗涤全身，并注意鼻部、手部及肛周部位的清洁，但应避免过度清洁，以免破坏皮肤屏障导致菌群紊乱；局部皮损可用碘伏消毒，后保持干燥。②穿宽松、透气、纯棉质地衣服，床单和内衣可用衣物消毒剂消毒，个人用品勿与他人共用，避免使用公共场所提供的衣服、毛巾等。③注意休息，勿熬夜，并锻炼身体，增强免疫力。④清淡饮食，多饮水，保持大便通畅，宜多吃些新鲜的水果及绿色蔬菜，平时饮食尤以清热、解毒、除湿的食物（如冬瓜、绿豆粥、苦瓜等）为佳，适当补充蛋白质（如喝牛奶、吃鸡蛋、吃杂粮等）；忌饮酒，忌食辛辣刺激性食物、油炸食物、高糖食物，少食温热食物（如韭菜、荔枝、龙眼、牛肉、羊肉等）。⑤如有其他皮肤病应及时治疗，避免因瘙痒而搔抓。

三、丹毒和蜂窝织炎

丹毒（图 13-4）和蜂窝织炎是一组累及皮肤真皮、皮下组织以及淋巴管等深部组织的细菌性皮肤病。丹毒多由 A 组乙型溶血性链球菌感染引发；蜂窝织炎可由溶血性链球菌、金黄色葡萄球菌、大肠埃希菌等感染引发。这类疾病多发于老年人、免疫力低下的人，临床上常见，需要我们给予足够重视。

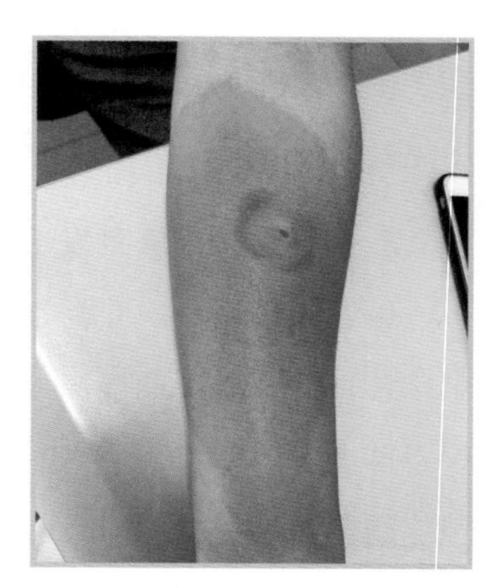

图 13-4　丹毒

1. 丹毒和蜂窝织炎的临床表现

丹毒好发于小腿、面部、足背，多为单侧性发病。患者发病前可有全身不适、高热、寒战、恶心、呕吐等症状；典型皮损为边界清楚的水肿性红斑，少数人红斑上可出现水疱、大疱、脓疱等，可能引发菌血症及脓毒血症，病情凶险。丹毒如反复发作还可导致皮肤淋巴回流障碍，久而久之会使局部组织肥厚而形成象皮肿，影响美观及走路。

蜂窝织炎好发于面部、四肢、外阴及肛周，表现为边界不清的弥漫性、水肿性、浸润性红斑，严重者可形成深部化脓及组织坏死，引发败血症及脓毒血症。发生于眼眶周围的蜂窝织炎可扩散至眼窝甚至中枢神经系统，导致患者失明甚至生命受威胁，应及时就医检查；发生于肛周的蜂窝织炎应与肛瘘相区分，患者需做 B 超检查。

2. 丹毒和蜂窝织炎的常见诱因

足癣、甲真菌病、着凉、小腿皮肤病（湿疹、溃疡、静脉曲张、动静脉炎等）、下肢水肿（高血压、冠心病、慢性肾病等均可导致）等均可能是小腿发生丹毒的诱因；面部特应性皮炎、鼻炎、鼻窦炎、中耳炎、外耳道湿疹、习惯性挖鼻孔及外耳道等均可能是面部丹毒的诱因；此外，虫咬、不良生活习惯（如熬夜、酗酒）、皮肤外伤、局部注射药物、手术（如乳腺癌根治术后淋巴回流障碍可诱发上肢丹毒，宫颈癌术后可诱发腹股沟及下肢丹毒）、机体免疫力低下及慢性疾病（如肥胖、糖尿病、慢性肝病、慢性肾病、艾滋病、贫血、营养不良等）也是丹毒的诱因。

上述因素也是蜂窝织炎的常见诱因。

3. 部分人群频繁复发丹毒和/或蜂窝织炎的原因

患者频繁复发丹毒和 / 或蜂窝织炎，可能与上述诱因未去除有关，如长期饮酒、熬夜、患慢性疾病、免疫力低下、手术后等。因此，对于频繁复发丹毒和 / 或蜂窝织炎的患者应关注是否有其他系统性疾病及不良生活习惯。

4. 丹毒和蜂窝织炎的治疗

患者应及时到医院就诊，早期、足量、有效的抗生素治疗能迅速控制症状。同时可辅助外用抗生素类软膏、进行紫外线照射等治疗。局部化脓者需手术切开引流。

5. 丹毒和蜂窝织炎患者日常生活中的注意事项

①注意皮肤的清洁，日常用温清水清洗皮肤，勿过度洗烫、揉搓按压皮肤，破溃部位应避免沾水，冷敷可缓解疼痛。②注意休息，勿熬夜，如病变在小腿部位应尽量卧床休息并抬高患肢，精神压力不要过大，放松身心。③清淡饮食，多饮水，多吃新鲜蔬果（如丝瓜、白萝卜、冬瓜、苦瓜等），补充优质蛋白质（如吃猪瘦肉、鸡蛋、喝牛奶等）；忌饮酒及饮料，忌食辛辣刺激性食物及温热食物（如葱、生姜、蒜、韭菜、荔枝、龙眼、牛肉、羊肉等），少食海 / 河鲜。④到正规医院治疗，抗生素应用应足量、足疗程，听从医生安排。

第十四章
真菌感染性皮肤病

真菌是广泛存在于自然界的一类真核生物，是生物界中与动物、植物并列的一大类群。目前已发现超过150万种的真菌，它们以寄生和腐生方式生存。目前已知能引起人类患病的真菌有数百种。人类感染的真菌一部分来自外界环境，如接触、吸入和食入而直接引发疾病；还有一部分来自皮肤表面寄生的真菌，在一定条件下致病。

真菌的基本结构包括菌丝和孢子，菌丝是它获取营养的媒介，而孢子是它的种子，可以播散到其他的地方定植。真菌在皮肤表面生长可以引起炎症反应，导致红斑、丘疹、脱屑等，其播散的孢子被一些敏感人群吸入呼吸道后还可引起过敏反应。

一、头癣

头癣（图14–1）指累及头发和头皮的真菌感染性皮肤病，多发于儿童，成人少见。依据感染真菌种类及临床表现的不同，头癣可分为黄癣、白癣、黑点癣和脓癣。常见感染真菌种类包括犬小孢子菌、石膏样小孢子菌、紫色毛癣菌以及断发毛癣菌等。

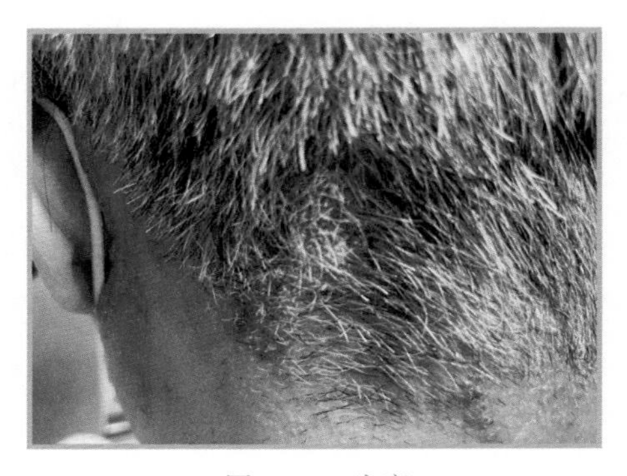

图14–1　头癣

1. 头癣的传播途径

头癣主要通过与头癣患者、患癣动物以及无症状带菌者直接接触传染，也可通过与患者共用被污染的理发用具（刀片、刀布、刷子等）、头部按摩仪、假发、梳子、帽子、枕巾、毛巾、衣服以及床单、被子等物品间接传染。

2. 头癣的临床表现

黄癣表现为针尖至黄豆大小的黄色痂，痂下为潮红的糜烂面，伴有不同程度的瘙痒和疼痛。真菌在头发内生长，会造成头发干枯、无光泽，细脆而易折断，严重者会破坏毛囊造成永久性脱发，并留有瘢痕。白癣及黑点癣为圆形或椭圆形斑片，上覆头皮屑样的白色鳞屑。白癣炎症反应较轻，会影响美观但通常不会导致永久性脱发。黑点癣患者病发刚出头皮即折断，残发在毛囊口呈黑点状，愈后可有局灶性脱发和瘢痕。脓癣为炎症性丘疹或肿块，可有脓液自毛囊排出；脓癣炎症反应较重，可伴有疼痛及淋巴结肿大；由于毛囊被破坏，可导致永久性脱发并留有瘢痕。

3. 感染真菌不一定会得头癣

得不得头癣与人体对真菌的抵抗力有关。大多数成人对真菌抵抗力较强，而儿童相对较弱，这也是儿童患头癣更多见的原因。

4. 头癣的治疗

患者应及时到正规医院就诊，并进行实验室检查，例如真菌直接镜检、滤过紫外线检查、皮肤涂片显微镜检查等。早发现、早治疗，可避免永久性脱发。患者应按医嘱足量、足疗程口服及外用抗真菌药物。

5. 头癣患者日常生活中的注意事项

①注意日常卫生，可每日用硫黄皂等洗头；尽可能剪除病发，每 5~7 天剪 1 次；个人用品应晒、烫、煮沸消毒，理发工具应刷、洗、浸泡消毒；儿童应有单独的理发器具。②注意休息，锻炼身体；忌饮酒及食用辛辣刺激性食物；宜清淡饮食，多吃新鲜蔬果等富含维生素的食物，并适当补充蛋白质

（如吃猪瘦肉、蛋类、鱼等）。③如宠物或家畜同时患病，应进行相应治疗或处理。④幼儿园、小学等应定期进行相关知识宣传教育并检查学生头发健康状况。⑤理发店应加强卫生宣传教育和管理，被污染的理发工具应进行清洗并煮沸清毒，如理发时出现头皮损伤应及时用碘伏消毒。

二、体癣、股癣、手癣、足癣

癣是皮肤真菌病的总称。依据真菌侵犯皮肤部位的不同，疾病名称也不同。体癣（图 14–2）指除了头皮、毛发、手、足以外的皮肤浅表真菌感染。股癣（图 14–3）特指腹股沟、会阴和肛周皮肤的浅表真菌感染。手癣（图 14–4）指皮肤真菌侵犯手部，而足癣（图 14–5）指皮肤真菌侵犯足部。癣主要的菌种包括红色毛癣菌、须毛癣菌、犬小孢子菌等。

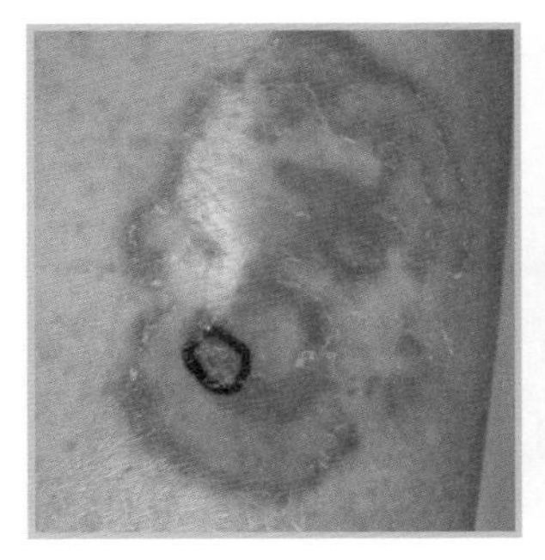

图 14–2　体癣

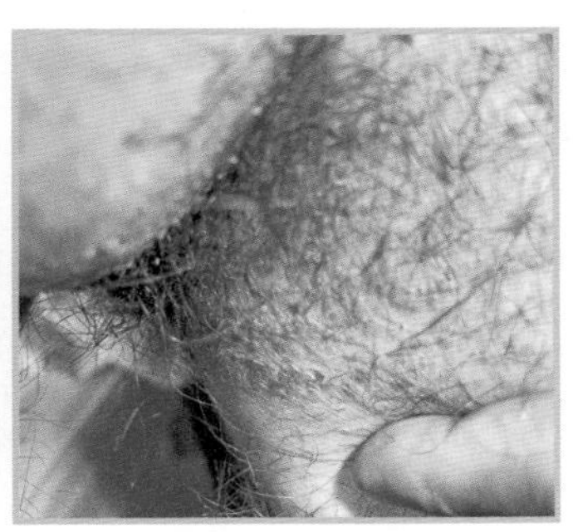

图 14–3　股癣

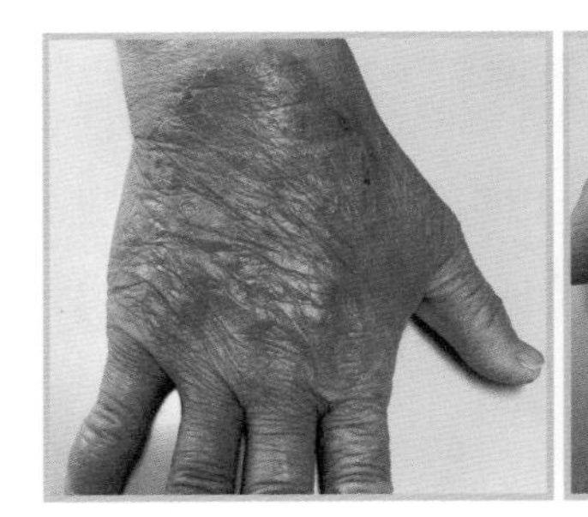

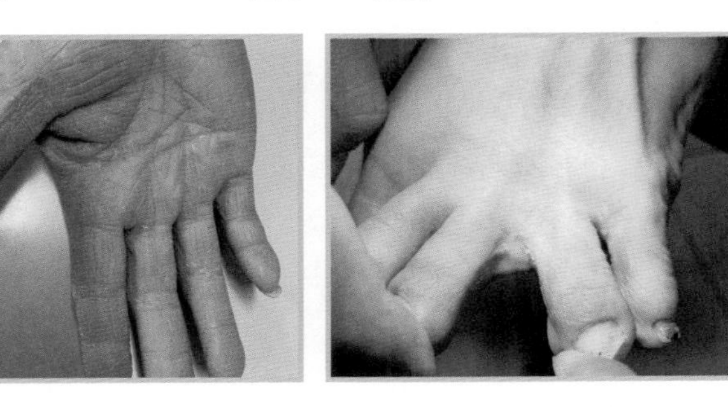

图 14–4　手癣

图 14–5　足癣

1. 癣的传播途径

直接接触传播是癣的主要传播方式，如接触癣患者感染部位的皮肤或患病宠物及家畜等；也可通过间接接触传播，如与患者共用鞋袜、手套、毛巾、洗脚盆、内衣等；还可由自身的手癣、足癣等蔓延或搔抓后自体接种引起；股癣还可通过性接触传染。

2. 癣的临床表现

体癣和股癣初期表现为丘疹或水疱，逐渐扩大形成覆有鳞屑的红色斑片，边界清楚，呈环形或多环形，患者自觉瘙痒，易受摩擦部位容易破溃感染，影响患者日常生活及睡眠，慢性皮损有脱屑及色素沉着。手癣和足癣主要有水疱型、浸渍糜烂型、丘疹鳞屑型、角化型 4 种类型。水疱型表现为水疱液清、壁厚的水疱或多房性水疱，干涸后结痂脱落，瘙痒明显。浸渍糜烂型表现为皮肤浸渍发白，可有糜烂面及渗液，容易继发细菌感染并伴有臭味。丘疹鳞屑型表现为皮肤见小片脱屑，逐渐增厚并出现红斑、丘疹。角化型表现为皮肤粗糙增厚、干燥脱屑，可有皴裂及疼痛，容易被误诊。足癣易继发细菌感染，伴有臭味，并可导致淋巴管炎、丹毒、蜂窝织炎等，需要重点关注。

3. 癣的诱因

肥胖、出汗多、高温高湿环境以及糖尿病、营养不良、慢性肠病、慢性肝病等消耗性疾病均为癣的诱因，长期应用激素或免疫抑制剂的人群也易患癣。

4. 癣菌疹

癣菌疹指患有足癣等真菌感染性皮肤病后，突然在远隔部位出现湿疹样、水疱样、丹毒样以及苔藓样皮疹并伴有瘙痒，多见于四肢（如手部、小腿）及肩背部。这是由于皮肤癣菌或者其代谢产物作为抗原进入血液循环，然后到达远隔皮肤引起变态反应性皮疹。

5. 癣不一定都会瘙痒

大部分癣会瘙痒，但有少部分患者得水疱型足癣和角化型足癣时并无明显自觉症状。

6. 癣的治疗

癣通常为外用药物治疗，如出现面积较大、外用药效不佳及滥用外用药后耐药等情况可加口服药物联合治疗，以增强疗效。继发细菌感染时应先用抗生素控制细菌后再行抗真菌治疗。癣菌疹患者不能外用抗真菌药物，避免造成刺激而使癣播散，需口服药物控制真菌后再对症治疗。

7. 股癣和足癣容易复发的原因

腹股沟、臀部以及足部透气性差、易潮湿且温度较高，非常适宜真菌生长、繁殖，接触感染患者或环境中的真菌反复定植会造成癣的复发。另外，部分患者治疗期间鞋袜没有及时消毒，内衣没有勤洗晒、勤换，导致真菌没有被彻底杀灭也是复发的重要因素。

8. 癣患者日常生活中的注意事项

①注意个人卫生，保持皮肤干燥，勤换衣服，穿宽松、透气、纯棉质地衣服；浴盆、脚盆、毛巾、浴袍等个人用品应单独使用，及时煮沸消毒；内衣应每天更换，并及时清洗、烫煮、日晒；鞋袜应透气、吸汗、宽松，尽量保持干燥，换下来的鞋袜应及时清洗、日晒消毒；除足部涂药外，每日穿鞋前应在鞋内撒上硝酸咪康唑散，杀灭鞋内真菌。②锻炼身体，注意休息，放松身心，避免过度兴奋、出汗过多。③忌饮酒，忌食辛辣刺激性食物，宜多吃新鲜蔬果，适量摄入猪瘦肉、蛋类、牛奶及豆类。④遵医嘱坚持用药，不要自行乱用药物治疗，避免耐药。⑤患病宠物和家畜应及时处理。

三、甲真菌病

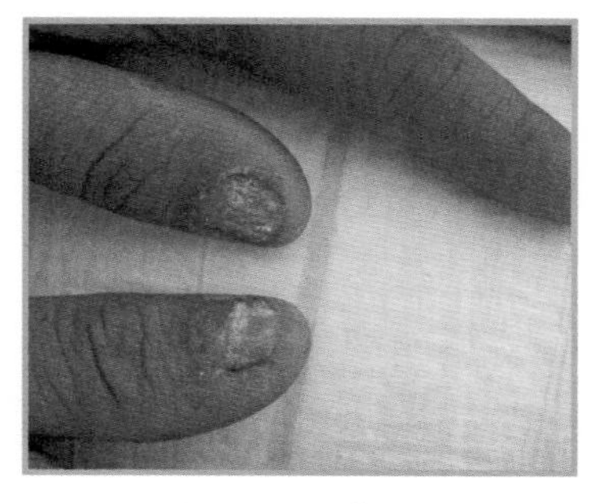

图 14–6 甲真菌病

甲真菌病（图 14–6）俗称“灰指甲”，是由各种真菌侵犯甲板和 / 或甲下组织引起的感染。主要的菌种为皮肤癣菌、酵母菌和霉菌，如红色毛癣菌、须毛癣菌及念珠菌等。通常患者是先患有手癣或足癣，真菌侵入指（趾）甲周围皮肤，进而通过指（趾）甲的生长逐渐侵入甲板内并进一步生长、繁殖，直至破坏整个甲板。外伤或经常搔抓导致指（趾）甲周围皮肤和甲床破损会增加真菌进入的机会。由于手部甲真菌病影响美观，会严重影响患者社交及心理，需要引起重视。

1. 甲真菌病的传播途径

主要由自身手癣、足癣直接传染引发。甲外伤、甲营养不良、其他甲病（如甲弯曲、凹甲、银屑病甲等）、系统性疾病（如糖尿病、甲状腺疾病、肝病、肾病等）、局部血液或淋巴回流障碍以及遗传因素等都是甲真菌病易感因素。

2. 甲真菌病的临床表现

甲真菌病包括白色浅表型、远端甲下型、近端甲下型和全甲毁损型等，主要表现为甲板变色、分离、粗糙肥厚，甲下堆屑，甲板部分或全部脱落。部分患者的手指精细动作、社交活动会被影响，还可继发嵌甲和甲沟炎，引发疼痛。

3. 甲真菌病的治疗

患者应及时到正规医院检查确诊并治疗。外用抗真菌药物，疗程为 6~12 个月；口服药物（如伊曲康唑或特比萘芬）需要肝功能正常并在医生指导下服用，疗程为 2~4 个月。二者联合可提高疗效。

4. 甲真菌病可能需要拔甲治疗

甲真菌病通常无须拔甲，仅极少情况下（如甲分离严重，甲床与甲板远隔，药物难以到达甲板，以及出现癣菌瘤）才可能需要拔甲。

5. 癣菌瘤

癣菌瘤指的是大量真菌和甲板角质组成致密的团块，处于甲板和甲床之间。癣菌瘤的出现会阻止抗真菌药物从甲床到达甲板，使外用药物治疗失败。此种情况下需要刮除癣菌瘤或拔甲。

6. 甲真菌病容易复发的原因

甲真菌病容易复发主要有如下原因：未彻底治疗即停止，疗程不足；甲真菌病多伴发于其他皮肤真菌病（如手癣、足癣、体癣、股癣等），如其他皮肤真菌病未彻底治疗，可能会继续蔓延至甲；其他易感因素（前述）未去除，造成真菌频繁感染。因此，及时、彻底的治疗以及易感因素的去除非常重要。

7. 甲真菌病患者日常生活中的注意事项

①注意正确地修剪指甲，不要涂指甲油或做美甲［详见第七章指（趾）甲的护理相关内容］。②保持皮肤干爽，宜穿透气、吸汗、宽松的鞋袜；日常注意手部卫生，用温清水轻轻擦洗手部，适当使用弱酸性洗手液；应注意病甲部位尽量少沾水及洗手液，做家务时应戴手套，防止水及洗涤剂对病甲二次损伤导致甲分离、甲松弛，进一步加重病情。部分患者会出现甲变绿的情况，通常是因为接触水过多导致铜绿假单胞菌在甲下生长，应保持甲干燥并及时应用抗菌药物（如多黏菌素 B 等）治疗。③患者应单用被褥、鞋袜、指甲刀、毛巾、脚盆等日常用品，并定期煮沸消毒，不能煮烫的物品要日光暴晒 2~3 h 消毒。④注意休息，锻炼身体，宜多吃新鲜蔬果，适量摄入优质高蛋白食物，忌饮酒，并忌食辛辣刺激性食物。

四、花斑糠疹

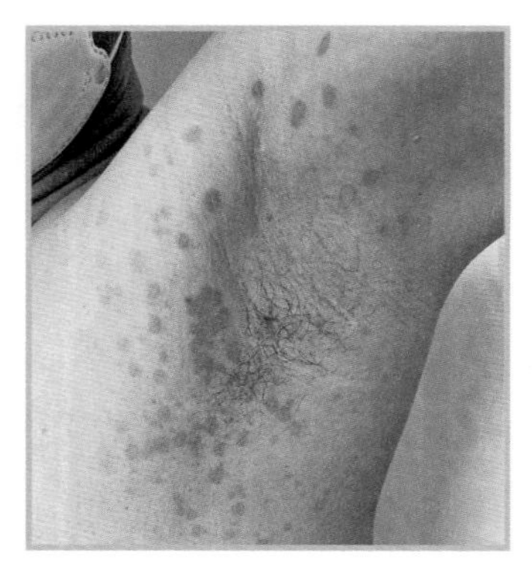
图 14–7　花斑糠疹

花斑糠疹（图 14–7）也叫花斑癣，俗称“汗斑”，是由马拉色菌感染表皮角质层引起的一种浅表真菌病，多发于炎热夏季，与出汗、潮湿的环境有关。马拉色菌是人体皮肤正常的菌群之一，在促发因素作用下才会引发疾病。

1. 花斑糠疹的病因

目前研究认为，马拉色菌在正常情况下是腐生性的，在促发因素作用下才会转化为致病性的菌丝型。促发因素包括外因和内因 2 个方面，外因包括温度和湿度高、涂油脂类润肤剂、衣服过紧且不透气等，内因包括遗传因素、免疫力下降、营养不良、出汗过多以及长期使用糖皮质激素或免疫抑制剂等。内外因综合作用引发疾病。

2. 花斑糠疹的临床表现

花斑糠疹的临床表现为圆形点状斑疹逐渐增大，边界清楚，可相互融合；可呈淡白色、灰色、褐色、粉红色、黄棕色等多种颜色，且多种颜色共存，因此状如花斑。其一般无明显炎症反应，偶有轻度瘙痒。多发于胸背部，亦可发生于面颈部、掌部及会阴等部位。通常冬季皮疹减轻或消失，夏季复发。

3. 花斑糠疹的传染性

马拉色菌在特定条件下才会致病。虽然通常认为本病具有接触传染性，但传染并不是本病发病的关键因素，临床上的长期观察也发现患者间传染并不常见。

4. 患花斑糠疹不一定是因为不卫生

单纯卫生习惯不良并不会促发花斑糠疹。

5. 花斑糠疹的治疗

外用及口服抗真菌药物均有效。但部分患者容易复发，需间断、多次用药。

6. 花斑糠疹容易复发的原因

花斑糠疹促发因素包括前述的外因和内因。内因相对难以去除，会造成花斑糠疹易于复发。

7. 花斑糠疹的预防

①注意皮肤卫生，经常洗澡，勤换内衣，衣服应尽量宽松、透气，纯棉质地的较佳；劳动或运动出汗后，应及时洗澡更衣；经常使用浴皂类表面活性剂去除皮肤上的汗渍和油腻，内衣、内裤等经常消毒。②易患人群及有家族史的人群可用二硫化硒洗剂全身洗澡，每 3 天 1 次。先用浴皂清洗全身并冲洗干净，再用二硫化硒洗剂涂擦至起泡沫，停留 5~10 min，再用清水冲洗干净即可。③注意生活环境卫生，经常室内通风，保持干燥、清洁；尽量不要居住在潮湿的环境中。炎热天气应减少户外活动，避免高温作业。④保持心情舒畅，加强体育锻炼，增强免疫力。⑤忌饮酒，忌食辛辣刺激性食物，少吃甜食，限制脂肪类食物的摄入；营养均衡，多吃新鲜蔬果，适量摄入优质高蛋白食物。

五、念珠菌病

念珠菌病是因念珠菌感染皮肤、黏膜、内脏器官等并导致一系列症状的疾病，主要致病念珠菌属包括白念珠菌、光滑念珠菌、克柔念珠菌等。实际上，念珠菌存在于正常人的口腔、皮肤、生殖道、胃肠道等部位，在某些条件下才会致病。本病容易被误诊，笔者临床上遇到许多女性由于外阴瘙痒就诊于多家医院和多个科室，并按照湿疹、瘙痒症等治疗，耗费大量精力、财力和时间而难以治愈，最终才确诊为念珠菌病，需要引起我们的重视。

1. 念珠菌病的病因

①机体免疫力因某些原因下降，如患糖尿病、甲状腺疾病、肿瘤、血液疾病等。②内分泌失调，如长期口服避孕药、熬夜休息不好、精神萎靡、抑郁等。③滥用药物，如长期、大量应用广谱抗生素（消炎药）、激素及免疫抑制剂等。④皮肤屏障受损，如长期用香皂、肥皂、各种碱性洗剂清洗生殖器及外阴，且次数过于频繁；女性长期不戴手套做家务，手部长期潮湿等。念珠菌大量繁殖即可引发疾病。

2. 念珠菌病的临床表现

侵犯皮肤的念珠菌病称为皮肤念珠菌病，临床表现如下：①间擦疹，一些糖尿病患者、肥胖人群、多汗人群、长期卧床者、婴幼儿的腋窝、腹股沟等皱褶部位，以及做家务女性的指缝容易出现糜烂浸渍性红斑，边界清楚，还可伴有丘疹和水疱，自觉瘙痒甚至有刺痛感。②部分长期做家务、经常接触水的女性以及糖尿病患者还容易出现甲周、甲沟部位红肿渗液，还可引发甲真菌病。

侵犯黏膜的念珠菌病更为多见：①念珠菌性阴道炎，表现为白带增多、黏膜红肿并有剧烈瘙痒或灼痛，容易被误诊。可通过性接触感染，也可因频繁清洗局部造成菌群失调、黏膜屏障被破坏引发，女性妊娠期也易感染。②念珠菌性龟头炎，表现为龟头潮红、有白色皴样物质，甚至出现皴裂、裂隙，包皮疼痛，阴囊也会出现红斑及脱屑。包皮过长或包茎的人群更易感染，可通过性接触感染；糖尿病患者可自行出现。③口腔念珠菌病，表现为舌、牙龈、上颚等部位出现白色斑片，或者口角部位出现白斑并伴有皮肤红斑、皴裂、浸渍发白等。多见于老人、婴幼儿，如年轻人出现应先排除患艾滋病的可能。

系统性念珠菌病可累及食管、肠道、肺、肾、肝等部位，病情严重者可死亡，多见于患肿瘤、艾滋病、长期卧床营养不良的人群。

3. 女性妊娠后容易得念珠菌性阴道炎

女性在妊娠期受体内激素的影响阴道酸碱度会发生改变，容易引发念珠菌感染；妊娠糖尿病也会导致念珠菌感染。因此，妊娠期女性还应监测血糖变化。

4. 念珠菌病的治疗

去除致病条件尤为重要，否则可能会反复发作。外用和口服抑制真菌药物均有效，患者需及时到医院就诊。

5. 念珠菌病患者日常生活中的注意事项

①积极排查并治疗原发病、基础病。②注意个人卫生，穿宽松、透气的纯棉质地衣服，治疗期间忌烟酒，忌食辛辣刺激性食物，宜多吃新鲜蔬果，清淡饮食，保持营养均衡。③男性出现念珠菌性龟头炎、女性出现念珠菌性阴道炎应筛查血糖以排除患糖尿病的可能；如有不洁性行为应检查其他性传播疾病（如梅毒、艾滋病、衣原体感染等）；夫妻双方应同时检查，同时治疗，避免交叉感染；包皮过长或包茎者应做包皮环切术。④家庭主妇若患手部念珠菌病应注意避免接触水，做家务时要戴橡胶手套；婴幼儿及卧床老人应注意护理，皱褶部位应勤擦拭，保持干燥，必要时外用痱子粉、垫干燥纱布等；肥胖者建议减肥；多汗症患者应勤擦汗。⑤长期外阴瘙痒患者应进行念珠菌检查，男女会阴及生殖器部位避免用肥皂、香皂等清洁，可用温和沐浴露或专用洗液清洗，每日 1 次，避免搓擦及热水洗烫，以免破坏局部皮肤黏膜屏障。⑥口腔出现念珠菌感染的患者应检查 HIV，并每日用小苏打水漱口；长期卧床、口角流口水患者应注意护理，及时擦拭；如因外因（如假牙不合适、口角凹陷、假牙刺激口腔）导致流口水或口腔有炎症者需及时进行处理，并治疗口腔疾病。⑦妊娠期女性念珠菌感染应及时就医并通过阴道给药。

第十五章
动物性皮肤病

侵犯人体并引起皮损的动物种类非常多，临床上以昆虫和寄生虫最为常见。昆虫如蚊、蠓、臭虫、跳蚤、毛虫、隐翅虫、蚂蚁、蝇蛆等，寄生虫如疥螨、猪囊虫、血吸虫等均可引发皮肤病；其他动物如水母、蜈蚣、蝎子、蜘蛛等也可引发皮肤病。动物对人体皮肤造成的损伤包括口器刺进皮肤引起的机械性损伤、毒液注入人体引发的毒性反应、虫体进入人体造成的炎症反应以及刺吸血液后顺带传播其他传染病等。人体临床表现主要取决于动物种类以及个体反应差异。轻者可出现红斑、风团、瘙痒、疼痛等症状，严重者可能出现水肿、溶血、窒息、休克甚至死亡，应引起我们足够重视。

一、疥疮

疥疮（图 15–1）俗称“闹疮”，是由疥螨（图 15–2）寄生于皮肤引发的传染性皮肤病。疥螨分人疥螨和动物疥螨。人疥疮主要由人疥螨引起，动物疥螨偶尔也会传染人。疥螨非常小，体长仅有 0.2~0.4 mm，肉眼无法见到，在人体上寿命为 5~6 周，离开人体后可存活 2~3 天，可通过气味和体温寻找新的宿主。因此，疥疮传染性极强且不易被发现，易于在集

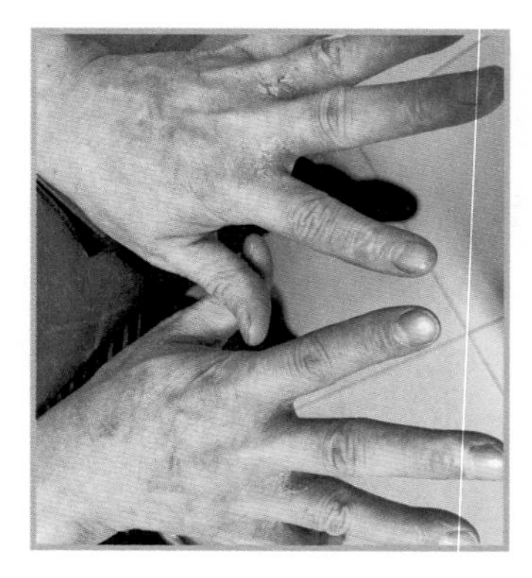
图 15–1　疥疮

体宿舍、养老院、幼儿园及家庭内流行，需要我们密切关注。

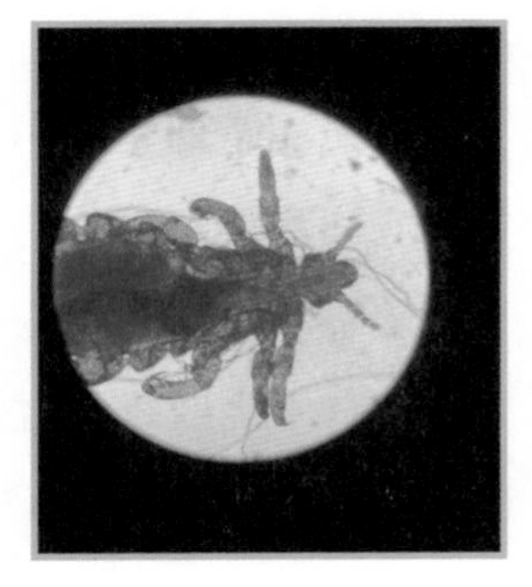
图 15-2　疥螨

1. 疥疮的传播途径

疥疮主要为直接接触或间接接触传播，与患者身体接触、同睡床铺，以及共用衣服、被褥、枕巾、毛巾等均可被传染。少数人接触患病动物也可被传染。

2. 疥疮的临床表现

疥螨容易侵入指缝、外生殖器、腋窝、脐周、肘窝等皮肤薄嫩部位，四肢及臀部也可被累及，成人很少被累及头面部，HIV 感染者和婴儿可被累及所有部位。皮损表现为丘疹、丘疱疹及线状隧道，瘙痒极为剧烈，尤以夜间为著，因为疥螨主要在夜间活动。在男性阴囊、阴茎及龟头处可有暗红色结节，称为疥疮结节。严重者皮损泛发，可有大疱，多出现于婴幼儿。慢性疥疮患者因长期搔抓及疥螨刺激可出现湿疹化和苔藓样变，继发细菌感染可引发淋巴结炎和肾炎。长期卧床、身体虚弱、营养不良、生活环境卫生条件差、半身不遂、智力障碍、严重残疾、患肺结核、患艾滋病以及免疫力下降者，容易发生结痂性疥疮，也叫挪威疥疮，表现为大量鳞屑、结痂、疣状斑块以及红皮病，累及全身，有特殊臭味，传染性极强，严重影响患者的日常生活。

3. 疥疮的治疗

疥疮的治疗以外用药物治疗为主，如外用 10% 硫黄乳膏（婴幼儿用 5% 硫黄膏）、克罗米通乳膏、林旦乳膏、苄氯菊酯、25% 苯甲酸苄酯乳膏等。应除头面部外全身涂抹，不留死角，腋窝、脐周、肛门周围、会阴、指缝等部位是重点。用药期间不洗澡、不换衣服以保持药效。3 天为 1 个疗程。第四天洗澡后，全身衣服及床单、被罩均煮沸消毒，然后日光暴晒 3 h 以上。如无法煮沸，应用密封袋封装并置于无人房间放置 3 个月以上。1 个疗程结束后观察 1~2 周，如未治愈可再次用药治疗。外用药无效或结痂性疥疮患者可在医生指导下口服伊维菌素。

需要注意的是，阴囊、外阴处的疥疮结节是疥螨死后引起的异物反应，单纯应用治疗疥疮的药物无效，需要外用或局部注射糖皮质激素才有效，对于较硬、较顽固的疥疮结节也可进行冷冻治疗。部分患者应用硫黄乳膏等刺激性药物不当或疗程过长后，可能出现接触性刺激性皮炎或药疹，慢性患者还会出现湿疹化和苔藓样变，这些情况均可能导致出现新的皮疹，瘙痒剧烈，这时应及时就医，而不是持续、单纯地应用治疗疥疮的药物。

4. 疥疮容易复发的原因

疥疮复发的主要原因是治疗不彻底。一方面应除头面部外全身涂抹外用药物，不留死角，腋窝、脐周、肛门周围、会阴、指缝等部位是重点，必要时增加疗程；同住人员也应同时治疗。另一方面就是被污染的衣服、生活环境中可能有“漏网之鱼”，需要多次进行消杀。

5. 疥疮患者日常生活中的注意事项

①注意个人卫生及室内卫生，及时清洁、消毒，被污染的衣服、被褥等要用开水烫煮，然后日光暴晒杀虫，如无法煮烫，应用密封袋封装并置于无人房间放置 3 个月以上。②集体生活的患者及家里的患者必须隔离，同住人员及家庭其他成员同时接受检查和治疗。③避免过度搔抓，以免继发细菌感染；锻炼身体，增强免疫力；多吃新鲜蔬果，适量摄入优质高蛋白食物，避免食用生冷食物、辛辣刺激性食物及喝浓茶、咖啡等饮品。④住旅馆最好自备床单、被罩或睡袋。⑤杜绝不洁性行为。⑥严格遵医嘱及时彻底治疗，避免复发。

二、毛虫皮炎

毛虫皮炎是毛虫的毒毛等侵入皮肤后，其毒液引起的瘙痒性、刺痛性、炎症性皮肤病。毛虫种类很多，包括松毛虫、桑毛虫、刺毛虫（俗称“洋辣子”）等。

1. 毛虫皮炎的病因

毛虫虫体有大量毒毛，接触并刺伤皮肤后会释放毒液，毒液侵入人体则会引起刺激性皮炎。毛虫活虫体、毛虫尸体、毛虫蜕的皮、毛虫的茧，以及被毛虫毒毛污染的杂草、化肥、水等均可引发毛虫皮炎。

2. 毛虫皮炎的临床表现

通常接触毛虫毒毛数分钟至数小时后，首先在接触部位会出现剧烈瘙痒，继而出现绿豆至黄豆大小水肿性红斑、风团、丘疹或水疱，晚间瘙痒更为严重，部分患者还会出现刺痛感。严重者还可出现低热、乏力、恶心以及呕吐等症状。若毒毛进入眼内，则可引起急性结膜炎、角膜炎，处理不当可导致失明；毒毛侵入鼻腔还可引起支气管炎或哮喘。接触毒毛后极少数患者还可被累及骨和关节，表现为关节红肿疼痛，活动受限，反复发作者可导致关节畸形；对毒素过于敏感的人群会出现过敏性休克甚至死亡。

3. 毛虫皮炎的治疗

避免热水洗烫与毒毛接触部位。应尽量去除毒毛，可用透明胶带反复粘贴以粘除毒毛，并立即用浓肥皂水、草木灰水等碱性液体擦洗接触部位。局部可外用炉甘石洗剂或糖皮质激素类乳膏止痒。严重者需立即去医院就诊，遵医嘱口服抗过敏药等治疗；有关节炎者应消炎止痛；切忌用被污染的手揉眼，如眼及眼周碰触毒毛应立即用大量生理盐水或清水冲洗，并及时就医，使用相应眼药水治疗。

4. 毛虫皮炎的预防

在夏季、秋季，桑树上、松树上及各种果树园中毛虫较多，应喷洒药物防治虫害，并保护食虫的动物。在有毛虫的环境中不要在位于下风向的地方工作，应穿戴防护衣帽、口罩和防风镜。野外露营者应做好防护，穿长袖、长裤，尽量避免在树下搭帐篷；儿童应避免在树下玩耍；不要在有虫的树下晾晒衣服、被褥、尿布等；不要直接用手摘果子、树叶、树枝等；接触毒毛后应立即用浓肥皂水洗手。

三、隐翅虫皮炎

隐翅虫皮炎是因皮肤接触到隐翅虫体内毒液后引发的接触性刺激性皮炎。隐翅虫是一种黑色蚁形小飞虫，夜间喜灯光，常停留于人体皮肤上。隐翅虫虫体各段均含有毒素，当被拍打或压碎后，虫体内的强酸性毒液会刺激皮肤导致炎症反应。

1. 隐翅虫皮炎的临床表现

隐翅虫皮炎多发于夏季、秋季，可累及面部、颈部、四肢、躯干等暴露部位。接触毒液数小时到 1 天后患者会出现水肿性红斑，可有水疱或脓疱，常呈条状，有瘙痒、灼痛感。严重者可出现表皮糜烂、黑灰色坏死，并伴有发热、头晕、头痛、恶心、淋巴结肿大等症状。侵犯眼睑时可致眼睑红肿，睁不开眼。皮损病程 1~2 周，脱痂痊愈后可留有色素沉着或瘢痕。

2. 隐翅虫皮炎的治疗

用肥皂水或生理盐水冲洗干净接触部位后，可外用炉甘石洗剂或糖皮质激素类乳膏；局部感染需加用抗生素软膏；病情严重者需立即就医，可能需系统应用激素。

3. 隐翅虫皮炎患者日常生活中的注意事项

注意患处清洁，避免搔抓，防止感染；所用物品及接触毒液的手应及时清洗并消毒，避免揉眼及抠鼻腔，防止毒液沾染；锻炼身体，增强免疫力；多吃新鲜蔬果，避免食用辛辣刺激性食物。

4. 隐翅虫皮炎的预防

保持生活环境卫生，消除住宅周围隐翅虫的滋生地（如杂草、垃圾等）；

夜晚关好纱窗和蚊帐，必要时可喷洒杀虫药；睡觉时熄灭灯光；虫子落到皮肤上时要小心吹赶或拨落，不要拍死或压碎在皮肤上。露营或野外活动时应穿长袖、长裤，避免皮肤暴露。

四、虱病

虱病是由各种虱寄生于人体并叮咬吸血引起的传染性疾病。寄生于人体的虱子有头虱、体虱和阴虱（图 15–3）3 种。虱的寿命大约有 6 周，1 个雌虱每天约产 10 粒卵，繁殖能力很强。虱的卵坚固地黏附在人的毛发或衣服上，1 周左右小虱子孵出，会立刻咬人吸血。由于虱在脱离人体后仍然可存活 3~5 天，因此，虱病除可通过人与人直接接触及性接触传播外，还可通过接触患者衣服、被褥、头巾、帽子等传播。虱会边吸血边排便，并释放唾液中的毒汁，刺激皮肤引起炎症反应。

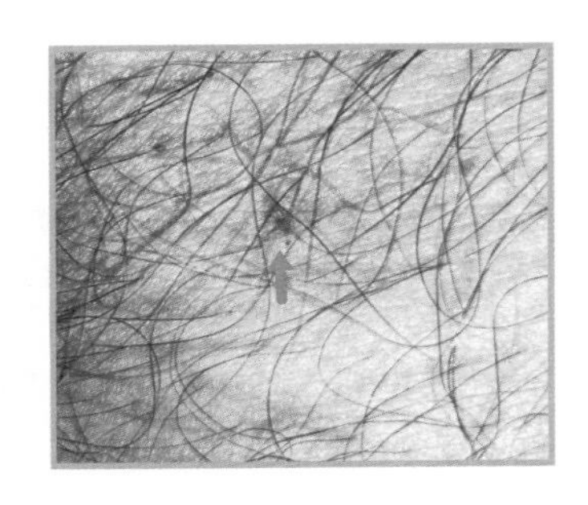

图 15–3　阴虱

1. 虱病的临床表现

头虱病主要发生于儿童，亦可发生于个人卫生条件差的成年长发女性，男性较少发病。除寄生于头发外，个别头虱可寄生于眉毛、睫毛、胡须。患者头皮可有叮咬导致的红斑、丘疹，瘙痒剧烈，严重者可继发感染导致疖、淋巴结炎，慢性患者可出现湿疹化。

体虱病患者可见叮咬导致的红斑、丘疹，常伴有抓痕及血痂，继发感染也可导致疖及淋巴结炎。体虱多依附于贴身的内衣上，如上衣缝隙、被褥缝隙、裤裆及裤子皱褶处等。

阴虱病通常是因为不洁性接触而传染，少数是因住旅馆引发。阴虱主要出现于会阴、肛周以及下腹部，少数累及腋窝部位，偶尔出现于眉毛或睫毛。

患者被叮咬部位会出现红斑、丘疹，可见抓痕、血痂及瘀斑，严重者可继发感染导致毛囊炎和疖。部分患者还可在大腿内侧及腹部出现青灰色斑，这与阴虱唾液中的毒素有关。

需要高度注意的是，寄生在人体的虱子是传播某些其他传染病（如流行性斑疹伤寒、破伤风、鼠疫、回归热及战壕热等）的重要媒介，如出现相应症状需要立即就医。

2. 虱病的治疗

①头虱病患者需要剃头，女性患者如不想剃头可用篦子将虱子和虱卵篦干净，然后外用百部酊，每天 2 次，第四天再洗头。患者用过的梳子、篦子、帽子、毛巾以及枕套等要煮沸消毒。②体虱病患者除用药外，衣服及被褥也需煮沸消毒。③阴虱病患者必须剃除阴毛并焚烧；然后外用百部酊或 10% 硫黄软膏，每天 2 次，5 天后洗澡；内衣也需煮沸消毒。④同住者及家属应同时检查，发现虱则应同时治疗。⑤孕妇或局部皮肤有破损者可选用凡士林，无毒性、无刺激性，但凡士林对虱卵无杀死作用，因此应用凡士林疗程应达到 10 天，超过虱卵孵育期。

3. 虱病的预防

注意个人卫生，勤洗发理发、勤洗澡、勤换衣服和被褥，避免不洁性行为。家中桌面、地面和门把手应用消毒剂擦洗。住旅馆最好自备床单、被罩或睡袋。家中出现虱病患者应及时治疗。

五、猫和狗咬伤

猫和狗是生活中常见的宠物。但近些年，人被猫和狗咬伤的情况时有出现，其中儿童是最容易被咬伤的群体。猫和狗咬伤除会造成皮损外，还可能导致狂犬病、猫抓病以及其他致病微生物的感染，需要我们密切关注。

1. 猫和狗咬伤的临床表现

猫和狗的口腔及爪子上可能有大量病毒、细菌、寄生虫及其他潜在致病微生物，因此其咬伤或抓伤人体皮肤后除会造成皮肤撕裂伤、出血、瘢痕形成以外，还可造成病毒、细菌及其他潜在致病微生物的继发感染。影响最为严重的是狂犬病病毒和破伤风梭菌。

狂犬病属于一种恶性传染性疾病，由狂犬病病毒引起，病毒可以通过破损的皮肤进入周围神经系统，进而侵袭中枢神经系统，造成患者恐水、吞咽困难、进行性瘫痪，最终死亡。狂犬病一旦发病无药可医，死亡率达 100%。

破伤风由破伤风梭菌引起，病菌经皮肤或黏膜伤口侵入人体，并侵袭神经系统中的运动神经元，造成患者牙关紧闭、肌肉痉挛、呼吸困难等。破伤风治疗越迟，预后越差，死亡率达 50%。

2. 猫和狗咬伤的治疗

猫和狗咬伤后应立即就医进行专业处理。可立即挤压伤口至出血，然后用肥皂水或生理盐水反复冲洗伤口，并清除污染物，然后消毒包扎伤口。猫和狗咬伤都必须注射狂犬病疫苗及破伤风抗毒素，即使被咬皮肤没有破溃或伤口（即使肉眼看没有破溃或伤口，但仍可能有肉眼不可见的微小破口）也应注射，越早注射越好。

3. 猫和狗咬伤的预防

儿童外出时家长要注意看护；对孩子和家人要加强教育，了解猫和狗咬伤的危害，不要逗弄及招惹猫和狗，如摸尾巴、拿走猫和狗的玩具、用亮光照射猫和狗的眼睛以及长时间与狗对视等；在猫和狗进食时，尽量不要逗弄或靠近；发现疯狗应立即报警，不要自行抓捕，一定要请专业人员捕杀；外出遛狗时应自觉给狗戴嘴套，并用狗绳牵狗。

六、虫咬皮炎

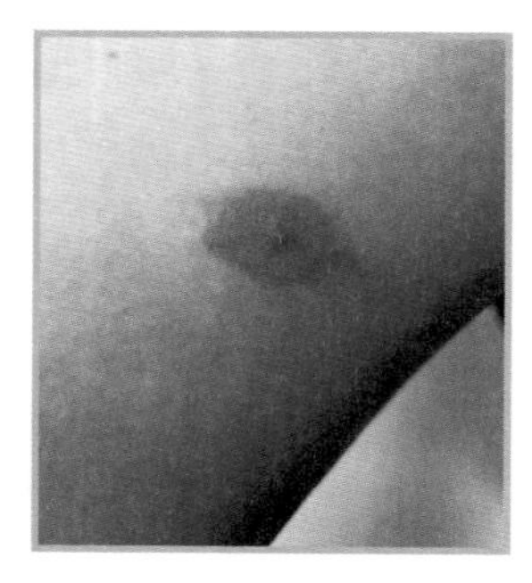

图 15–4　虫咬皮炎

虫咬皮炎（图 15–4）可由蚊、螨、臭虫、跳蚤、黄蜂（又名马蜂或胡蜂）、蜜蜂、蜱等叮咬或毒液刺激引起。临床上此病非常常见，夏季、秋季好发，与个人的生活环境密切相关，其严重程度与昆虫的种类以及个人的敏感性相关。

1. 虫咬皮炎的临床表现

螨、蚊、臭虫、跳蚤叮咬皮损通常为丘疹、风团、瘀斑或水疱，患者自觉瘙痒剧烈，少数严重者可出现头痛、乏力、恶心、发热、关节疼痛等全身症状。极个别患者因对毒素过敏可出现局部皮肤溃疡、哮喘甚至过敏性休克等。

需要注意的是，昆虫叮咬可传染其他严重的疾病。例如蚊可传播疟疾、流行性乙型脑炎、登革热等；臭虫可传播麻风病、鼠疫、结核病、流行性乙型脑炎等；跳蚤可传播鼠疫、斑疹伤寒等。

2. 虫咬皮炎的治疗

轻微的虫咬皮炎症状局部外用糖皮质激素类药膏并口服抗组胺药即可。若出现其他全身不适症状应立即就医。过敏反应较严重者可能需要口服激素治疗。继发细菌感染者可局部外用或口服抗生素。

3. 虫咬皮炎的预防

注意个人及环境卫生，定期清洁、消毒，及时用除虫菊酯类杀虫剂杀灭虫害；打扫干净家畜棚舍并喷洒药物。注意个人和职业防护，尽量避免接触有虫咬皮炎的家畜、家禽及宠物；野外作业或露营时应穿长袖、长裤并扎紧袖口和裤脚，颈部系上毛巾或围巾；皮肤表面喷涂防虫药物。高敏感人群户外活动时应随身携带急救盒，其内应包括抗组胺药、肾上腺素及注射器。

七、蜂蜇伤

蜂蜇伤与蜂毒刺内的毒素进入皮肤后引起的变态反应有关。蜂的类型很多，如黄蜂、蜜蜂等。黄蜂的毒性最强，可引起严重的全身反应；蜜蜂雄蜂无毒性且不蜇人，蜂王和工蜂有毒刺，可以蜇人。蜂蜇伤的严重程度与蜂的种类及个人敏感性相关。

1. 蜂蜇伤的临床表现

蜂蜇伤患者局部疼痛明显，也可出现烧灼感及瘙痒，局部水肿并发生风团，偶可形成水疱、大疱，部分人群可出现恶心、呕吐、发热、抽搐、昏迷甚至过敏性休克，需要立即就医。眼周蜇伤可出现高度水肿并遮挡视线。

2. 蜂蜇伤的治疗

患者应立即就医，以获得专业处理；应立即用镊子将毒刺拔除，并用肥皂水等碱性溶液洗涤患处后冰敷。有无毒刺与蜂的种类有关，蜜蜂蜇伤一般有刺，黄蜂蜇伤不一定有刺。需仔细检查皮损的中间部位，如果有异常的黑色、褐色小点，就是有刺；没有小点且用手轻轻抚后没有特别的刺痛感则通常没刺。

症状轻微的局部外用糖皮质激素类药膏并口服抗组胺药即可。若出现其他全身不适症状应立即就医。过敏反应较严重者可能需要口服激素治疗。休克患者需立即就医抢救。

3. 蜂蜇伤的预防

野外郊游或作业时应穿长袖、长裤并扎紧袖口和裤脚，戴面罩及手套；不要追逐蜂群，不要靠近蜂巢，以免激怒蜂而被蜇。养蜂作业人员注意个人防护。高度敏感人群户外活动时应随身携带急救盒，其内应包括抗组胺药、肾上腺素及注射器。

八、蜱叮咬

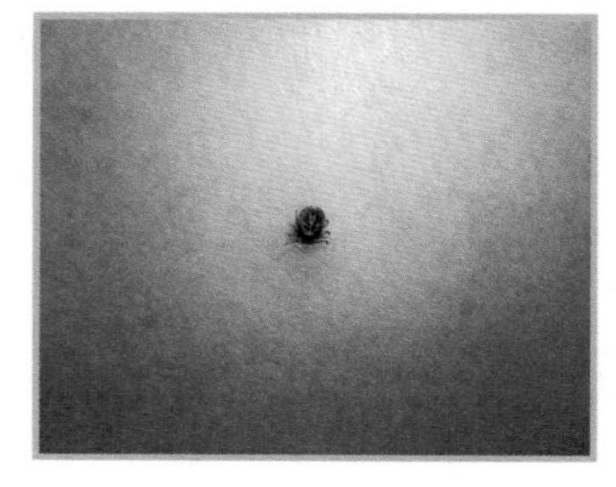

图 15-5 蜱叮咬

蜱又被称为“壁虱”，主要包括硬蜱和软蜱。硬蜱体表较硬，而软蜱躯体较软。蜱不仅吸血损害皮肤，还可作为许多疾病的传播媒介，因此近些年被许多人熟知，我们应高度重视。

1. 蜱叮咬的临床表现

蜱叮咬（图 15-5）部位可出现红斑、丘疹、水疱、结节甚至溃疡坏死，并可出现瘙痒；部分人群可伴有发热、头痛、恶心、腹痛、呕吐等症状，称为“蜱咬热”。某些蜱叮咬吸血的同时，可将唾液中能麻痹神经的毒素注入人体，引起上行性肌肉麻痹，严重者可因呼吸中枢受抑制而死亡，尤以儿童多见，称为“蜱传麻痹症”或“蜱瘫痪症”。

需要注意的是，蜱还可作为传播媒介传播许多传染病，如斑疹伤寒、流行性出血热、森林脑炎、鼠疫、布鲁菌病、兔热病等，后果较为严重。

2. 蜱叮咬的治疗

蜱叮咬后建议立即就医，以获得专业处理。

蜱叮咬皮肤时切记不可强行拔除，以免蜱口器折断在皮内并撕裂皮肤，可用局部麻醉药（如利多卡因）或乙醚涂在蜱头部，待其自行松口后用镊子轻轻拉出；或者在蜱旁点燃蚊香，数分钟后蜱会自行松口；亦可用凡士林、甘油厚涂在蜱的头部，使其窒息，然后用镊子轻轻拉出，拉出后用碘伏消毒伤口，如口器残存于皮肤则需局部麻醉后手术取出。

出现全身症状时需用抗过敏药等治疗，创面继发感染时需要抗感染治疗，出现蜱传麻痹症或蜱咬热时需立即就医。

3. 蜱叮咬的预防

注意个人及生活环境卫生，定期清洁、消毒；打扫干净家畜棚舍并喷洒药物。注意个人和职业防护，尽量避免接触被蜱叮咬的家畜、家禽及宠物；野外作业、露营或旅游时应穿长袖和长裤并扎紧袖口及裤脚，颈部系上毛巾或围巾；皮肤表面喷涂防虫药物；及时洗澡更衣，并检查有无蜱贴附于皮肤。高度敏感人群户外活动时应随身携带急救盒，其内应包括抗组胺药、肾上腺素及注射器。

九、蝎蜇伤

蝎子在全世界分布广泛，大小不一。蝎子体前端有巨爪，形如钳子；尾部有一弯钩形的刺螯器，内含强酸性毒液（包括神经毒素、溶血毒素及抗凝素等），可引起皮肤皮炎和中毒症状。蝎子可用作中药，有经济价值，山林地区的人在抓蝎子的过程中容易被蝎子蜇伤。此外，蝎子还易隐藏于砖石底下、柴火堆下、草垛中，甚至衣服、鞋子里，野外作业人员如不注意也容易被蜇伤。

1. 蝎蜇伤的临床表现

蝎蜇伤（图 15–6）的严重程度与蝎子的种类、蜇伤时间的长短以及患者的敏感性相关。被蜇伤后皮肤会感到剧烈疼痛或灼热刺痛，并有红肿、水疱，严重者可出现皮肤溃疡坏死，被蜇伤处附近淋巴结肿大；部分患者被含神经毒素的蝎子蜇伤后，皮肤症状并不严重，但会表现为全身中毒症状，如头痛、发热、恶心、呕吐、气急、吞咽困难、精神错乱、昏迷，甚至呼吸肌麻痹后死亡。儿童被蜇伤后应立即就医。

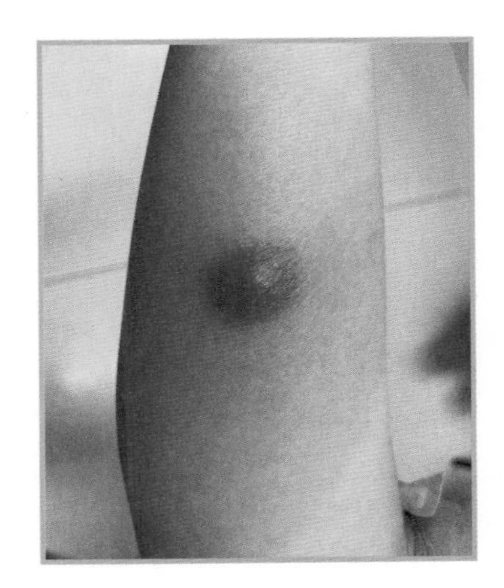

图 15–6　蝎蜇伤

2. 蝎蜇伤的治疗

被蝎子蜇伤后应立即用布带或止血带扎紧伤口上方 3~5 cm 处（近心侧），防止毒液回流过快；如有冰袋应一并放置于伤处，可收缩血管、减少毒素吸收；同时立即就医，以获得专业处理。可用手边的工具（如火罐或吸奶器）尽量将毒液吸出，并用肥皂水冲洗伤处，伤口不能涂碘伏等药物。严重者需使用抗蝎毒血清。

患者刚开始症状不明显也不能掉以轻心，应立即就医，防止后续毒素吸收造成严重后果。儿童患者尤其应给予高度关注。

3. 蝎蜇伤的预防

注意生活环境卫生，定期清洁、消毒，保持室内干燥；注意个人和职业防护，野外作业、露营或旅游时应穿长袖和长裤并扎紧袖口及裤脚，戴上手套，不要随意翻石头或坐在草地上休息；高度敏感人群户外活动时应随身携带急救盒，其内应包括抗组胺药、肾上腺素及注射器。

十、蜈蚣蜇伤

蜈蚣俗称“百足虫”，分布广泛，常栖息于阴暗、潮湿的缝隙、墙角、阴沟、草丛等地。其体扁长，两前足各有 1 对毒爪，呈钩状，刺入人体皮肤后可释放毒液，并引起皮损和中毒症状。

1. 蜈蚣蜇伤的临床表现

蜈蚣蜇伤的严重程度与蜈蚣的种类以及患者的敏感性相关。通常被蜈蚣蜇伤后皮肤会出现 2 个瘀点，周围皮肤红肿，有剧痛、烧灼感或瘙痒感，严重者可出现皮肤坏死。部分患者（尤其儿童）容易出现全身中毒症状，如发热、恶心、呕吐、头痛、抽搐、昏迷甚至死亡。

2. 蜈蚣蜇伤的治疗

蜈蚣蜇伤后应立即就医，以获得专业处理。被蜇伤后应立即用布带或止血带扎紧伤口上方 3~5 cm 处（近心侧），防止毒液回流过快；如有冰袋应一并放置于伤处，可收缩血管、减少毒素吸收。局部伤口应立即用肥皂水冲洗，并利用手边工具（如火罐或吸奶器）尽量吸出毒液，也可局部外涂碱性溶液（如小苏打）。

患者刚开始症状不明显也不能掉以轻心，应立即就医，防止后续毒素吸收造成严重后果。儿童患者尤其应给予高度关注。

3. 蜈蚣蜇伤的预防

注意生活环境卫生，定期清洁、消毒，保持室内干燥，在阴暗、潮湿的地方（如厨房、墙角、床下等）撒生石灰粉可防止蜈蚣爬行；注意个人和职业防护，于潮湿环境野外作业、露营或旅游时应穿长袖和长裤并扎紧袖口及裤脚，戴上手套、帽子，不要随意翻石头或坐在草地上休息；高度敏感人群户外活动时应随身携带急救盒，其内应包括抗组胺药、肾上腺素及注射器。

十一、毒蛇咬伤

蛇分毒蛇和无毒蛇，分布于世界各地。我国南方山林、野外广泛分布毒蛇，人们野外作业或旅游时易被毒蛇咬伤。近年来，有人将毒蛇作为宠物饲养，亦有被咬伤的情况。常见且对人危害较大的毒蛇包括眼镜王蛇、竹叶青蛇、银环蛇、尖吻蝮（又叫“五步蛇”）等。蛇毒主要分为神经毒素和血液毒素，神经毒素可导致人抽搐、瘫痪、呼吸肌麻痹，血液毒素可导致人溶血、出血、心律失常、循环衰竭。

1. 毒蛇咬伤的临床表现

毒蛇咬伤的症状与蛇毒的毒素种类相关。神经毒素侵入症状为局部仅有瘙痒、麻木感，但 1~5 h 后可出现全身肌肉疼痛、神志不清、吞咽及呼吸困难、全身瘫痪等；血液毒素侵入症状包括局部疼痛剧烈，肿胀明显，可有血疱及组织坏死，全身症状还可出现发热、口鼻出血、心律失常及循环衰竭；

混合毒素侵入症状可同时出现以上 2 种情况。如眼镜蛇毒就为混合毒素。

2. 毒蛇咬伤与无毒蛇咬伤的分辨方法

毒蛇咬伤有局部或全身症状，无毒蛇咬伤无局部或全身症状。

3. 毒蛇咬伤的治疗

毒蛇咬伤病情严重，应立即就医，以获得专业处理。被咬伤后应立即用布带或止血带扎紧伤口上方 2~3 cm 处（近心侧），防止毒液回流过快；如有冰袋应一并放置于伤处，可收缩血管、减少毒素吸收。需及时冲洗伤口并扩创，同时应口服并外用蛇药，注射抗蛇毒血清等解毒药物，并进行相应抢救。

4. 毒蛇咬伤的预防

在毒蛇分布区域应加强个人防护，夜间减少外出；于野外作业、露营或旅游时应穿高帮鞋，穿长袖、长裤并扎紧袖口和裤脚，戴上手套、帽子，不要随意翻石头，抓树枝及采摘水果前应仔细检查，必须经过杂草丛时可先用超长木棍拍打草丛；遇见蛇时应保持镇定和安静，不要突然移动和发动攻击，应绕道而行，不要惊扰、戏弄蛇；露营营地保持环境清洁，及时处理垃圾，去除周围杂草，并可撒石灰粉或雄黄驱蛇；随身携带蛇药，有条件的携带抗蛇毒血清。

十二、海蜇皮炎

海蜇又名水母，在浅海水域栖息，其大小及形态各异，触手可刺人，部分海蜇还含有毒素，可导致被蜇伤者出现严重中毒症状甚至死亡。

1. 海蜇皮炎的临床表现

海蜇皮炎的严重程度与海蜇的种类以及患者的敏感性相关。被蜇伤者皮肤会有瘙痒、麻痛或烧灼感，后续可出现红斑、丘疹、风团等，严重者会出现水疱或大疱。由于海蜇触手较长，接触触手部位皮损常呈条索状或地图状。

有极少数人群对海蜇毒素敏感，会出现呼吸困难、口吐白沫、肺水肿甚至死亡。

2. 海蜇皮炎的治疗

被海蜇蜇伤后要尽快去除海蜇及其触手，切勿用淡水冲洗（淡水冲洗会刺激海蜇），可用海水冲洗，并用毛巾、衣服等拿掉皮肤上的触手并擦去毒液，不要用手擦拭。通常瘙痒需对症治疗，包括外用收敛止痒制剂及口服抗组胺药或糖皮质激素。严重者需输液治疗。

3. 海蜇皮炎的预防

进行海水浴一定要选择洁净的海水区，到正规经营且有防海蜇网具架设的浴场，切勿到无防护区域；遇到海蜇时切勿用手推移或触摸，不明海生物不要随便捡拾。浴场应配备急救人员及设施；对海上作业人员及养殖人员要加强相关知识宣传教育。

第十六章

物理性皮肤病

我们的皮肤暴露于外界环境中，保护机体免受各种损伤，皮肤本身也因此相较其他器官更容易受到外界因素的影响或损伤。物理性皮肤病指物理因素导致的皮肤病。物理因素包括日光、温度、压力、摩擦等，均可直接或间接引起相应的皮肤病，需要我们重视。

一、日光性皮炎

日光性皮炎（图 16–1）指皮肤受到日光（主要是紫外线）过度照射后引起的光敏性皮肤病。日光依据波长可以分为紫外线、可见光和红外线，其中紫外线是引起皮肤病的主要因素。紫外线又分为短波紫外线、中波紫外线和长波紫外线。中波紫外线可以到达表皮深部（即基底层），刺激基底层的黑色素细胞，导致黑色素合成增加（晒黑），过度刺激还可导致表皮坏死。而长波紫外线可到达真皮层，使胶原纤维和弹性纤维断裂，引起皮肤老化、皱纹加深。因此，笔者提倡适当日晒（夏季每天晒 0.5 h，秋季、冬季每天晒 2 h 左右，能够促进维生素 D 的合成，有利于钙质的吸收，可以预防和治疗骨质疏松），但应避免过度日晒，日常生活中也要注意防晒。

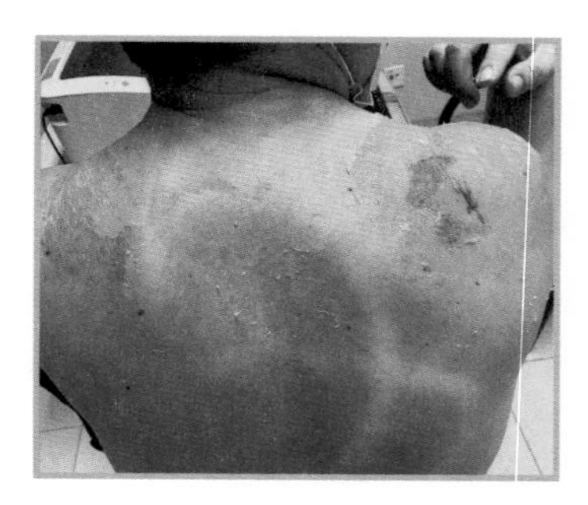

图 16–1　日光性皮炎

1. 日光性皮炎的病因

人体皮肤日晒时间过长后，以中波紫外线为主的紫外线可造成急性光敏性反应，使表皮细胞水肿、空泡形成，进而坏死并释放炎症介质（如组胺、激肽等），从而导致真皮血管扩张、组织水肿以及黑色素合成增加。此外，个体差异性是日光性皮炎严重程度不同的重要原因，如白嫩的皮肤含黑色素较少，对紫外线的防护能力更差。

2. 日光性皮炎的临床表现

日光性皮炎在春季、夏季多见，尤以妇女、儿童及浅肤色人群好发。其严重程度与日光强度、照射时间长短、肤色、个体差异性等有关。暴露皮肤会出现弥漫性红斑，边界清楚，严重时可出现水肿、水疱及破溃和糜烂；患者自觉灼痛感，常影响睡眠，严重者可有发热、寒战、恶心、心悸甚至休克等全身症状。轻者需 2~3 天，重者需 1 周才能恢复。后续红斑消退后可出现大量脱屑，并留有色素沉着，色素沉着可持续数月之久。

白癜风、单纯疱疹、红斑狼疮、卟啉病等患者应避免日晒。

3. 日光性皮炎的治疗

轻度日光性皮炎可以外用炉甘石洗剂或激素类药膏治疗。严重者或有破溃者则需进行 3% 硼酸溶液湿敷治疗，并口服抗组胺药甚至糖皮质激素。疼痛患者可口服非甾体抗炎药对症治疗。

日光性皮炎患者需注意休息，清淡饮食，多饮水，避免饮酒及食辛辣刺激性食物；避免搔抓、搓擦皮肤，如出现瘙痒、灼痛，可用冰块或毛巾沾冰水敷于患处，皮肤破溃处不能冰敷。

尽量避免暴晒，尤其暴露部位有色素痣的人群应进行遮挡。反复得日光性皮炎可能引发日光性角化、鳞状细胞癌、色素痣恶变等。

4. 日光性皮炎的预防

①避免暴晒，暴露部位可进行物理防晒（打遮阳伞、戴遮阳帽等）或化学防晒（涂防晒霜、防晒乳等，需在日晒前 20 min 开始使用）；户外活动时

宜穿浅色衣服或防晒衣；阴天的时候紫外线也可穿透云层，也要注意防晒。②春季时应循序渐进地外出锻炼，增强皮肤对日光的耐受性。上午 10 点至下午 2 点日光强度最高，尽量避免户外活动。平时不要突然外出长时间暴晒，临床上许多患者平时不做户外活动，但因突然去海水浴场几小时，最终造成日光性皮炎。

二、多形性日光疹

多形性日光疹（图 16–2）是一种反复发作的、以多形性皮损及特定人群发病为特征的光敏性皮肤病。此病由日光诱发，可能与遗传因素、内分泌因素和代谢异常有关。

1. 多形性日光疹的病因

多形性日光疹的病因目前并不完全清楚，主要机制是曝光部位皮肤经紫外线照射后诱导一些产物发生了变态反应，激活了体内的免疫系统产生炎症因子，从而产生炎症反应。遗传因素、内分泌因素、代谢异常均可能是诱因。地理纬度越高，人群患病率越高，可能与低纬度地区人群紫外线诱导的免疫耐受有关。

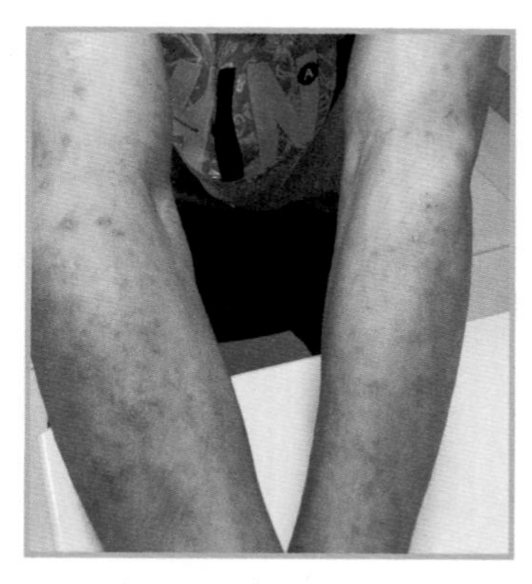

图 16–2　多形性日光疹

2. 多形性日光疹的临床表现

多形性日光疹的发病与季节相关，通常春季、夏季加重，而秋季、冬季减轻，好发于曝光部位，如面颈部、胸前、手背、前臂、小腿等。日晒后数分钟到数小时患者皮肤开始瘙痒，数日后出现红斑、丘疹、丘疱疹、水疱、斑块等多形性皮损，并伴有水肿，常反复发作。极少数人还会出现发热、头痛、恶心等症状。本病愈后不会出现色素沉着和瘢痕。

3. 多形性日光疹的治疗

患者需及时到医院就诊。外用药物可选择糖皮质激素类药膏，口服药物（如羟氯喹等）需在医生指导下服用，严重者可能需口服糖皮质激素。

4. 多形性日光疹的预防

多形性日光疹的预防与日光性皮炎的预防相同，详见相关内容。

三、温度引起的皮肤病

高温与寒冷均可能导致皮肤的病变，例如我们常见的痱子和冻疮，它们在临床上的发病率是很高的，需要我们高度重视。

（一）痱子

痱子也叫粟粒疹，是夏季或者高温高湿环境中非常常见的一种表浅的、炎症性的皮肤病。婴幼儿、肥胖人群、长期卧床者、发热者以及户外作业人群极易罹患此病，适当的护理及预防措施可减少此病的发生。

1. 痱子的病因

痱子是由于在高温高湿环境中，皮肤表面湿度大，大量的汗液不能及时蒸发，使我们的皮肤表皮浸渍、肿胀，进而使汗管阻塞，汗液无法排出导致汗管破裂，汗液渗入周围皮肤组织而引发的炎症反应。

2. 痱子的临床表现

红痱是最常见的一种类型，表现为密集分布的针尖大小的丘疹、丘疱疹，周围可见一圈红晕，伴有灼热感和瘙痒，皮损消退后可有少许脱屑；好发于腋窝、颈部、躯干、乳房下等处。红痱最常见于婴幼儿，尤其是肥胖儿，其他易发病人群包括家庭妇女、户外作业人员（如建筑工人、外卖员等）、长期卧床者（如瘫痪患者）以及基础代谢较高的人群（如发热患者、甲亢患者等）。

白痱又叫晶痱，表现为针尖大小的浅表性小水疱，壁非常薄而易破，像亮晶晶的水珠，密集铺满皮肤表面，患者无自觉症状；好发于躯干、额头、腹股沟以及腋窝等部位，多见于长期卧床、出汗多者。

脓痱，通常是由红痱发展而来。在丘疹上面可见针尖大小的脓疱，多见于小儿及成人腹股沟等部位。

3. 痱子的治疗

通常外用炉甘石洗剂或者痱子粉即可，瘙痒可口服抗组胺药。脓痱患者应避免感染，必要时可外用莫匹罗星软膏或口服抗生素。

4. 痱子的预防及出现痱子后日常生活中的注意事项

①室内勤通风，避免温度过高，高温环境作业人员及夏季户外活动人员应注意防暑降温。②勤洗澡，保持皮肤清洁干燥，洗澡时尽量用温水，洗完后皱褶部位应及时擦干；勤换衣，宜穿透气、吸汗的纯棉质地衣服，衣服应宽大，便于汗液蒸发；出汗多时要及时用干毛巾擦干。③得痱子的婴幼儿应尽量少用痱子粉，尤其不要用含有滑石粉、石棉、薄荷脑成分的痱子粉，这些成分对婴幼儿的呼吸道有害；带有刺鼻香料气味的也应避免，过度刺激鼻子容易诱发鼻炎及过敏。④儿童得痱子时要勤洗手、勤剪指甲，避免搔抓而抓破皮肤，导致皮肤感染；出现感染迹象及有渗液时，应及时到医院就诊。

（二）冻疮

冻疮是一种由寒冷引发的炎症性皮肤病。在寒冷、潮湿的环境中，短期内人体皮肤血管会收缩，进而使组织缺氧损伤甚至坏死，时间久了，血管会麻痹并扩张引起淤血，血浆渗入组织会导致水肿，从而诱发冻疮。

1. 冻疮的临床表现

冻疮好发于深秋、冬季以及早春，多见于儿童、年轻女性以及一些特殊人群（如周围血液循环不良者、缺乏运动者、手足多汗症患者、长期在户外工作人员、贫血及营养不良人群等）；好发部位为手、足以及暴露部位（如耳朵、鼻子等处），年轻女性亦可发生于臀部及大腿外侧，表现为蓝红色斑块并对称分布，偶有形成溃疡者。皮肤表现为紫红色水肿性斑块和/或结节，边界清楚，严重者可有水疱、渗液甚至溃疡；有痒感，受热后更明显，部分患者还有肿胀感，破溃者有痛感。本病容易复发。

2. 冻疮的治疗

冻疮的治疗主要以消炎消肿、促进血液循环为治疗原则。无渗液及破溃者可外用冻疮膏，已有破溃者可用夫西地酸乳膏、莫匹罗星软膏等消炎药膏。严重者可在医生指导下口服扩血管药物（如烟酰胺等）。

3. 冻疮的预防及出现冻疮后日常生活中的注意事项

①寒冷季节应注意保暖，尤其儿童、年轻女性、年老体弱者、低温作业人员及冬季户外活动人员等；戴帽子、手套，穿棉鞋，但应注意鞋袜不宜过紧，穿着不宜过于单薄；每天热水泡脚 15~30 min，但水温应适宜，避免烫伤。冻疮容易复发，具有“记忆”功能，因此，患过冻疮的人群在来年对温度会极为敏感，应在刚刚进入秋季、温度下降时立即开始保暖，直至春季。②保持室内温暖，保持干燥，北方有暖气家庭加湿器湿度不宜超过 50%，南方家庭潮湿可用空调去湿或用除湿机。③锻炼身体，加强运动，促进血液循环，提高身体的耐寒性。④忌吸烟、忌饮酒，辣椒、蒜等辛辣刺激性食物亦应少食；宜多吃新鲜蔬果、猪瘦肉、蛋类、奶类。⑤出现渗液、破溃处不要沾水，应及时消毒，并进行消炎治疗。

四、压力与摩擦引起的皮肤病

（一）鸡眼与胼胝

鸡眼（图 16–3）和胼胝（图 16–4）都是由长期压力与摩擦引起的皮肤表

皮（角质层）过度增生导致的。穿鞋过紧、走路或运动过多、走路姿势异常、扁平足、拇外翻、足部外生骨疣等均可促进此类疾病的发生。

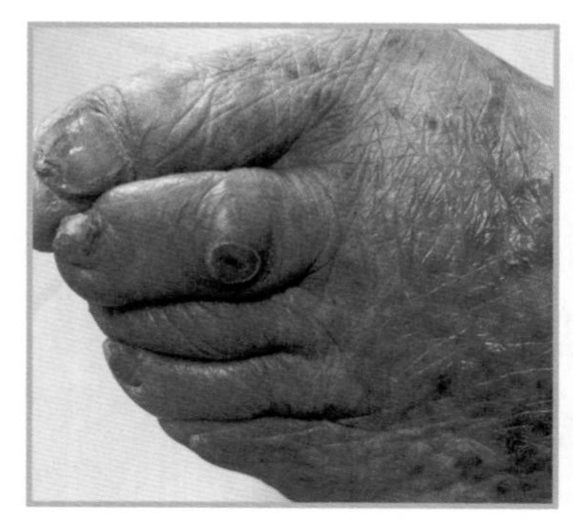
图 16-3　鸡眼

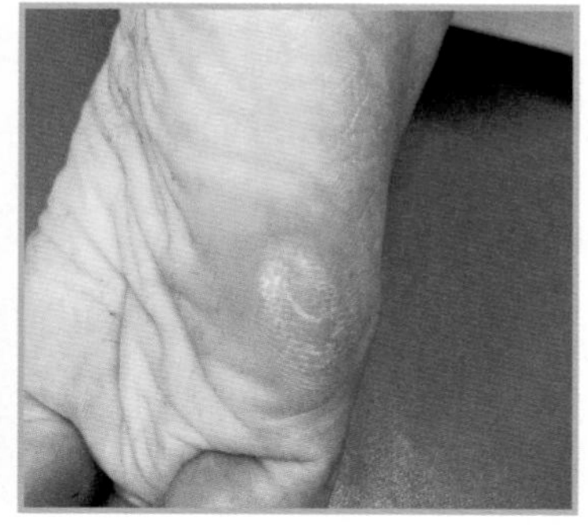
图 16-4　胼胝

1. 鸡眼和胼胝的区别

鸡眼多发生于突出的受力部位，如小趾外侧、足跟、趾背等，由于受力过于集中，局部角质层增厚形成黄色圆锥形角质栓并压迫神经，导致行走时疼痛。这种鸡眼较硬，表面光滑并稍隆起于皮肤。需要注意的是，部分人群足趾较瘦长，趾骨突出明显，可导致趾间出现鸡眼，加上趾间潮湿浸泡，会形成“软鸡眼”，表面泛白并较软，通常疼痛不明显。

胼胝又叫“老茧”，通常好发于手掌和足底，表现为黄色增厚的斑块，边界不清，质地较硬，没有圆锥形角质栓，多无疼痛感觉，部分老年人可有疼痛感。

2. 鸡眼和胼胝的治疗

鸡眼可以选择冷冻治疗，治疗后出现的水疱不破溃的话可以沾水，且通常不会留瘢痕，但治疗过程中会有痛感；激光治疗虽然可注射麻醉药，无疼痛感，但创伤较大，伤口最少半个月内不能沾水，且可能会留有瘢痕；保守治疗可在医生指导下选用鸡眼膏，并注意保护周围皮肤，且治疗过程中避免沾水以免感染，临床上有许多贴鸡眼膏后感染化脓的患者；上述方法均无法去除鸡眼时，患者可考虑手术切除。需要注意的是，任何方法都不能保证一次性去除鸡眼，都可能需要多次治疗。

胼胝通常无须治疗，减少摩擦后会自行减轻或消失。出现疼痛的患者建议最好用热水泡脚（每次 20~30 min），待表面软化后用修脚刀或锉削除，可每天削除一小层，注意每次不宜过深，尤其不要出血，以免感染。其他方法包括外用药（如用水杨酸软膏、维 A 酸软膏）、冷冻治疗、激光治疗、手术治疗等，但效果都一般，非必要不选用。

3. 出现鸡眼和胼胝后日常生活中的注意事项

①选择适宜自己脚型的鞋子，以免造成挤压和摩擦。选择时除注意鞋子的长度和尺码外，还应注意鞋楦宽度，脚掌宽大的人群宜选择宽楦鞋；女性尽量少穿高跟鞋，确需穿的应尽量选择软质、纯皮鞋子，鞋跟偏粗一些，高度最好不要超过 5 cm，鞋掌底部应厚而软，内部可放置硅胶鞋垫或海绵鞋垫缓冲压力；鞋底或内衬破损时应及时更换或修理。②尽量避免长时间行走和站立，适度休息。③有骨赘（骨刺）或拇外翻等的人群容易造成相应部位受力不均，应及时治疗；因走路姿势或步态异常难以改变足底应力部位的人群可将鞋垫剪掉，形成镂空以避免挤压，有条件的也可穿特制的矫形鞋垫。④保持足部清洁、干爽，宜穿纯棉袜子；可每日用热水泡脚，软化足底的皮肤，但应注意水温要适宜，避免烫伤，用足浴盆更佳，适当足底按摩可促进足底血液循环，软化皮肤；擦干脚后可适当薄涂保湿润肤剂，保持皮肤柔软。⑤不宜自行贴鸡眼膏或剜除鸡眼，以免感染，应及时到医院就诊。糖尿病患者及半身不遂患者不宜用鸡眼膏，容易造成溃疡及感染。

4. 鸡眼和胼胝容易复发的原因

鸡眼和胼胝复发主要与诱因未去除有关，应仔细排查可能的诱因。

（二）褥疮

褥疮又称“压疮”，主要是局部皮肤长期受压导致血液循环不畅，使皮肤及皮下组织缺乏营养进而引起组织坏死。

1. 褥疮的易患人群

褥疮主要见于昏迷、意识不清、精神障碍、瘫痪、长期卧床且无法自行翻身活动的人群，以老年人最多见。骨折患者使用石膏、夹板固定时，位置或内衬不当、缠绕过紧等也可使局部组织受压引发褥疮。

2. 褥疮的临床表现

褥疮好发于受压的骨性突起部位，例如骶尾部、臀外侧坐骨结节、股骨隆突、足部外踝以及足跟等。受压初期皮肤呈苍白色或青红色，可有轻度水肿，表面未破溃，改善受压后可自行恢复；如未予以处理，病情逐渐发展，表皮会坏死而呈紫黑色，可出现水疱，破溃后形成溃疡，溃疡可深达肌肉或骨组织，并可出现坏疽及继发感染，从而引发败血症。

3. 褥疮的治疗

应避免患处受压，并及时就诊获得专业医生诊治。治疗以促进局部血液循环、清创消毒、去腐生肌、防治感染为原则，溃疡较大较深者可能需手术治疗。

4. 褥疮患者日常生活中的注意事项

①对长期卧床、昏迷、瘫痪等的患者应重视护理，定时翻身，避免受压，每 1~2 h 翻身 1 次。②对患者家属加强宣传教育，让他们要仔细观察，早发现症状，早处理。③保持受压部位皮肤清洁、干燥，平时可用温清水清洗，大小便失禁患者便后应及时进行清理，经常按摩和热敷受压部位以促进局部血液循环。④受压部位可使用气垫、气圈、泡沫垫等缓解压迫。⑤忌吸烟、饮酒，忌食辛辣刺激性食物，保持营养均衡，多吃新鲜蔬果，适量摄入优质高蛋白食物，以促进创面愈合。

第十七章
皮炎和湿疹

皮炎和湿疹类皮肤病是皮肤科最常见的一类疾病，其特点是皮肤产生炎症性表现，并在炎症基础上出现皮损，并伴有瘙痒、灼热等症状。此类疾病皮损形态多种多样，可有红斑、丘疹、丘疱疹、水疱、大疱、脱屑、苔藓样变等，严重影响患者日常生活，需要我们重视。

一、接触性皮炎

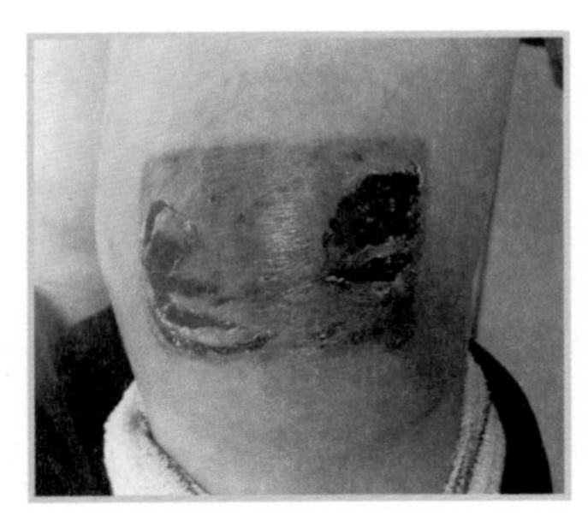

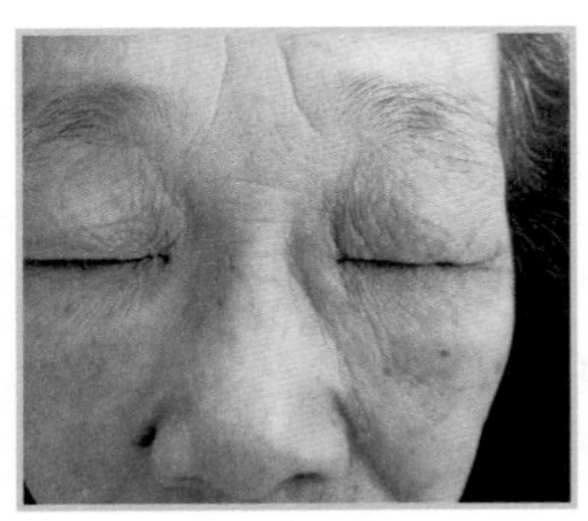

图 17–1　接触性皮炎

接触性皮炎（图 17–1）是由于皮肤黏膜接触某些物质后，在接触部位发生的急性或慢性炎症反应。根据发病机制的不同，其可分为刺激性接触性皮炎和变应性接触性皮炎。刺激性接触性皮炎是因皮肤接触具有强烈刺激性或毒性的物质（常见的原发性刺激物质见表 17–1）引发的，任何人接触该类物质均可发病，且没有潜伏期，皮损边界清楚，多局限于接触部位，停止接触后皮损可消退。变应性接触性皮炎是一种迟发型超敏反应，接触物为无刺激性或无毒性的致敏物质（常见的接触性致敏物见表 17–2），多数人接触后不发病，少数人接触后经过一定时间的潜伏期后会在接触部位或附近发生超敏反应性炎症。变应性接触性皮炎的特点除有1~2周的潜伏期外，皮损往往广泛、对称分布，且容易复发。

表 17-1 常见的原发性刺激物质（导致刺激性接触性皮炎）

类别	成分
酸类	硫酸、盐酸、硝酸、磷酸、氢氟酸等
碱类	氨类、氢氧化钠、氢氧化钾、碳酸钠、氢氧化钙等
金属及其盐类	砷类和砷盐（如砒霜）、重铬酸盐、硫酸铜等
有机酸类	甲酸、乙酸、醋酸、水杨酸、乳酸等
有机碱类	乙二胺类、乙醇胺类等
有机溶剂	类酮类溶剂、醇类溶剂、脂类溶剂、石油等

表 17-2 常见的接触性致敏物质（导致变应性接触性皮炎）

成分	可能来源
对苯二胺	染发剂、皮革、颜料、油彩
铬、镍及其盐类	皮带扣、手表带、水泥
甲醛	油漆、面巾纸、漆树、汽油
除虫菊酯	杀虫剂
环氧树脂	指甲油
秘鲁香酯	化妆品、洗发剂、护发素
六氯酚	肥皂、香皂、洗衣粉

1. 接触性皮炎的临床表现

接触性皮炎可分为急性、亚急性和慢性以及一些特殊类型。急性接触性皮炎起病急，患者会有瘙痒或灼痛感，皮损多局限于接触部位，为边界清楚的红斑，可有丘疹、丘疱疹，严重时红肿明显并可能有水疱、大疱，并呈发糕样表现，破溃后可能有糜烂、渗液甚至坏死。少数严重者可出现发热、乏力、头晕、恶心等全身症状。治疗不当易转化为亚急性接触性皮炎和慢性接触性皮炎。

亚急性接触性皮炎和慢性接触性皮炎表现为轻度红斑、丘疹，边界不清，长期反复搔抓刺激或接触致敏物可导致皮肤增厚及苔藓样变。

特殊类型接触性皮炎包括化妆品皮炎、尿布皮炎、油漆皮炎等。患者应用新的化妆品、护肤品、香水或染发剂等，头面部、颈部及腋窝等部位可出现红肿、丘疹、水疱，严重者可泛发全身。婴幼儿应用纸尿裤后，可能会因对纸尿裤的材质过敏，也可能因纸尿裤太厚不透气、更换不勤使尿液中尿素分解产生的氨刺激皮肤，导致会阴及腹股沟出现大片边界清楚的红斑，或伴有斑丘疹、丘疹、脓疱出现。油漆工人或家里新装修不久、新买家具的人员等均可因油漆或其中挥发出的气体过敏，头面部、颈部、四肢末端等暴露部位可能有红肿、丘疹、水疱、大疱等皮损，自觉瘙痒。还有部分患者可能因接触空气中飘过来的花粉、枯草颗粒、化学物质等使暴露部位出现炎症反应，此种皮炎皮损处边界不清，具弥漫性。

2. 接触性皮炎的治疗

寻找到致敏因素并及时脱离最为关键，应仔细回忆生活中的可疑接触物，日后应予以避免。急性接触性皮炎患者出现渗液、糜烂面、水疱和大疱破溃的情况时，千万不要在皮损处外涂药膏，应避免沾水，及时到医院就诊并进行湿敷治疗，以免出现感染和病情加重；待局部渗液及糜烂面消失并结痂后再外用糖皮质激素类药膏。亚急性接触性皮炎和慢性接触性皮炎患者可外用糖皮质激素类药膏，并视情况内服抗组胺药或糖皮质激素。

3. 接触性皮炎的预防

①寻找并去除致敏因素，以后尽量避免接触。②避免直接接触化学物质和药品，必须接触时做好个人防护，戴手套、口罩（遇到挥发性有毒物质需戴防毒面具）。③接触致敏物质或毒性物质后，应立即用大量清水冲洗，避免搔抓，不要用肥皂水洗。④应用外用药物时，要注意有无刺激性反应，可先

在手背等部位试用一点，无反应再大面积涂擦。⑤过于敏感人群日常生活用品（如洗发剂、香皂、护肤品等）应选择功能简单、刺激性小的产品，并尽量避免频繁更换。

二、特应性皮炎

特应性皮炎（图 17–2）是一种慢性、复发性、炎症性皮肤病。由于患者常合并过敏性鼻炎、哮喘、湿疹等其他特应性疾病，故特应性皮炎被认为是一种系统性疾病。我们国家特应性皮炎患病率的增长率一直低于西方发达国家和日本、韩国，但近10年来增长非常迅速。特应性皮炎患者往往在婴儿期即可发病，并持续至成年甚至终身，皮损为在红斑的基础上密集针尖大小的丘疹、丘疱疹、水疱和渗液，会反复发作并伴有剧烈瘙痒，严重影响患者生理发育、心理健康及生活质量，需要我们密切关注。

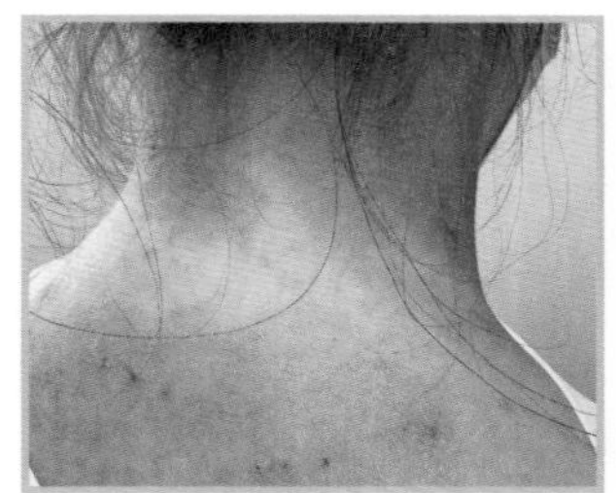
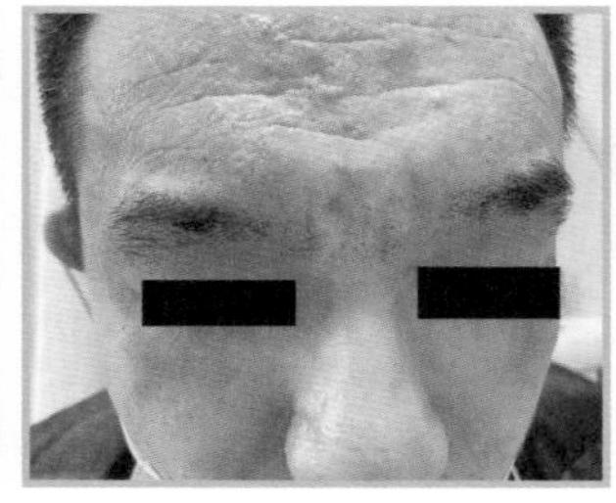
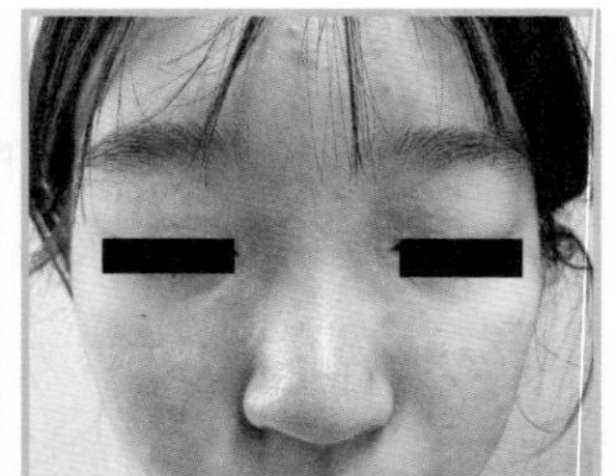

图 17–2　特应性皮炎

1. 特应性皮炎的病因

特应性皮炎的确切病因及发病机制目前尚不清楚，目前研究认为，特应性皮炎的发病与遗传和环境等因素关系密切。父母亲等家族成员有过敏性疾病史是本病最强的发生风险因素。①遗传因素。例如表皮中聚丝蛋白减少或缺失会使皮肤屏障受损，从而使外界环境物质（如微生物和过敏原）易于侵入表皮而启动 Th2 型炎症（一种免疫炎症反应）。②环境因素。气候变化（秋季、冬季皮肤容易干燥）、生活方式改变（如生活中过于讲究卫生，过度清洁皮肤破坏皮肤屏障，婴幼儿缺少自然环境因素刺激，难以建立天然免疫屏障，各种杀菌剂及清洁剂本身就是过敏原）、西式饮食（如薯条、汉堡里面的大量氢化植物油进入细胞引起细胞膜的不稳定可造成过敏反应）、环境污染等都可能通过表观遗传修饰（表观遗传修饰指细胞 DNA 或相关蛋白甲基化导致基因的改变）引起免疫系统激活与皮肤屏障受损。③免疫学机制。微生物和过敏原侵入表皮后，一方面，受损的人体表皮激活固有免疫机制，如释放白细胞介素 -1（IL-1）、胸腺基质淋巴细胞生成素、IL-25 和 IL-33 以及其他趋化因子，导致先天性淋巴细胞亚群和抗原呈递细胞的活化。另一方面，活化的朗格汉斯细胞和树突状细胞提呈过敏原，启动 Th2 型炎症，Th2 型炎症是急性期特应性皮炎发病的关键因素。Th2 细胞、嗜碱性粒细胞和 2 型固有淋巴样细胞产生炎症因子 IL-4、IL-13、IL-31，除会造成炎症反应以外，还会抑制角质形成细胞屏障相关蛋白的表达，进一步破坏皮肤屏障，形成恶性循环。另外，这些炎症因子本身就是瘙痒原，可以启动神经系统和免疫系统，造成严重瘙痒。反复搔抓会使角质形成细胞又产生炎症介质，并导致自身抗原释放，产生针对自身抗原的 IgE，这也是皮肤炎症加重和持续的重要原因。④皮肤屏障被破坏还会导致金黄色葡萄球菌定植增加和菌群多样性下降，使皮肤菌群紊乱，从而促进皮肤炎症的进展。⑤在特应性皮炎的慢性期，树突状细胞释放炎症因子进一步激活 Th1 细胞、Th17 细胞和 Th22 细胞造成混合炎症浸润。产生的炎症因子会造成角质细胞增殖分化，皮肤肥厚，皮肤屏障被破坏，趋化更多的炎症细胞，从而形成瀑布级联反应，加重炎症风暴。⑥此外，心理因素（如精神紧张、焦虑、抑郁等）在特应性皮炎的发病中也发挥了一定作用。

总之，遗传及环境因素导致的皮肤屏障受损、免疫系统异常、皮肤菌群紊乱等是特应性皮炎发病的重要环节。反复搔抓、心理因素及神经 - 内分泌因素也参与了皮肤炎症的发生和发展。

2. 特应性皮炎的分期情况

根据在不同年龄段的表现，特应性皮炎可分为婴儿期（出生至 2 岁）、儿童期（＞2 岁，≤12 岁）、青少年与成人期（＞12 岁，≤60 岁）和老年期（＞60 岁）4 个阶段。其中 1 岁前发病者约占全部患者的 50%，但晚发患者也不少见，例如许多中老年人临床诊断为“湿疹”的，皮损对称性分布并超过半年亦可能是特应性皮炎。

3. 特应性皮炎的临床表现

婴儿期特应性皮炎：又叫“婴儿湿疹”，多在出生后 1~2 个月出现，皮损多分布于两颊、额部和头皮。皮疹以急性湿疹表现为主，在瘙痒性红斑基础上出现针尖大小的丘疹、丘疱疹并密集分布，可有糜烂、渗液和结痂，可迅速或逐渐蔓延至其他部位（如颈部和四肢伸侧）。此时患儿病情时轻时重，一些食品或环境因素可能加重病情。通常患儿在 2 岁以内逐渐好转，部分发展为儿童期特应性皮炎。

儿童期特应性皮炎：多由婴儿期特应性皮炎发展而来，多在婴儿期特应性皮炎缓解 1~2 年后发生并逐渐加重，少数由婴儿期特应性皮炎一直延续，也有不经过婴儿期特应性皮炎而发生者。多发生于面颈、肘窝、腘窝和小腿伸侧或屈侧，以亚急性皮炎和慢性皮炎为主，皮损呈暗红色，渗液较少，往往因搔抓而伴有抓痕，局部干燥、肥厚，有明显苔藓样变。由于瘙痒剧烈，往往形成“瘙痒—搔抓—瘙痒”的恶性循环。

青少年与成人期特应性皮炎：可由儿童期特应性皮炎发展而来，亦可直接发生。皮损主要发生在肘窝、腘窝、四肢、躯干等部位，也可发生于面部、掌跖等部位，以亚急性皮炎和慢性皮炎为主，大部分呈干燥丘疹、肥厚性苔藓样变，也可表现为痒疹样；部分急性加重者可有红斑、渗出等湿疹样改变。由于瘙痒剧烈，可伴有抓痕、血痂、鳞屑及色素沉着等。

老年期特应性皮炎：男性患者多于女性患者，皮疹通常严重而泛发，呈对称性分布，多分布于躯干、四肢伸侧及掌跖，面颈部较少；可有红斑、丘疹、丘疱疹、糜烂、渗液和结痂，局部可有肥厚性苔藓样变，严重者甚至会出现红皮病。

4. 特应性皮炎的特征性表现

特应性皮炎患者往往有一些特征性表现，如皮肤干燥、鱼鳞病、掌纹症、手足部皮炎 / 湿疹、眼睑湿疹、乳头湿疹、唇炎、复发性结膜炎、眶下褶痕、鼻下和耳根皱褶处湿疹、眶周黑晕、白色糠疹、出汗时瘙痒、对羊毛敏感、过度虫咬反应、白色划痕等。部分患者还同时伴有过敏性哮喘、过敏性鼻结膜炎等。临床上也有相互转化的患者，如先有过敏性哮喘或过敏性鼻结膜炎，后出现特应性皮炎，出现特应性皮炎后过敏性哮喘或过敏性鼻结膜炎的症状逐渐减轻。

5. 特应性皮炎的共病风险

由于长期有慢性免疫炎症反应，并伴有剧烈瘙痒，患者生活质量极低，常合并发生精神障碍（如抑郁症、精神分裂症、躁狂症等），炎性肠病（克罗恩病、溃疡性结肠炎）、类风湿性关节炎、心血管疾病和淋巴瘤的患病风险也明显增高。

6. 特应性皮炎的诊断标准

目前我国特应性皮炎诊疗指南主要介绍了 3 个诊断标准，分别是国外常用的 Williams 标准以及我国常用的张氏标准和姚氏标准。

（1）Williams 标准。①主要标准：皮肤瘙痒。②次要标准：屈侧 [肘窝、腘窝、踝前、颈部（10 岁以下儿童包括颊部皮疹）] 受累史，哮喘或过敏性鼻炎史（或在 4 岁以下儿童的一级亲属中有特应性疾病史），近年来全身皮肤干燥史，有屈侧湿疹（4 岁以下儿童面颊部 / 前额和四肢伸侧湿疹），2 岁前发病（适用于 4 岁以上患者）。③确定诊断：主要标准加 3 条或 3 条以上次要标准。

（2）张氏标准。①病程超过 6 个月的对称性湿疹。②特应性个人史和 / 或家族史（包括湿疹、过敏性鼻炎、哮喘、过敏性结膜炎等）。③血清总 IgE 升高和 / 或外周血嗜酸性粒细胞升高和 / 或过敏原特异性 IgE 阳性（过敏原特异性 IgE 检测 2 级或 2 级以上阳性）。

符合第一条，另外加第二条或第三条中的任何 1 条即可诊断特应性皮炎。

此标准的优点在于其敏感性高于 Williams 标准，主要用于青少年与成人期特应性皮炎的诊断。

（3）姚氏标准。①瘙痒。②典型的形态和部位（屈侧皮炎）或非典型的形态和部位同时伴发干皮症。③慢性或慢性复发性病程。

同时具备以上 3 条即可诊断特应性皮炎。

典型的形态和部位（屈侧皮炎）包括儿童面部和肢端受累；非典型的形态和部位包括典型的湿疹样皮疹，发生在非屈侧部位（头皮皮炎、眼睑湿疹、乳头湿疹、外阴湿疹、钱币状湿疹、指尖湿疹、非特异性手部或足部皮炎 / 特应性冬季足、甲或甲周湿疹和身体其他部位的湿疹样皮疹），以及非典型的湿疹样皮疹，如单纯糠疹、唇炎、耳下和耳后 / 鼻下裂隙、痒疹、汗疱疹、丘疹性苔藓样变。

此标准的敏感性也高于 Williams 标准，主要用于儿童期特应性皮炎的诊断。

对于特应性皮炎有典型表现者临床诊断并不困难，但有部分患者临床表现不典型，可能需要一些实验室检查和长期随访才能确定。

7. 特应性皮炎的治疗

由于本病是慢性复发性疾病，需要长期治疗，所以患者应积极配合医生，医生也要和患者建立起良好的医患关系，通过对疾病全程管理获得最佳疗效。患者要积极对本病的性质、临床特点和注意事项进行学习与了解，密切观察并详细分析寻找发病和诱发加重的环境因素，力争避免，控制症状并减少复发。

外用药物中糖皮质激素是一线疗法，此类药物强度分为 4 级，包括弱效、中效、强效和超强效。应用此类药物主要是力求在急性期迅速控制炎症症状，并逐渐过渡到非激素类药物，如钙调磷酸酶抑制药（他克莫司、吡美莫司等，2 岁及以上患者使用）、磷酸二酯酶 4 抑制剂（克立硼罗，2 岁及以上患者使用）或 JAK 激酶抑制剂（鲁索替尼等，12 岁及以上患者使用）。需要注意的是，短期外用糖皮质激素无须过度担心其不良反应，其安全性较高，即使偶发不良反应也会在停用后消失，只需注意避免长期大面积使用即可。中重度或易复发特应性皮炎患者皮损控制后，可过渡到长期“主动维持治疗”，在易复发的原有皮损区每周 2 次外用糖皮质激素或钙调磷酸酶抑制药，并配合全身外用保湿润肤霜，能有效减少复发，减少外用糖皮质激素用量。如局部渗液明显，应及时到医院进行湿敷治疗。

口服药物包括抗组胺药、免疫抑制剂、糖皮质激素以及中药。此类药物需在医生指导下密切监测肝功能、肾功能、血脂、血糖等指标下应用。

近几年治疗特应性皮炎的生物制剂发展迅速。度普利尤是 IL-4、IL-13 受体 α 链的全人源单克隆抗体（简称“单抗”），可阻断 IL-4 和 IL-13 的生物学作用，对成人中重度特应性皮炎具有良好疗效，安全性极高，并可用于长期维持治疗。小分子靶向药 Akt 激酶抑制剂可以阻断多种参与免疫应答和炎症因子传导的信号传递。生物制剂对中重度特应性皮炎疗效很好，对瘙痒的缓解极其迅速。生物制剂是未来一段时间特应性皮炎治疗的重要发展方向。

其他疗法：①紫外线疗法是治疗特应性皮炎的有效方法，适用于成人中重度特应性皮炎患者慢性期、苔藓样变皮损，以控制瘙痒症状及维持治疗。但需注意，12 岁以下儿童及日光暴露后症状加重的特应性皮炎患者不宜进行紫外线疗法。紫外线疗法也不宜与钙调磷酸酶抑制药外用药膏联合应用。②抗微生物治疗，如出现细菌、真菌、病毒等感染征象是需进行相应抗微生物治疗的。③过敏原特异性免疫治疗，目前仅尘螨过敏患者可考虑应用。

总之，特应性皮炎患者应与医生密切配合和沟通，并在医生的指导下以阶梯治疗为原则，制订适合自身的合理疗法，并坚持治疗，相信一定会“守得云开见月明”。

8. 特应性皮炎患者瘙痒的控制方法

瘙痒是特应性皮炎患者的最主要症状，可引起睡眠障碍甚至影响身心健康，严重影响患者生活质量。反复搔抓也是导致皮肤炎症加重和反复的重要原因。控制瘙痒是我们治疗的重要目的。除上述药物治疗以外，还可以在瘙痒部位用凉水冷敷或冰块压迫，以收缩毛细血管，降低痒感。此外，可以垂直轻轻拍打瘙痒部位，以使皮肤瘙痒缓解，但应避免用热水（包括花椒水、盐水、各种偏方等）洗烫来缓解瘙痒，这会进一步导致皮损恶化。

9. 特应性皮炎患者日常生活中的注意事项

（1）环境：特异性皮炎患者居室要凉爽、通风、清洁，日常用湿拖把、湿抹布打扫。冬季居室应使用加湿器（注意勤换水避免滋生细菌）以提高环境湿度，还应控制暖气或空调温度，避免过度干燥和高温等刺激，适宜居住温度为 18~22 ℃。避免各种动作、化学物质等刺激，如搔抓、摩擦、毛织物、酸性物质、漂白剂、铬、镍、香料、甲醛、防腐剂、塑料和橡胶等，也要避免过度应用各种杀菌剂及清洁剂等。居室中可用空气净化器，并应避免养宠物、家畜、家禽及植物，控制环境中的致敏物（如尘螨、动物皮屑、花粉等）。婴幼儿患者还应避免与患有单纯疱疹、带状疱疹等病毒性疾病的家属同室居住或接触，以免被感染。

（2）饮食：避免饮酒、吸烟以及食用辛辣刺激性食物；薯条、汉堡、植物奶油蛋糕等含有大量氢化植物油的食物尽量少吃。5 岁以下儿童常见食物过敏原为牛奶、花生、鸡蛋、小麦和豆类；5 岁以上儿童常见食物过敏原为坚果、海 / 河鲜等；青少年和成人食物过敏较少见。可考虑检查过敏原，如果食物和特应性皮炎发病间的因果关系明确，建议忌口 4~6 周，并观察皮疹改善情况，如患者既往无严重过敏反应史，必要时可到医院进行食物过敏原激发试验。除非明确食物和特应性皮炎发病间的因果关系，否则不推荐盲目忌口，过度忌口可能导致患者营养不良。

母乳喂养的患儿要观察母亲进食各种肉类、蛋类、奶类、豆类时患儿的皮疹情况，必要时母亲忌口。奶粉喂养的患儿应观察患儿皮疹情况，必要时更换其他品牌或不同奶源奶粉（骆驼奶粉、羊奶粉），如更换后症状仍然加重，可考虑更换部分水解奶粉或完全水解奶粉。患儿添加蛋类、小麦类辅食应在出生 6 个月后，肉、鱼等异种蛋白质应在出生 9 个月后添加，并采取少量多次、逐渐增加的方式；喂养不宜过饱，以免加重肠道负担。患儿家属应密切观察并努力寻找生活中的可疑致敏因素，发现后应及时避免，但不要随便忌口，以免影响患儿的生长发育。儿童除有明确食物不耐受的证据外，不必忌口肉、蛋、奶。

（3）衣着：特异性皮炎患者宜选择纯棉、柔软、宽松衣服，避免人造纤维或动物类制品（如羊绒、羊毛、蚕丝等织品以及皮衣、羽绒枕、羽绒被等）直接接触皮肤。选中性洗涤剂清洗衣服，并要清洗干净。婴幼儿应选择轻薄、柔软、透气的纸尿裤，如仍然出现皮疹则需用棉布改制的尿布。

（4）出行：紫外线会加重特应性皮炎，患者出门应避免日晒，最好物理防晒与化学防晒结合使用；户外活动时宜穿浅色衣服或防晒衣，阴天的时候紫外线也可穿透云层，也要注意做好防晒。

在春季、秋季，患者应尽量避免穿短衣和短裤到野外、公园等花粉较多的地方活动，野外作业或露营时应穿长袖和长裤并扎紧袖口与裤脚；在空气污染较重地区患者应减少户外活动，必要时戴口罩出行。注意做好防蚊措施，可用防蚊喷剂或防蚊贴，不然蚊虫叮咬可能加重皮疹和瘙痒，甚至发生局部溃烂。

（5）皮肤清洁：及时洗浴可以清除汗液、污秽及痂皮，减轻对皮肤的刺激；特应性皮炎患者皮肤表面易寄生微生物，保持皮肤清洁并避免外伤能降低皮肤表面细菌（如金黄色葡萄球菌等）以及病毒（如疱疹病毒等）的定植概率，防止加重病情。建议洗浴温度在 32~37 ℃之间，洗浴时间为 5~10 min，每日或隔日洗 1 次，洗浴过程中不宜过度搔抓或使用粗糙的尼龙球、浴巾等搓擦皮肤。推荐使用无刺激性、弱酸性的洁肤用品，其 pH 值以接近正常表皮 pH 值（约为 6）为宜。最好是用具有滋润保湿作用的沐浴露（乳），强碱性的香皂、肥皂等不宜应用。此外，非必要不要频繁更换洗浴产品的种类，以免增加接触性刺激或过敏的发生概率。如皮损有感染倾向，可在盆浴时加入次氯酸钠（0.005% 漂白粉）抑制细菌，有助于病情缓解。如处于急性期且有渗液、糜烂面应暂缓水洗，并及时到医院就诊进行药物湿敷治疗。

婴儿皮肤清洁用温清水轻轻擦拭皮肤即可，不要过度揉搓；应选择婴幼儿专用，pH 值约为 6，添加成分简单、刺激性小的洗浴用品；每日或隔日洗 1 次，冬季可适当减少洗浴次数，避免感冒。

外用保湿润肤品是特应性皮炎患者最重要的基础治疗。保湿润肤剂可阻止皮肤水分丢失并修复受损的皮肤屏障，减弱外源性不良因素的刺激，从而减少疾病的发作次数和降低严重程度。建议患者选用适合自己的保湿润肤品，有条件的可以选用含有天然保湿成分（如神经酰胺等成分）的保湿润肤品。选择时应综合考虑保湿效果、个人的舒适感以及经济承受能力。保湿润肤品一般白天用乳液，乳液易于吸收且不油腻，晚上用霜或软膏，保湿效果更持久。无须频繁更换保湿润肤品的种类，以免增加接触性刺激或过敏的发生概率，适合自己的才是最好的。建议足量多次使用，沐浴后 3 min 内使用效果更佳。冬季皮肤更易干燥，可选用富含脂类的保湿润肤品。建议儿童每周用量至少 100 g，成人每周用量至少 250 g。

进行光疗前应避免外用保湿润肤品，以免效果打折扣。但光疗后应立即进行保湿润肤护理，修复皮肤屏障。皮肤有色素痣的区域应在治疗时进行遮盖，避免紫外线刺激。

（6）精神：放松身心，运动、生活作息规律，不熬夜。避免精神紧张及焦虑，保持乐观开朗的为人处世态度。宜加强锻炼，但要避免剧烈运动，宜选择强度小、出汗少的运动，如游泳、散步、瑜伽、太极、八段锦等。

（7）药物：特应性皮炎患者有可能发生药物过敏，因此在使用新外用药时，应在局部皮肤先进行试验，如未出现红肿、瘙痒及皮疹等反应时才可大面积涂擦。每次涂药需厚薄均匀一致，同时密切观察皮损变化以及用药后的反应，如果不适应立即停药并就诊。不应频繁更换药物的种类和增减药量。

（8）预防接种：婴幼儿期及儿童期是疫苗接种的集中阶段。除症状严重以及正在口服激素或免疫抑制剂的患儿外，特应性皮炎患儿均应在症状缓解期进行正常疫苗接种。通常接种百白破混合疫苗、重组乙肝疫苗、水痘疫苗、手足口病疫苗、流脑 A 群多糖菌苗、乙型脑炎减毒活疫苗、麻疹、腮腺炎和风疹联合病毒活疫苗、流行性感冒（简称“流感”）活疫苗、狂犬病疫苗，以及口服脊髓灰质炎疫苗都是安全的；流感活疫苗与麻疹、腮腺炎和风疹联合病毒活疫苗中的麻疹和腮腺炎疫苗成分来自鸡胚细胞培养，因此可能有鸡蛋蛋白残余，其含量极微，仅吃鸡蛋即发生急性严重过敏反应的患儿需注意。虽然有研究认为，早期接种卡介苗可以通过其有益的脱靶效应来预防特应性皮炎，但亦有研究报道，卡介苗有加重特应性皮炎的风险。因此，卡介苗必须在特应性皮炎完全缓解期接种，并密切观察接种后反应。此外，患儿不应随意注射青霉素和血清制剂。具体情况应详细咨询医生。

成人特应性皮炎处于缓解期可以注射 HPV 疫苗和带状疱疹疫苗。

三、湿疹

湿疹（图 17–3）是皮肤科非常常见的一种疾病，尤其婴幼儿及中老年人多发。它的病因非常复杂，是多种内外因素相互作用的结果。湿疹可以引起真皮浅层及表皮的炎症，临床上可表现为丘疹、水疱、丘疱疹、鳞屑、结痂、糜烂、苔藓样变等多样化皮损，同时伴有剧烈瘙痒；急性期还有渗出倾向。由于本病发病率奇高，且部分患者有反复发作的倾向，严重影响患者的身心健康和生活质量，需要我们密切关注。

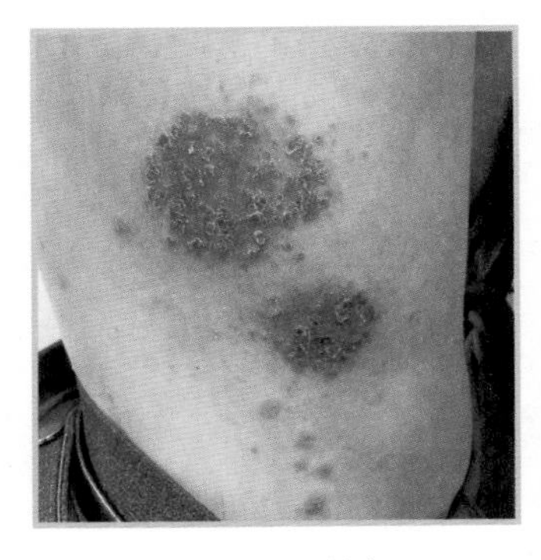

图 17–3　湿疹

1. 湿疹的病因

湿疹的病因并不明确，由于个体易感性的差异，每个个体的病因可能都不相同。主要的病因包括 2 个方面：

（1）内部因素：慢性感染病灶（如慢性咽炎、扁桃体炎、中耳炎、牙髓炎、龋齿、慢性胆囊炎、慢性肝炎、肠道寄生虫病、慢性胃炎、慢性肠炎、妇科炎症等）、内分泌失调及代谢改变［如月经不调、妊娠、甲亢、甲状腺功能减退（简称“甲减”）、糖尿病等］、血液系统疾病及循环障碍（如贫血、白血病、静脉曲张等）、神经精神性因素（如精神紧张、心理压力大、失眠、过度疲劳、情绪变化、烦躁易怒等）、遗传因素（如直系亲属有湿疹、哮喘、过敏性鼻炎病史等）。

（2）外部因素：食物（如牛肉、羊肉、鱼、虾、贝、山药、桃子、木耳、黄花菜、各种食品添加剂等）、吸入物（如花粉、屋尘螨、粉尘螨、真菌孢子、枯草颗粒、天然植物散发的气味、大气污染物、各种香精以及家居用品散发的甲醛等化学物质）、接触物［动物皮毛类（如羊毛、羊绒、貂皮等）、化妆品、护肤品、香皂、肥皂、人造合成纤维、各种洗涤剂、机油、橡胶等］、生活环境及气候变化（更换居住环境、日晒、寒冷、炎热、干燥、潮湿、热水洗烫等）。

2. 湿疹的分型及临床表现

湿疹根据病程及临床特点主要分为急性、亚急性和慢性 3 型。

（1）急性湿疹好发于面、耳后、手、足、前臂、小腿、腹股沟、腋窝等部位，严重者可蔓延至全身。皮损常对称分布，表现为红斑、丘疹、水疱等多种形态，边界不清，常伴有明显渗液，可以见到糜烂面。其间因沾水、搔抓或处理不当可继发感染，形成脓疱、脓液，亦可出现发热、淋巴结肿大等症状。患者自觉瘙痒剧烈。

（2）亚急性湿疹是由急性湿疹发展而来。急性湿疹炎症减轻或处理不当后，红肿、渗液减轻，皮损以丘疹、结痂和鳞屑为主，可见少量水疱及糜烂。

患者自觉瘙痒仍然剧烈。

（3）慢性湿疹是由急性湿疹及亚急性湿疹迁延而来，但也有少数患者一开始就表现为慢性湿疹。皮损为浸润性暗红色斑，可见丘疹、抓痕及鳞屑；皮肤肥厚、粗糙，呈苔藓样变。部分患者皮肤色素沉着（变黑）或色素减退（变为淡白色）。患者自觉瘙痒明显。病情缓解与加重交替，迁延时间几个月到几年。

在临床上，还有一些特殊部位的湿疹需要单独列出。如乏脂性湿疹（由皮肤干燥、水分脱失，或皮肤屏障受损、热水洗烫引起）、手部湿疹（各种外界刺激引起）、汗疱疹（掌跖和指侧缘水疱，干涸后脱屑，春季、秋季好发，每年发病）、乳房湿疹（多见于哺乳期，可见红斑、丘疹，伴有糜烂、渗液和裂隙，可能与婴儿唾液刺激有关）、外阴阴囊和肛周湿疹（通常与痔疮、肛瘘、妇科炎症、饮食等有关）、自体敏感性湿疹（湿疹处理不当或继发感染导致）、传染性湿疹样皮炎（多有化脓性感染灶，脓性分泌物及细菌毒素刺激导致）等。

3. 湿疹的治疗

湿疹的治疗原则通常与特应性皮炎一致，详见特应性皮炎相关内容，此处不再赘述。

4. 湿疹患者日常生活中的注意事项

湿疹患者衣、食、住、行等方面应与特应性皮炎患者一致，详见特应性皮炎相关内容，此处主要强调临床上笔者遇到的一些湿疹患者的理解误区以及与特应性皮炎患者的不同之处。①切勿搔抓、揉搓、热水烫洗，不要用碱性肥皂以及花椒水、盐水等刺激性物质洗涤，避免使用刺激性强的外用药物。②湿疹的急性期切记忌吸烟、忌饮酒以及忌食辛辣刺激性食物，以免加重病情。③前述内部因素中包括的慢性疾病等必须积极治疗。④湿疹患者很容易发生药物过敏，在使用新药时一定要慎重，不要乱用药物。外用药应先在局部皮肤试验，观察皮疹变化和用药后的反应，如有不适应立即停用并咨询医生。口服药物应在医生指导下服用。如药物治疗有效，不要频繁更改药物的种类和剂量。强效或超强效激素类药物不宜长期或大面积外用，以免引起不良反应。⑤小腿湿疹伴有下肢静脉曲张时，平时应抬高下肢并咨询血管外科医生是否需要手术或穿弹力袜，以改善下肢血液循环。⑥对于肛门及外生殖器部位的湿疹，应积极寻找病因并治疗，如检查是否有痔疮、肛瘘、前列腺炎、前列腺增生肥大、阴道炎等。

5. 湿疹容易反复发作的原因

难以确定湿疹的病因或者一些病因难以去除，再加上个体的过敏体质以及易感性造成了湿疹反复发作的特点。

第十八章
荨麻疹

一、荨麻疹

荨麻疹（图 18–1）俗称“起饭”“风疹块”，是由皮肤黏膜暂时性的血管扩张及其通透性增加引发的局限性水肿反应，主要表现为一种隆起于皮肤的水肿性团块（也叫风团）。这种风团通常于 0.5 ~ 24 h 内消退，但是可能会反复发作。患者病程长短不一，最长可达 20 年。

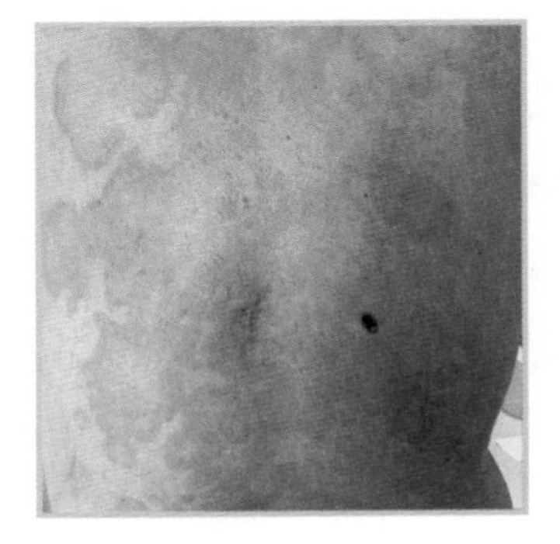

图 18–1　荨麻疹

1. 荨麻疹的病因

人体内的肥大细胞、嗜酸性粒细胞等多种炎症细胞活化后会释放一些具有炎症活性的化学物质，如组胺、5– 羟色胺、前列腺素、白三烯、各种细胞因子及趋化因子等，这些物质可引起血管扩张和其通透性增加。能够引起这些炎症细胞活化的因素均可能引发荨麻疹。

常见的触发因素：①食物，包括动物蛋白，如牛肉、羊肉、牛奶、鸡蛋、鱼、虾、蟹、贝等；各种植物，如蘑菇、山药、辣椒、蒜、花生、坚果、大豆、草莓、猕猴桃、菠萝、柑橘等；食品添加剂，如人工色素（酒石酸、胭脂红、日落红、苋菜红、煌蓝、藻红、靛蓝等）、防腐剂（苯甲酸钠、山梨酸钾、水杨酸、抗坏血酸、亚硫酸盐、亚硝酸钠等）、抗氧化剂（D– 异抗坏血酸钠、茶多酚、迷迭香提取物、二丁基羟基甲苯、叔丁基对苯二酚、没食子酸丙酯、抗坏血酸棕榈酸酯、硫代二丙酸二月桂酸酯、4– 己基间苯二酚等）。②吸入物，包括花粉、尘螨、灰尘、动物皮毛及皮屑、羽毛、真菌孢子、化学挥发性物质等（甲醛、苯类、丙酮、乙酸乙酯等）。③接触物，包括橡胶、肥皂、洗发剂、金属盐（氯化钴、镍铂、苯甲酸钠、铬酸盐等）、有机物质（乙醇、乙酸、甲醛、环氧树脂等）。④药物，包括青霉素类、头孢类、解热镇痛类（如阿司匹林、对乙酰氨基酚等）、小檗碱、磺胺类、血清制剂以及某些疫苗等。⑤感染，如肝炎病毒（甲型肝炎病毒、乙型肝炎病毒、丙型肝炎病毒、戊型肝炎病毒）、柯萨奇病毒、链球菌、葡萄球菌、真菌以及各种寄生虫等。⑥物理因素，冷、热、日光、压力、摩擦等。⑦系统性疾病，包括红斑狼疮、恶性肿瘤、自身免疫性肝炎、自身免疫性甲状腺炎、炎性肠病、内分泌及代谢紊乱等。⑧精神及遗传因素。

需要注意的是，多数荨麻疹患者不能找到确切病因是目前临床上面临的难题。

2. 荨麻疹的临床表现

荨麻疹的主要临床表现是风团以及不同程度的瘙痒，少数患者还会伴有血管性水肿。依据临床表现及诱因的不同主要将荨麻疹分为 2 类。

一类是自发性荨麻疹，包括急性和慢性 2 种。急性自发性荨麻疹起病非常急骤，病程不超过 6 周。患者会突然自觉瘙痒，继而出现大小不等的风团，呈圆形、椭圆形、不规则形等。风团呈红色或苍白色，数分钟至数小时内减轻并逐渐消失，一般不超过 24 h，消退后不留下任何痕迹，但可能会此起彼伏，反复发作。此型严重者可有全身症状，如心慌、血压降低等过敏性休克症状，恶心、呕吐、腹痛、腹泻等胃肠道黏膜受累症状，尤其需要注意的是累及喉头、支气管时可引起呼吸困难甚至窒息而危及生命。慢性自发性荨麻疹是荨麻疹症状反复发作超过 6 周，且每周至少发作 2 次。患者病程可持续数月至 20 年，常常与感染及系统性疾病有关，部分患者也可由药物诱发。

另一类是诱导性荨麻疹，具体有以下几种：①人工荨麻疹，手抓或用钝器划过皮肤数分钟后沿划痕出现条索状隆起，约 30 min 后消退，可伴有或不伴有瘙痒。人工荨麻疹患者病程可持续数周至数年，通常 2~3 年自愈。②日光性荨麻疹，日光照射后数分钟在面颈部、手、足等暴露部位出现红斑和风团，数小时内消退。极少数严重患者可在非暴露部位出现风团。③冷接触性荨麻疹，分为家族遗传性和获得性 2 种。家族遗传性较少见，通常婴幼儿时期开始发病；获得性表现为接触冷风、冷水或冷物体（如雪糕、冰块等）后，暴露部位或接触部位出现风团，部分患者吃雪糕或冰激凌后可引起口腔和喉头水肿，需要忌冷饮和冷食。④压力性荨麻疹，压力刺激（如站立、久坐、穿紧身衣服等）后，承重和被压迫部位（如手掌、足跖、臀部、系腰带处等）出现风团。⑤热接触性荨麻疹，分为家族遗传性和获得性 2 种。家族遗传性少见，幼年发病；获得性表现为接触 43 ℃ 以上温水后 1~2 h 在接触部位出现风团。⑥胆碱能性荨麻疹，多见于年轻人，是由于运动、受热、情绪激动紧张、进食辛辣食物或饮酒后，体内温度上升，使自身胆碱能神经释放乙酰胆碱而引发。皮损为直径 1~3 mm 的丘疹性风团，周围有红晕；患者自觉瘙痒或有烧灼感，也可有麻刺感，严重者可有头晕甚至晕厥。这些症状通常 0.5~1 h 消退。⑦振动性荨麻疹，皮肤被振动（如跑步、毛巾搓擦、骑摩托车或使用除草机和矿山机械等）后出现局部风团，半小时左右消退。⑧接触性荨麻疹，皮肤接触某些物质（如前述金属盐、有机物、食物防腐剂和添加剂等）后出现风团和红斑。⑨水源性荨麻疹，很罕见，皮肤接触水后出现风团，并伴有瘙痒。此种荨麻疹与水温无关，通常 1 h 左右消退。⑩运动性荨麻疹，运动后进食（或暴饮暴食）后出现风团和血管性水肿，严重者可发生休克。可能与某些食物（如小麦、花生等）有关。

3. 慢性荨麻疹容易复发的原因

慢性荨麻疹是风团反复发作超过 6 周，病程持续数月到数年。此类荨麻疹中超过 50% 为慢性自发性荨麻疹，通常与前述感染因素、系统性疾病以及一些药物有关；另有近 50% 为诱导性荨麻疹，与遗传因素有关。由于荨麻疹病因极多，大部分慢性荨麻疹患者难以找到病因；部分患者病因清晰但难以去除，如诱导性荨麻疹、系统性疾病引起的荨麻疹等，易于做出临床诊断，但极为顽固，容易复发，治疗上很棘手。

4. 荨麻疹的治疗

荨麻疹的治疗原则是去除病因，并进行抗过敏治疗和对症治疗。

去除病因主要包括避免接触前述可疑食入物、吸入物、接触物，以及及时治疗感染、系统性疾病。需要患者在日常生活中多观察，必要时可进行过敏原检测和体检。

抗过敏治疗和对症治疗主要包括外用药物治疗与系统性药物治疗。外用药物（如炉甘石洗剂等）主要作用是止痒，从而避免搔抓。系统性药物主要包括抗组胺药以及激素等。抗组胺药第一代与第二代的区别主要在镇静（让人嗜睡）方面，一代（如马来酸氯苯那敏等）镇静作用较强，高空作业人员、司机、精细工作人员应避免应用。病情严重（如有休克及呼吸困难）的患者需立即到急诊就医，可能需要激素治疗甚至气管切开。诱导性荨麻疹患者的治疗比较棘手，通常不同类型荨麻疹需配合相应药物治疗。

近年来，生物制剂治疗慢性荨麻疹取得了一定疗效。奥马珠单抗是一种重组人源化单抗，是针对过敏反应引起的抗 IgE 的生物制剂。IgE 由呼吸道及消化道黏膜固有层淋巴组织中的 B 细胞合成。IgE 可通过与肥大细胞或嗜碱性粒细胞结合，使得这 2 类细胞释放组胺等炎性物质导致过敏。奥马珠单抗可以通过与 IgE 特异性结合，降低游离 IgE 水平，防止 IgE 与嗜酸性粒细胞、肥大细胞和嗜碱性粒细胞结合，从而中断过敏反应。但要注意，奥马珠单抗仅用于采用抗组胺药治疗后仍有症状的成人和青少年（12 岁及以上）慢性自发性荨麻疹患者，且应在治疗前进行总 IgE 含量检测。

5. 过敏原检测的必要性

过敏原检测主要包括食入物及吸入物，食入物如鱼、虾、蟹、牛肉、羊肉、花生、牛奶、鸡蛋等，吸入物如花粉、尘螨、动物皮屑、枯草颗粒、金属盐等。目前最先进的过敏原检测包括 600 多种过敏原。

因此，慢性、反复发作且高度怀疑是食入物或吸入物引发荨麻疹的患者可以进行过敏原筛查。但由于我们每天的食入物或吸入物数目庞大，过敏原检测并不一定能查到。对于怀疑是感染、药物、系统性疾病、精神及遗传因素引起的荨麻疹，过敏原检测并无意义。绝大部分诱导性荨麻疹也不需要检测过敏原。

6. 荨麻疹患者日常生活中的注意事项

（1）环境：保持室内外环境卫生，消毒剂避免应用有挥发气味的，定期打开窗户通风，保持室内空气清新干燥；橡胶手套、染发剂、加香料的肥皂和洗涤剂等应予以避免；家中最好少养猫狗等宠物以及花草等植物；家居用品等应环保，避免甲醛等物质挥发影响；对吸入物（如花粉、粉尘）过敏的患者应避免去公园、野外等地点，出门应戴口罩；平时生活作息规律，以适应外界环境的变化；要针对性地避免受冷、受热、运动、情绪激动、日光照射、局部压迫等引起的诱导性荨麻疹，冷接触性荨麻疹患者不要去海水浴场，也不能洗冷水浴，冬季要注意保暖。

（2）饮食：荨麻疹与饮食的关系主要有两种，第一种是一些患者确定对某些食物过敏，食入后会引发荨麻疹；第二种是患者对某些食物并不过敏，但食入后会导致荨麻疹加重，这是需要荨麻疹患者特别注意的。第一种情况的患者可能通过日常观察或者检测过敏原确定，一旦确定以后需要一直忌口。第二种情况下，患者在患有荨麻疹期间需忌口，荨麻疹治好后无须忌口。需要忌口的食物包括酒、牛肉、羊肉、鱼、虾、牛奶、辣椒等，以及含有反式脂肪酸的食物（包括薯条、薯片、汉堡、饼干等）。这些食物中含有的动物蛋白、酒精、反式脂肪酸等会造成肥大细胞、嗜酸性粒细胞、嗜碱性粒细胞等的细胞膜不稳定，从而释放炎症介质，加重过敏反应。

此外，食品中含有的人工色素、防腐剂、抗氧化剂、酵母菌等也可能是诱因，休闲食品、罐头、腌腊食品以及饮料等中都可能大量存在。

（3）衣物：应穿纯棉、宽松、透气性好的衣服，经常更换并消毒，避免接触化学纤维（简称“化纤”）、羊绒、羊毛、蚕丝、皮草等衣物。家中避免铺地毯。

（4）精神：放松身心，不要熬夜，保持健康心态。锻炼身体，增强免疫力，但应避免剧烈运动，可考虑游泳、散步、瑜伽、太极、八段锦等，冷接触性荨麻疹患者应注意游泳的水温。

（5）药物：很多药物如四环素、青霉素、感冒药、解热镇痛药等都可能诱发荨麻疹，应请专业医生帮助分析，如果怀疑，应注意做好同样功效的药物替代工作。

（6）积极治疗原有疾病：荨麻疹可能是一种独立疾病，也可能是某些疾病的一种皮肤表现。可能引起荨麻疹的疾病包括寄生虫感染，如感染肠蛔虫、蛲虫等；细菌性感染，如龋齿、扁桃体炎、中耳炎、鼻窦炎等；病毒性感染，如乙型肝炎、丙型肝炎等；真菌感染，如手癣、足癣。糖尿病、甲亢、月经紊乱、体内潜在的肿瘤等也都可能引起荨麻疹。因此，积极治疗原有疾病是预防荨麻疹的必经之路。

二、血管性水肿

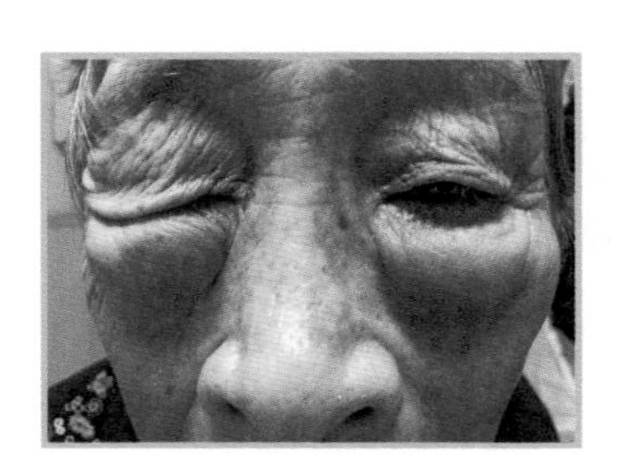

图 18–2　血管性水肿

血管性水肿（图 18–2）是一种发生于皮肤或黏膜的局限性水肿，又称为“巨大荨麻疹”，分为获得性和遗传性 2 种。

1. 血管性水肿发病机制的不同之处

获得性血管性水肿易发生于过敏体质的个体，食物、药物、吸入物、物理因素（如日光、冷、热、压力等）、化学污染物等均可能是诱因。而遗传性血管性水肿很罕见，是由于基因异常使补体成分 1（complement 1, C1）酯酶抑制物缺乏，导致 C1 活化，通过 C2–C4 途径释放激肽，激肽可使血管通透性升高，引起水肿；由于 C2\C4 的消耗，其在血液中的浓度会下降。

2. 血管性水肿的临床表现

获得性血管性水肿在皮肤松弛部位（如眼睑、口唇、外阴）好发，肢端亦可见到。皮损呈局限性肿胀，肤色或淡红色，边界不清，通常不痒，持续数小时到数天，消退后不留痕迹。由于常常与荨麻疹伴发，需要注意喉头水肿造成呼吸困难或窒息的可能。累及消化道可有腹痛、腹泻等。

遗传性血管性水肿多数在儿童期或青少年期开始发作，反复至中年甚至迁延终身，随年龄增长发作频率及严重程度会逐渐降低。外伤、感染等可诱发。皮损主要累及面颈部、肢端以及生殖器部位，患者自觉不痒，1~5 天消退。部分患者还可被累及胃肠道、膀胱等部位出现腹痛等症状。如累及呼吸道可导致喉头水肿甚至窒息，这是遗传性血管性水肿患者的主要致死原因。

3. 血管性水肿的治疗

获得性血管性水肿的治疗与荨麻疹的治疗相同。

糖皮质激素对遗传性血管性水肿是无效的，需要我们重点关注。急性严重发作患者需要使用醋酸艾替班特注射液，醋酸艾替班特是用于急性遗传性血管性水肿发作皮下注射治疗的缓激肽 2 型（B2）受体的选择性竞争性拮抗剂。长期预防 12 岁及以上患者的遗传性血管性水肿的急性发作可考虑拉那利尤单抗注射液。

4. 血管性水肿的分辨方法

除上述临床表现中发作年龄、诱因以及严重程度的不同以外，在临床上，遗传性血管性水肿患者在发作期会出现 C3 和 C4 的降低。患者如有急性发作应及时到医院就诊并检测 C3、C4，可以确定诊断。如需更详细分型需要进行基因检测。

5. 血管性水肿患者日常生活中的注意事项

获得性血管性水肿患者与荨麻疹患者的注意事项相同，主要包括发现并规避过敏原，饮食调节、注意物理因素及精神因素等，详见荨麻疹相关内容。

家中需常备抗过敏药，病情严重累及呼吸道并有呼吸困难或窒息的患者需立即就医。

遗传性血管性水肿患者需注意以下 7 点：①避免外伤和感染，外伤和感染可诱发本病，日常生活中应尽量少用尖锐器具，如需手术需提前告知医生病史；注意天气变化，及时增减衣服，避免感冒、发烧。②注意休息，避免劳累，放松身心，避免情绪剧烈波动；适当锻炼身体，但应避免剧烈运动，可考虑游泳、散步、瑜伽、太极、八段锦等。③饮食应清淡，避免食用辛辣刺激性食物，以及牛肉、羊肉、鱼、虾等。④发现呼吸道水肿且呼吸困难应立即就医。⑤有此病家族史的孕妇应做遗传咨询和产前诊断。⑥治疗其他疾病的药物在使用前应咨询医生意见，避免出现意外。⑦ 12 岁以上患者可考虑生物制剂预防性治疗。

第十九章

瘙痒性皮肤病

一、瘙痒症

瘙痒症的特点是仅有皮肤瘙痒的感觉，但没有原发性皮疹，而搔抓导致的抓痕、破溃属于继发性皮损。瘙痒症分为全身性和局限性 2 种，其产生的原因是不尽相同的。

1. 瘙痒症的病因

瘙痒症的病因是极为复杂的。全身性瘙痒症的病因包括皮肤干燥（尤其是中老年人）、系统性疾病（如糖尿病、铁缺乏症）、终末期肾病（尿毒症）、肝胆疾病（如肝脏肿瘤、乙型肝炎、丙型肝炎、肝硬化等）、甲状腺疾病（如甲亢、甲减等）、自身免疫病（如红斑狼疮、皮肌炎、干燥综合征等）、血液系统疾病（如真性红细胞增多症、特发性血小板增多症）、感觉神经病变（如感觉异常性背痛、肱桡肌瘙痒症）、艾滋病、肿瘤性疾病（如多数恶性实体肿瘤、淋巴瘤、白血病等）；其他如药物、食物、吸毒、寄生虫感染、妊娠、生活环境（水、空气、植物、宠物）及习惯（洗浴、锻炼、工作等）、气候改变（冷、热）、神经精神性因素（如神经功能或器质性疾病、情绪焦虑、抑郁等）等均可导致瘙痒症。

局限性瘙痒症可由其他皮肤病引起，如阴囊瘙痒症与多汗、潮湿、摩擦（衣服过紧）、化纤衣服、股癣、前列腺炎、精神紧张、神经衰弱等相关；女性外阴瘙痒症与阴道滴虫、念珠菌、淋病奈瑟球菌、加特纳菌、内分泌及性激素等相关；肛周瘙痒症与痔疮、肛瘘、肛裂、慢性腹泻、前列腺炎、寄生虫（如蛲虫）、念珠菌、真菌、腰椎间盘突出压迫或激惹神经等相关；瘢痕及烧伤可引起瘙痒；玻璃纤维也可引起瘙痒。可引起瘙痒的药物（部分）见表19-1。

表 19-1 可引起瘙痒的药物（部分）

类别	药名
抗生素类药	依托红霉素、米诺环素、阿莫西林克拉维酸钾、磺胺类（如复方新诺明、磺胺甲基异恶唑、磺胺二甲嘧啶、柳氮磺吡啶、磺胺嘧啶银、磺胺二甲嘧啶、磺胺米隆、联磺甲氧苄啶等）
心血管病用药	血管紧张素转换酶抑制剂（如卡托普利、依那普利、贝那普利、福辛普利等）、β 受体阻滞剂（如普萘洛尔、美托洛尔等）
精神药物	氯丙嗪、苯妥英钠、锂剂、金制剂、可乐定
皮肤科用药	维 A 酸、补骨脂素、氯喹
止痛药	非甾体抗炎药（如对乙酰氨基酚、双氯芬酸、布洛芬等）、曲马多、可待因、吗啡、芬太尼等
抗肿瘤类药物	吉非替尼、达拉菲尼、曲美替尼、索拉菲尼等
生物制剂	伊匹单抗、纳武单抗、西妥昔单抗等
其他	羟乙基淀粉

注：由于篇幅所限，表中所列仅为部分药物。使用药物前应仔细阅读药品说明书。

2. 瘙痒症的临床表现

全身或局限性皮肤瘙痒，但皮肤表面并无原发性皮疹，仅有瘙痒、烧灼感或蚁行感，常常呈阵发性，且夜间更明显。好发部位有外阴、肛周、小腿、头皮等。病程较长患者因搔抓可出现抓痕、血痂、色素沉着、色素减退等；部分患者长期搔抓后出现湿疹化，甚至皮肤变厚形成苔藓样变，也可继发感染导致毛囊炎、淋巴结炎等。

一些特殊类型的瘙痒症是需要特别关注的：

老年性瘙痒症多因皮肤老化，皮脂腺萎缩进而功能减退，分泌皮脂减少使皮肤干燥、脱屑引起瘙痒；部分老年人经常用热水洗烫，或用肥皂、香皂、各种碱性洗剂洗涤皮肤，使皮脂膜及皮肤屏障受损，进一步加重瘙痒。

头皮瘙痒主要累及头皮，可能与精神压力大、身体疲劳有关，也可能与脂溢性皮炎、毛囊炎等疾病有关。

与温度相关的瘙痒症包括冬季瘙痒症和夏季瘙痒症。冬季瘙痒症是由寒冷诱发，秋季、冬季昼夜及室内外温差大，温度急剧变化时以及脱衣睡觉时加重，同时可有皮肤干燥、脱屑。夏季瘙痒症由高温高热、出汗、潮湿引发，可伴有毛囊炎及间擦性皮炎。

妊娠瘙痒症是困扰许多孕妇的顽疾，常常发生于妊娠末期，早期发生的也不少见。其中 80%~90% 的孕妇是由于雌激素升高使肝内胆汁淤积引发，也因此部分孕妇会伴有黄疸。妊娠瘙痒症通常不会导致孕妇死亡，但有早产、胎儿窘迫或死胎的风险，有瘙痒症状的孕妇应及时检查总胆汁酸、血清胆红素以及碱性磷酸酶。多数孕妇分娩后瘙痒及黄疸自行缓解或痊愈。

肛门及肛周瘙痒可以是特发性的，也可以是继发于其他疾病的。原发性的可能病因有摄入咖啡或辣椒过量，过度饮酒，局部卫生差，有精神疾病等；继发性的病因包括慢性腹泻、肛门松弛导致肛漏、肛瘘、痔疮、肛裂、性传播疾病（如尖锐湿疣、衣原体感染等）、真菌感染（如念珠菌感染）、寄生虫（如蛲虫）、肿瘤（如肛门癌）、腰椎间盘突出压迫神经以及其他皮肤病（如银屑病、硬化萎缩性苔藓、接触性皮炎等）。

外阴及阴囊瘙痒的可能病因包括接触性皮炎、念珠菌感染、恶性肿瘤、过度洗浴、内衣不透气、劣质卫生巾及卫生纸以及其他皮肤病（如银屑病、湿疹等）。

3. 瘙痒症的治疗

由于瘙痒症的病因庞杂，尤其瘙痒可能是一些系统性疾病或肿瘤等的并发症甚至首发症状，所以反复发生或顽固的瘙痒需要引起我们足够重视，需及时到医院检查并明确病因，并进行有针对性的治疗。

外用药物治疗以止痒、保湿润肤为原则，药物刺激性越小越好。瘙痒轻微可选择炉甘石洗剂、维生素 E 乳膏、复方薄荷脑软膏、利多卡因乳膏等。

瘙痒控制不佳者可考虑吡美莫司或糖皮质激素类药膏，但应到医院就医并在医生指导下使用。

系统性药物治疗需听从专业医生建议，如抗组胺药、维生素 C、钙剂、三环类抗抑郁药、抗焦虑药等。老年性瘙痒症可能需要应用性激素治疗。

物理治疗中光疗、淀粉浴、矿泉浴等效果颇佳，有条件的可以选用。

4. 瘙痒症患者日常生活中的注意事项

（1）应明确并去除病因。老年性瘙痒症应注意排除疥疮、虱病、肿瘤、甲状腺疾病、肝肾疾病等引起的继发性瘙痒症，应每日对皮肤进行保湿润肤护理；妊娠瘙痒症应及时进行相关化验检查；温度相关瘙痒症应调适寒温，避免暑热及寒冷刺激；因食物或药物引起的瘙痒症应忌口或停用可疑药物；因其他疾病继发瘙痒症患者应及时治疗相关疾病。

（2）忌饮酒，忌食牛肉、羊肉、鱼、虾及辛辣刺激性食物等；宜多吃新鲜蔬果以补充维生素，适当补充优质蛋白质，如吃猪瘦肉、鸡蛋等。

（3）瘙痒部位应避免过度搔抓、摩擦；不要用热水、花椒水、盐水洗烫等方式止痒；不要用碱性强的香皂、肥皂洗浴。洗澡时应用温度适宜的温水（38 ℃）轻轻擦拭，不要过度搓擦，并用保湿、弱酸性沐浴露洗浴，清洗干净后立即用保湿润肤品对皮肤进行护理；内衣应柔软、宽松，以纯棉织物为好，避免贴身穿羽绒、尼龙衣服及毛织品。

（4）会阴、肛周及阴囊瘙痒人群应保持局部卫生，但不宜过度清洁，切忌搔抓；不要滥用刺激性强的外用药物；平时保持愉快的情绪，忌忧思恼怒。

（5）不要随意自行使用激素类药物，应在专科医生指导下使用。激素类药物短期使用可能效果立竿见影，但不宜长期使用，因为可能会产生依赖性、耐药性等。此外，激素类药物还可能导致皮肤干燥、粗糙、过敏反应、继发感染、毛细血管扩张、激素依赖性皮炎、皮肤萎缩变薄、色素沉着、局部毛发增多等不良反应。

（6）含有酒精成分的止痒药物尽量不要使用，酒精会破坏皮脂膜，收敛干燥皮肤，导致瘙痒加重。

（7）适当参与户外活动及有氧运动，锻炼身体，增强体质；调节身心，听音乐、散步、参加有趣活动等分散和转移注意力，或通过有节律呼吸松弛训练来减轻焦虑。这些对控制瘙痒都有良好效果。

二、神经性皮炎

神经性皮炎（图 19–1）又称慢性单纯性苔藓，是生活中非常常见的一种慢性炎症性的皮肤神经功能障碍性疾病。它的特点是阵发性的剧烈瘙痒，并伴有局部皮肤斑块及苔藓样变（皮肤增厚、变硬、皮纹加深、皮嵴隆起）。

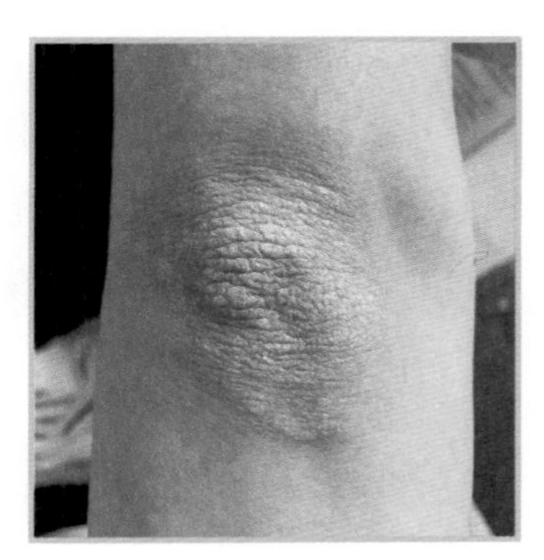

图 19–1　神经性皮炎

1. 神经性皮炎的病因

神经性皮炎的病因目前并不完全清楚，通常认为与大脑皮质及神经末梢的兴奋和抑制功能失调有关，敏感、多疑的人群可能更易患神经性皮炎。神经性皮炎可能与神经精神性因素（如焦虑过度、精神紧张、忧郁、抑郁、情绪急躁、过度劳累、熬夜、睡眠质量差等）、内分泌失调、胃肠道疾病（如慢性胃炎、炎性肠病等）、饮食（饮酒及吃鱼、虾、辛辣刺激性食物等）、其他局部刺激（如毛及羽绒制品、化学物质、潮湿、多汗等）等各种内外因素有关。

由于神经性皮炎可能与各种内外因素有关，部分病因难以去除，所以容易反复发作。

2. 神经性皮炎的临床表现

“瘙痒—搔抓—瘙痒”恶性循环是本病发展的基本模式。反复搔抓刺激既是诱因也是加重因素。

临床上可以看到边界清楚的斑块，可有少量鳞屑、不同程度的红斑以及苔藓样变，具有特征性。皮损可以局限于某一特定部位（即单发），亦可多发甚至播散至全身，主要好发部位为颈后、耳后、眼睑、手肘、手腕、骶尾部、肛门、生殖器、足踝外侧等。本病病程长，反复发作，尤以夜间瘙痒剧烈。

3. 神经性皮炎的治疗

避免搔抓及摩擦等刺激，终止“瘙痒—搔抓—瘙痒”恶性循环是治疗本病的关键，部分由神经精神性因素引发本病的患者还应进行心理辅导。

外用药物治疗应根据皮损部位及类型合理选择。外用激素以及皮损内注射激素封闭治疗是主要治疗方法。皮损较厚部位可进行封包治疗。

系统性药物治疗可选用抗组胺药、维生素 C、钙剂、谷维素等，严重者可加用镇静药物及抗焦虑药物，甚至免疫抑制剂，但都需在专业医生指导下进行。

有条件的可进行物理治疗，如药浴、矿泉浴、光疗等。

4. 神经性皮炎的预防

①保持良好的生活习惯，早睡早起，避免熬夜，锻炼身体，多做户外运动及有氧运动。②保持乐观的生活态度，自我调节情绪，缓解压力，不要过于在意他人，心境平和，避免生气易怒，避免精神紧张。③尽量忌酒，不要暴饮暴食，尤其辛辣刺激性食物要少吃；应清淡饮食，多饮水，保持大便通畅。④居住环境明亮、洁净，不要过于潮湿，卧室中尽量不放花草等植物。

三、痒疹

痒疹（图 19–2）是以风团样丘疹、结节、剧烈瘙痒为特征的一组炎症性皮肤病，包括丘疹性荨麻疹、成人痒疹、小儿痒疹、结节性痒疹以及系统性疾病伴发的痒疹等。

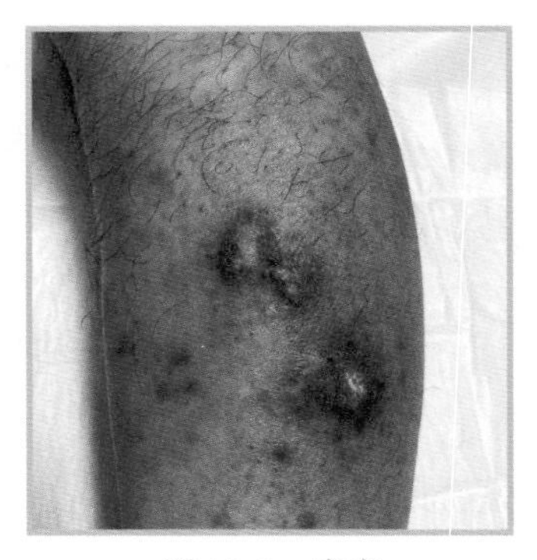

图 19–2　痒疹

1. 痒疹的病因

通常认为痒疹的发病与虫咬、过敏体质、遗传及精神因素、食物、药物、感染病灶、胃肠道功能紊乱、内分泌及代谢疾病、营养不良、恶性肿瘤相关，属于超敏反应的范畴。

2. 痒疹的临床表现

丘疹性荨麻疹是最常见的痒疹类型，多因昆虫叮咬引起，极少数与肠道寄生虫或食物有关。多见于儿童及青少年，成年人居住环境较差的也可发生。皮损为红色风团样丘疹，中央可有小水疱，瘙痒剧烈，1~2 周消退，但可反复发生。

成人痒疹多见于中青年，好发于躯干、四肢伸侧、头皮等部位，表现为多发的圆形质硬丘疹，可伴有色素沉着。发病前可有疲乏、失眠、胃肠道不适等症状。此种类型痒疹病程可持续 2~3 个月，瘙痒剧烈，有时会复发。

小儿痒疹多见于 1~3 岁儿童，多因荨麻疹或丘疹性荨麻疹未及时治疗，风团样丘疹逐渐转变为圆形质硬丘疹，瘙痒剧烈，搔抓后可伴有感染及淋巴结肿大，反复发作，病程慢性迁延。

结节性痒疹多见于中老年人，好发于四肢伸侧及头皮，表现为暗褐色疣状质硬结节，瘙痒剧烈，病程慢性迁延，消退后可遗留瘢痕及色素沉着。

系统性疾病伴发的痒疹见于孕妇及恶性肿瘤（如白血病）、糖尿病、甲状腺功能异常等患者。

3. 痒疹的治疗

外用药物治疗以止痒、消炎为主，如用炉甘石洗剂、糖皮质激素、他克莫司等，严重者需到医院就诊，可能需要封包治疗或局部封闭治疗。

系统性药物治疗可口服抗组胺药，严重者可能需口服抗焦虑药物甚至免疫抑制剂。

物理治疗如光疗、淀粉浴、矿盐浴等亦有不错的疗效，有条件者可酌情选用。结节性痒疹较为顽固，必要时需进行冷冻治疗、X 线放疗等。

4. 痒疹的预防

确定并去除各种可能的致病因素是重要的原则。如改善居住环境并除虫，避免蚊、螨、臭虫、跳蚤叮咬；调整饮食结构，清淡饮食，避免食用辛辣刺激性食物，改善胃肠道功能紊乱；如有营养不良应及时调理；有其他皮肤病或系统性疾病应积极治疗。

第二十章
药疹

药疹也称药物性皮炎，是药物通过口服、注射、吸入、外用等各种途径进入人体后引起的皮肤及黏膜的炎症性皮肤病。由药物引起的非治疗性反应，如过量、不耐受性、特发性、副作用及过敏反应等统称为药物不良反应。药疹是药物不良反应之一，是过敏反应最常见的类型。随着科技进步，药品种类越来越多，人口老龄化问题越发严重，用药人群急剧增多，再加上有滥用药物的现象，药疹的发生率也越来越高。

1. 药疹的病因

首先是个体因素。不同个体对不同药物的反应及敏感性是不同的，甚至同一个体在不同时期对同一药物的敏感性也不相同。这些情况与人体的不同生理状态、疾病病理状态、生物化学因素以及遗传因素等均有关联。

其次是药物因素。任何药物都可能出现不良反应，其中就包括药疹。实际上，不同药物引发药疹的风险是不同的。我们常见的抗生素、解热镇痛药、精神类药品、血清制品及疫苗等在临床上均容易引起药疹。我们通常认为较安全的中草药也是极易引发药疹的，主要原因是中草药难以提纯，成分复杂。药疹的发生往往由于一些杂质而非有效成分引发。近年来，飞速发展的生物制剂也需要我们高度关注，它们针对免疫系统靶点的机制使得免疫系统紊乱引发的药疹也非常常见。

最后是其他影响因素。如药物剂量、疗程及用药频率都是影响因素，摄取药物次数多、剂量大，药物的协同及累积就可激发不良反应。人体患有不同疾病亦可对药物产生影响，例如治疗某些病毒感染时易于发生特发性药物过敏。

环境因素（如日光照射）会诱发某些药物的光敏反应，从而引发不良反应。

2. 药疹的临床表现

药疹的临床表现多样而复杂，同一种药物对不同患者引起的药疹不尽相同，患者在不同时期使用同一种药物引起的药疹也可以不同，这也是临床上药疹不容易诊断的原因。由于药疹可导致多器官衰竭甚至死亡，后果极其严重，需要我们高度重视。

固定型药疹（图 20–1）是很常见的一类药疹，用药后 1~2 周，在躯体某一部位会出现圆形或椭圆形边界清楚的暗紫红色水肿性红斑，可为 1 个或多个，常发生于口腔或生殖器（龟头、阴唇）等皮肤 – 黏膜交界部位，也可发生于躯干和四肢甚至泛发全身。红斑痒或痛，数天后消退并遗留色素沉着（黑斑），亦有局部糜烂、破溃者，病程稍长。当患者再次使用相同药物时，皮损通常在同一部位复发，这是固定型药疹的特征。

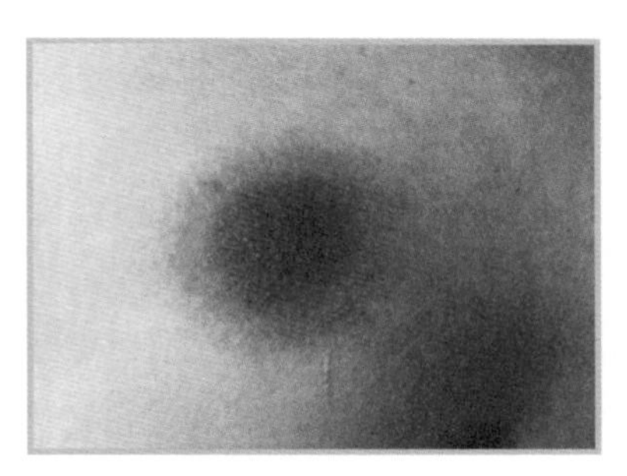

图 20–1　固定型药疹

荨麻疹型药疹、麻疹型药疹、湿疹型药疹、痤疮型药疹、扁平苔藓型药疹、黄褐斑型药疹及紫癜型药疹因皮损与相应的疾病相似而得名。这些药疹相对症状较轻，但需及时治疗，避免向重型药疹发展。

急性泛发性发疹性脓疱病是一种急性发热性药疹，患者全身会出现泛发性小脓疱，伴有水肿性红斑，迅速波及全身，需要与其他发疹性疾病相鉴别。

光敏性药疹是应用光敏药物（表 20–1）后照射日光导致的。在曝光部位会出现晒斑样皮损，有边界清楚的水肿性红斑，严重者可出现水疱或大疱。部分患者在非曝光部位亦可出现皮损。

表 20-1　常见光敏药物一览（部分）

类别	分类	药名
抗生素类药	喹诺酮类	司帕沙星、氧氟沙星、环丙沙星、洛美沙星等
	磺胺类	磺胺甲基异恶唑、复方新诺明、磺胺二甲嘧啶、柳氮磺吡啶、磺胺嘧啶银、磺胺二甲嘧啶磺胺米隆、联磺甲氧苄啶等
	四环素类	多西环素、米诺环素、地美环素等
	氨基糖苷类	氯霉素、庆大霉素等
抗真菌药	三唑类	伊曲康唑、氟康唑、酮康唑等
	非多烯类	灰黄霉素
利尿药	噻嗪类利尿药	氢氯噻嗪、呋塞米、托拉塞米等
抗心律失常药		奎尼丁胺碘酮
降糖药	磺酰脲类	格列本脲、格列吡嗪、格列齐特、格列喹酮、格列苯脲
降压药	钙拮抗剂	硝苯地平、氨氯地平、地尔硫革等
	血管紧张素转化酶抑制剂	卡托普利、依那普利等
抗结核药		异烟肼、吡嗪酰胺
精神药物	吩噻嗪类	氯丙嗪、异丙嗪、奋乃静
皮肤科用药	维 A 酸类	异维 A 酸、阿维 A、维胺酯、维 A 酸软膏、阿达帕林凝胶、他扎罗汀等
	抗组胺类	氯苯那敏（马来酸氯苯那敏）、苯海拉明
	褪色剂药物	氢醌霜
镇痛药	非甾体抗炎药	布洛芬、阿司匹林、双氯芬酸、水杨酸钠、萘普生、吡罗昔康等
抗肿瘤药		长春新碱等
避孕药		含雌激素、黄体酮的药物

注：由于篇幅所限，表中所列仅为部分药物。使用药物前应仔细阅读药品说明书。

多形红斑型、大疱性表皮松解型、红皮病型（又叫剥脱性皮炎型）以及药物超敏反应综合征属于重型药疹。多形红斑型可出现泛发性水肿性红斑、水疱、大疱甚至血疱，严重者表皮剥脱并累及口、眼、肝、肾等多个器官，进而导致器官衰竭、败血症甚至死亡。大疱性表皮松解型是药疹中较严重的类型之一，起病急，患者全身会迅速出现弥漫性紫红色或暗红色斑，进而出现水疱、大疱以及表皮松解剥脱，伴有糜烂渗出如烫伤样；口、眼、呼吸道及内脏均可受累，可出现高热、腹泻及昏迷等全身症状，如未及时诊治可因感染、器官衰竭、毒血症等死亡。红皮病型常因其他型药疹治疗不当或未及时停用可疑药物引发，患者全身潮红、肿胀、糜烂和渗出，数周后红肿消退，出现大量脱屑，如不及时治疗，可因全身衰竭和感染死亡。药物超敏反应综合征可由多种药物（如磺胺类、抗癫痫类等）诱发，患者可有高热、全身红斑，逐渐发展为红皮病样，内脏受损，尤其可导致急性重型肝炎及肝衰竭，死亡率在 10% 左右，非常凶险。

药疹的表现形式多种多样，在临床上分辨较为困难。如果出现皮肤症状，应回忆一下是否因其他疾病曾用过药物，并及时就诊告知医生，一一加以排除，以免延误诊治。需要注意的是，用药后 4~20 天内都可能引发药疹，用药信息应尽可能全面。

3. 致敏药物的检测方法

致敏药物检测主要分为体内试验和体外试验。

皮内试验（简称“皮试”）是体内试验的一种，是常用的预测皮肤超敏反应的方法之一，如青霉素、头孢菌素等的皮试，但结果阴性并不能绝对排除发生过敏反应的可能。皮试对于有高度药物过敏史者是禁用的，因皮试剂量亦可诱发其严重的过敏反应。其他体内试验方法如点刺试验和斑贴试验等也有应用。口服类药物可进行药物激发试验，即通过口服可疑药物的试验剂量（治疗剂量的 1/8）来验证反应。此种试验有一定危险性，应谨慎应用。

体外试验包括放射变应原吸附试验、组胺试验、淋巴细胞转化试验等，虽然安全性高，但试验结果准确度很差。

总之，目前致敏药物检测仅为参考，并无安全性及可靠性均高的方法。除了疾病要求必须使用的药物且无可替代时才考虑进行，常规情况下停药并更换其他药物即可。

4. 药疹的治疗

应及时就诊皮肤科，在医生指导下进行治疗。治疗原则：首先，停用致敏或可疑致敏药物，对于同类药物（尤其是化学结构近似的药物）也应避免使用。其次，对于轻型的药疹可内服抗组胺药、维生素 C、葡萄糖酸钙、小剂量激素，外用炉甘石洗剂或激素类药膏；对于重型的药疹需早期足量使用糖皮质激素、防止感染、进行支持疗法和血浆置换等，严防脏器的损伤。

5. 药疹患者日常生活中的注意事项

①一定要多饮水，这样可加速药物的排出。适量摄入优质高蛋白食物、高碳水化合物（如小麦制品等），多吃新鲜蔬果，暂时忌食牛肉、羊肉、鱼、虾及辛辣刺激性食物等，也要忌饮酒。②居室温度应适宜，勤通风，定期消毒，避免感染；被褥及内衣及时清洁，保持个人卫生。③放松身心，注意休息，勿熬夜；适当锻炼身体，增强免疫力。④如皮肤有破溃、渗液，禁止沾水，应及时到医院，在医生指导下进行相应处理（如湿敷治疗）。

6. 药疹的预防

①用药应在医生指导下进行，避免滥用药物。用药前应仔细阅读药品说明书，尤其注意名字以“复方”开头的药物，要仔细阅读其详细成分。②牢记自身的药物禁忌，每次就诊时都应告知医生。③新服用药物后，如出现红斑、瘙痒、发热等表现，应立即停用并立即就医咨询。如确认为药疹，应咨

询医生此类致敏药物的成分及结构相似的药物名称并牢记，以后避免应用。④应用青霉素、血清制品等易致敏药物前应进行皮试，用药后亦应密切观察。接种疫苗后应最少观察半小时再离开，防止意外发生。

第二十一章

血管炎性皮肤病——过敏性紫癜

过敏性紫癜又称为IgA血管炎，是一种IgA抗体介导的毛细血管和细小血管炎症，它的特征性皮疹是一种直径1~5 mm，稍高出皮肤表面的紫红色皮疹，被称为“紫癜”（图21–1）。紫癜是由于血液（红细胞）外渗到组织中（也即出血）引起的皮肤颜色变化，按压时是不褪色的。除了这种皮损外，过敏性紫癜还可累及关节、肠道以及肾，由于此病好发于儿童和青少年，需要我们高度重视。

1. 过敏性紫癜的病因

过敏性紫癜的病因多样且复杂，细菌（如溶血性链球菌、金黄色葡萄球菌等）、病毒（VZV、麻疹病毒、风疹病毒、流感病毒等）、寄生虫（如蛔虫、

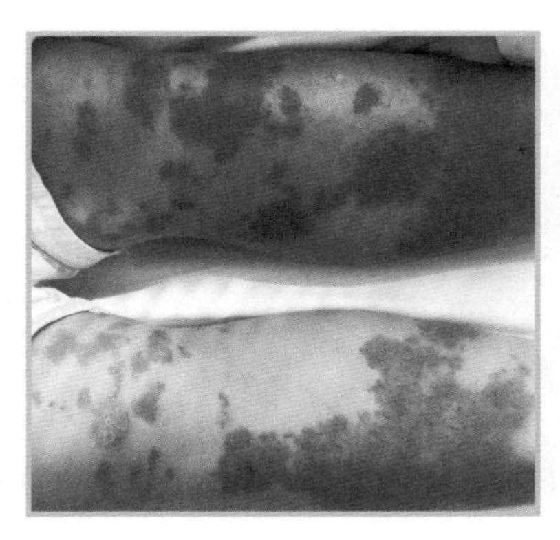
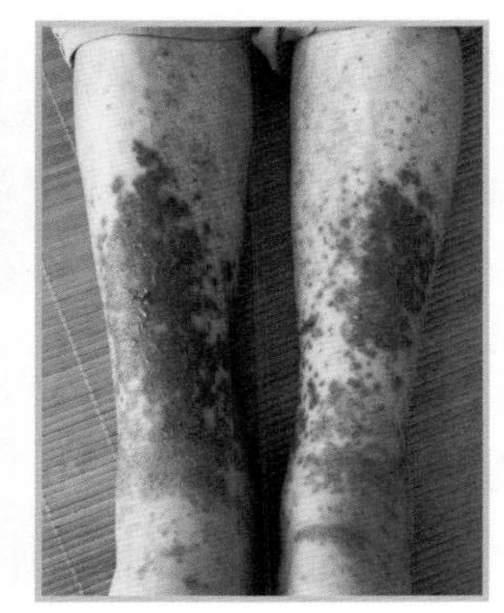

图21–1　紫癜

蛲虫等）、支原体、食物（牛奶、牛肉、羊肉、鱼、虾、蟹等）、某些药物（如青霉素、头孢类、磺胺类、水杨酸盐类等）、吸入物（如花粉、粉尘等）、化学物质、寒冷、接种疫苗、自身免疫病（红斑狼疮、类风湿性关节炎、干燥综合征等）以及肿瘤（骨髓或淋巴源性肿瘤）等均可能引发本病。

这些因素产生的抗原与人体内的抗体（IgA）相结合形成循环免疫复合物，并沉积于毛细血管和小血管壁产生炎症反应，进而导致各种临床症状。

2. 过敏性紫癜没有传染性

过敏性紫癜属于免疫系统介导的疾病，不具有传染性。

3. 过敏性紫癜的临床表现

患者发病前可有感冒、咽痛等上呼吸道感染症状，并可出现低热、乏力等全身不适，但年龄越大越不明显，部分患者无感觉；继而会出现红色丘疹，迅速发展为稍隆起于皮肤表面的紫癜，可以触及，部分可融合成瘀斑，好发于下肢（尤其是小腿），严重者可波及全身。本病易复发，病程可持续数月至数年。如只出现皮损称为单纯型过敏性紫癜；50%~75% 的患者可被累及关节出现水肿疼痛，称为关节型过敏性紫癜；50% 的患者可被累及肠道出现腹痛、恶心、呕吐、消化道出血等症状，称为腹型过敏性紫癜；20%~50% 的患者可被累及肾出现血尿、蛋白尿、肾功能不全等症状，称为肾型过敏性紫癜；如合并存在各型则称为混合型过敏性紫癜。因此，过敏性紫癜病情可轻可重，一定不能掉以轻心，应及时到医院就诊并做相应检查。

4. 过敏性紫癜患者需要做的检查

过敏性紫癜患者应检查血常规、凝血功能、尿常规以及粪便常规，确定是否累及各个器官和系统，进而选择不同的治疗方案。

5. 过敏性紫癜的治疗

应积极寻找并去除病因，例如感染因素（上呼吸道感染、扁桃体炎、咽炎、龋齿、牙龈炎、中耳炎、寄生虫感染等）、蚊虫叮咬、可疑药物及食物等。

及时到医院就诊。大部分患者症状较轻，可进行支持治疗及对症治疗，少部分严重患者（如肾型过敏性紫癜及腹型过敏性紫癜患者）可能需要给予糖皮质激素或免疫抑制剂治疗。

6. 过敏性紫癜患者日常生活中的注意事项

①注意休息，勿熬夜，减少活动，避免久站和久坐，最好卧床；避免日光直射，避免搔抓及摩擦。②注意皮肤卫生，洗澡时不宜过度搓擦，穿宽松、舒适的纯棉质地衣服。③多饮水；忌吸烟、饮酒，忌食辛辣刺激性食物及鱼、虾等，避免暴饮暴食；多吃营养（高蛋白、高维生素、低盐）且易消化的食物，如鸡蛋、瘦肉、豆类、蔬菜、水果等，应避免食用过冷、过热以及过硬食物，以免损伤消化道。④居住环境应整洁，温度、湿度适宜，不要过于潮湿。⑤日常应少去人员密集场所，避免交叉感染及外伤。

第二十二章
银屑病

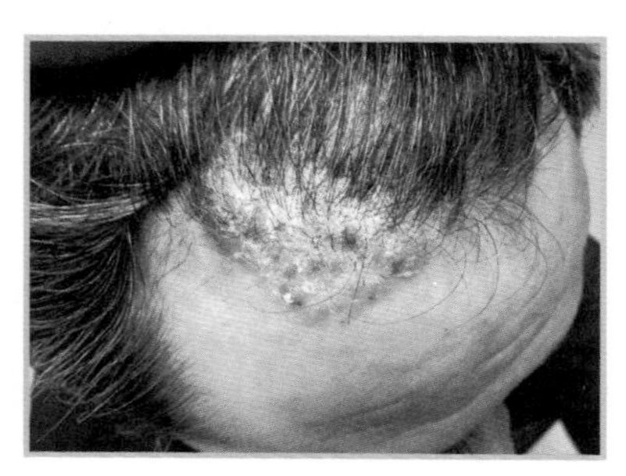
图 22-1　银屑病

银屑病（图 22-1）俗称“牛皮癣”，是一种遗传因素与环境因素共同作用诱发的由人体免疫系统介导的慢性、复发性、炎症性、系统性疾病。它的病程较长，有易复发的倾向，许多病例几乎终身不愈。

我们国家银屑病患病率约为 0.47%，在世界范围内处于中等水平，但由于总人口基数大，患病人群超过了 650 万人。该病发病以青壮年为主，其中超过 2/3 的患者在 40 岁以前发病，且有 57.3% 的患者病情严重程度为中重度，这对患者的身体健康和精神状况影响非常大。

银屑病分为寻常型银屑病、关节病型银屑病、脓疱型银屑病、红皮型银屑病 4 型。它的典型临床表现以皮肤鳞屑性红斑或斑块为主，局限或广泛分布，全身均可发病，以头皮、四肢伸侧较为常见，多呈对称状态，大多在冬季加重，夏季缓解，少数患者在夏季加重。除皮肤外，还可能会累及关节、指（趾）甲等部位，严重者可致残。

有关银屑病病因的研究非常多，但以目前的研究成果而言，尚不十分清楚其确切病因及发病机制，这也给后续的治疗带来了一定困难。由于本病具有慢性、反复发作的特性，许多患者需要长期医治，给患者的经济、生活以及心理上带来了很大负担，部分患者开始听信各种偏方、古方、秘方，往往花费了大量辛苦赚来的钱财而病未愈。

虽然本病目前尚无特效疗法，即所谓的“根治”，但也并非不治之症。实际上，许多疾病目前都是无法“根治”的，例如许多内科疾病，包括糖尿病、原发性高血压、自身免疫病等。如果安全、经济、有效的对症治疗手段可以控制症状，甚至全面清除皮损部分，那么，患者就可以在工作、心理以及生活等方面得到全面改善。

1. 银屑病没有传染性

银屑病是在遗传因素与环境因素共同作用下诱发的人体免疫系统介导的炎症反应，并不具有传染性。

2. 银屑病的遗传概率

银屑病的遗传概率为30%~40%。根据相关统计数据，有31.26%的银屑病患者有家族史。父母一方患病，可能有超过30%的概率遗传；如果父母两人都患病，遗传概率更高一些，大约有40%。银屑病是一种多基因遗传病，即其发病是由多种基因共同参与的。目前已被确认的银屑病易感基因有80多个。当仅有单一基因表型和环境因素时不足以引发银屑病。银屑病发病是一种在遗传背景下的多因素发病，受到后天因素（包括环境因素、感染因素、精神因素等）综合影响并触发。如果患者有孩子，一定不要让孩子有太大压力，饮食方面忌辛辣、忌酒，少食牛肉、羊肉、海/河鲜，锻炼身体，冬季注意保暖，总而言之就是一些诱发的因素要避免。

3. 银屑病患者妊娠后的注意事项

银屑病患者妊娠期要定期产检，确保胎儿无异常。病情控制应尽量选择外用药物，例如糖皮质激素类药膏（具体应遵医嘱），口服类药物的选择和服用应遵医嘱，尽量不要使用损害胎儿的药物，生物制剂通常是不能应用的。如瘙痒剧烈，应在医生指导下适量应用维生素C或者葡萄糖酸钙，并应用保湿或者物理方法止痒（具体见下文），同时患者要注意休息，放松身心，遇到事情不要焦虑和紧张，与家人及时、有效地沟通并学习调节心情的方法；如睡眠质量下降，可能需要更换治疗方案，应及时到医院与主治医生联系。患者平时要多吃新鲜蔬果，清淡饮食，适量摄入含优质蛋白质的食物，保证营养。衣服可选择棉、麻等质地的，并应尽量宽松。孕妇应戒烟并避免吸入二手烟，防止银屑病复发或恶化以及对胎儿产生不利影响。部分患者在妊娠期病情反而逐渐好转，这种情况是大家需要注意的，其与孕妇体内雌激素对银屑病的保护作用有关。通常孕妇在生产以后的3个月左右病情又会开始加重或反复。

4. 影响银屑病的环境因素

环境因素是可以诱发或加重银屑病的，部分患者还会因环境因素导致病情迁延不愈。环境因素主要包括以下几个方面：

（1）精神压力。精神过度紧张、心理应激、失眠、过度劳累等均可引发、加重银屑病或使其复发。每个人的精神压力来自各个方面，例如工作中的竞争和辛劳、家庭生活的负担和琐碎、学习任务的繁重、人际关系的紧张和焦虑等，久而久之就会引发精神障碍或生理功能失调，这些“病态”对人体神经系统和免疫系统的冲击与激活是诱发或加重银屑病的重要因素。因此，我们应适当地学习调节情绪和心态的方法，找到舒缓压力的方式，如运动调节、旅游调节、阅读调节、饮食调节等。同时，对自己进行正向的心理暗示，在改善坏情绪的同时还可以缓解病情。

（2）感染。银屑病的诱发或加重还与咽部急性链球菌感染密切相关，抗感染治疗后可使病情好转、皮损减轻或消退。其他与银屑病发病相关的感染可能包括葡萄球菌感染、HIV感染等，可能与细菌分泌产物或病毒对免疫系统的破坏有关。因此，我们应注意防止感染，日常生活中注意饮食卫生及个人卫生，忌食生冷食物，家庭居所及物品最好经常消毒、灭菌，防止带入外界环境的致病菌；冬天注意保暖，别感冒，尽量少去密闭、人员聚集的场所；避免到细菌感染的流行病区，家里有传染性疾病患者应做好隔离措施，个人做好防护，避免与其接触；锻炼身体，增强免疫力；如患感染性疾病应及时到医院就诊并进行抗感染治疗；洁身自好，避免不洁性行为。

（3）外伤。各种创伤（如手术、烫伤、灼伤或擦伤）对人体表皮细胞的损伤会激活神经免疫机制，使受伤局部发生同形反应而诱发银屑病。同形反应指的是正常皮肤在受损后，可诱发与已存在的银屑病相同的皮肤变化（皮损）。日常生活中应防止各种有形和无形的外伤，保护好自己。

（4）药物。目前已知的能诱发或加重银屑病的药物有很多，具体见表22–1。

表 22–1　能诱发或加重银屑病的药物（部分）

类别	药名
锂剂	碳酸锂
β 受体阻滞剂	普萘洛尔、美托洛尔、阿普洛尔、普拉洛尔等
血管紧张素转换酶抑制剂	卡托普利
非甾体抗炎药	吲哚美辛、保泰松等
钙拮抗药	硝苯地平、尼莫地平等
降糖药	二甲双胍
其他	干扰素、氯喹、羟氯喹等

注：由于篇幅所限，表中所列仅为部分药物。

（5）吸烟、饮酒与肥胖。吸烟是最大概率会引发银屑病的生活方式。吸烟的强度越大、吸烟时间越长则发病风险越高，同时，疾病严重程度也会增加。饮酒也会导致银屑病发病风险增高，而且明显增高并发症发生风险，同时会增加治疗银屑病药物不良反应的发生概率。肥胖会提高银屑病并发症的发生风险。因此，戒烟戒酒、科学地进行体重管理、避免超重和肥胖是银屑病患者最好的生活方式。

（6）饮食。饮食是银屑病患者需要非常关注的一项因素，部分食物可能诱发银屑病，但是具体因人而异。由于大量脱屑、蛋白质损失过多会引发低蛋白血症，所以规律、营养均衡的饮食非常重要。辛辣刺激性食物应尽量避免，鱼、虾、贝等可以适当尝试，如果没什么异常可以少量食用；应避免暴饮暴食及吃生冷食物；多吃营养且易消化的食物，如鸡蛋、瘦肉、豆类、蔬菜、水果等。

（7）天气变化。90% 的银屑病患者病情有冬重夏轻的现象，且存在随纬度增高而发病率增加的趋势，比如我国北方发病率明显高于南方，这可能与日光照射量、温度、湿度等多个因素有关。冬季日光照射少、空气干燥，人体皮肤干燥、脱屑增加，皮肤屏障受损是银屑病复发或加重的诱因。因此，冬季适当的日光照射、屋内加湿器的应用、皮肤保湿护理是极其重要的。需要注意的是，有 10% 的患者病情会出现夏重冬轻的现象，可能与这些患者对紫外线过敏有关。这类患者夏季应注意避免日晒，避免光敏食物及药物的摄入。

5. 银屑病给患者的生活和心理带来的负面影响

银屑病对患者生活上的影响主要体现在家庭生活、情感生活、职业生涯、教育、社交生活等方面。经统计，受到上述影响的患者比例分别为 70%、98%、68%、21%、94%。患者心理上受到的负面影响也不容忽视。由于心理压力巨大，数据显示有 34% 的银屑病患者有过自杀念头。[①] 由此可见，银屑病对患者的影响是全方面、多层次的，所以患者需要积极地进行规范治疗，争取较好地控制病情并且尽量减少复发率。

此外，儿童患病群体是需要我们格外关注的。据统计，有 34% 的患病儿童有睡眠障碍，38% 体育运动受到影响，27% 学习受影响，26% 社会关系受影响，54% 衣服的选择受影响，45% 频繁沐浴，40% 每天多次换洗衣服。[②] 这些都严重影响了患病儿童的身心健康和生长发育。因此，对于患病儿童应尽早干预并治疗，控制病情，清除皮损。

6. 银屑病的共病风险

需要注意的是，银屑病并不止于皮损和瘙痒症状，还会损害皮肤以下其

---

① 此处数据来自北京大学医药管理国际研究中心 2018 年发布的《中国银屑病疾病负担和患者生存质量调研报告》。

② 此处数据来自北京大学医药管理国际研究中心 2018 年发布的《中国银屑病疾病负担和患者生存质量调研报告》。

他器官和系统。临床上，银屑病患者常常有多种共病风险，例如非酒精性脂肪肝、肥胖、克罗恩病、抑郁、心血管疾病（高血压、高脂血症、缺血性心脏病等）、2 型糖尿病、银屑病关节炎等。因此，患上银屑病后，千万要及时治疗并控制病情，而不是放任不管。

7. 选择治疗银屑病的药物时应注意的问题

首先，治疗银屑病的药物切勿随意滥用，尤其是不能滥用激素及中药。激素停药后易出现反跳现象，继而有发展为红皮病型银屑病的风险。一些中药中含有砷、汞、铅等，长期服用可能会导致肝功能、肾功能衰竭，甚至引起内脏及皮肤的恶性肿瘤，如鳞状细胞癌等。砷中毒情况见图 22–2 和图 22–3。临床上有银屑病患者不当应用中药导致要长期血液透析，甚至肝移植、肾移植；亦有患者因肿瘤而死亡。

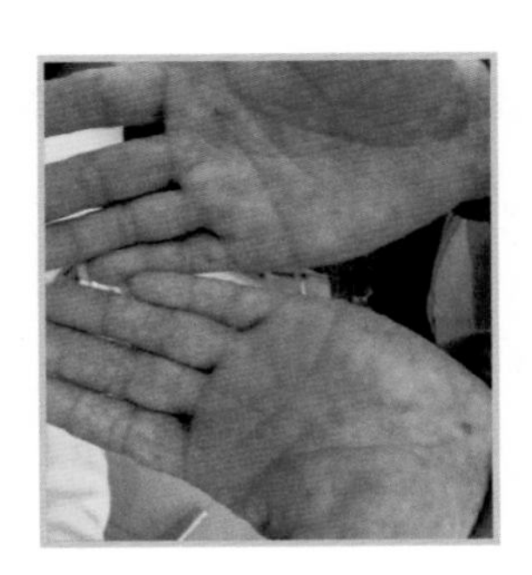

图 22–2　砷中毒（角化性损害）

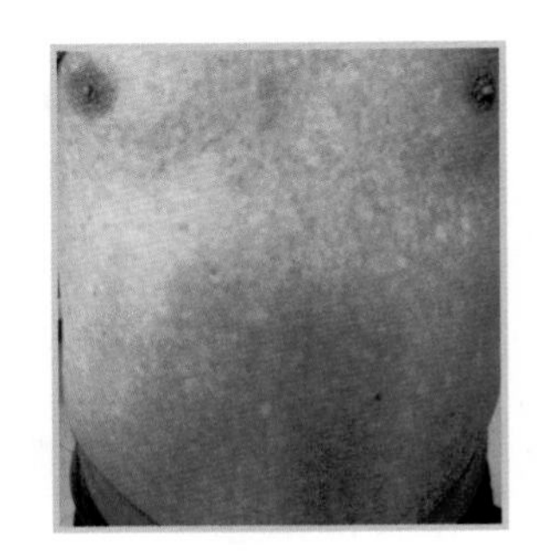

图 22–3　砷中毒（色素沉着伴色素脱失）

其次，外用药物适用于绝大多数患者，尤其是轻度寻常型银屑病患者，并且是首选治疗方法。治疗时应在正规医院医生指导下根据皮损的特点和患者的需求选择不同的外用药物。而中重度寻常型以及特殊类型［关节病型、脓疱型（图 22–4）］银屑病患者要考虑综合治疗，包括应用外用

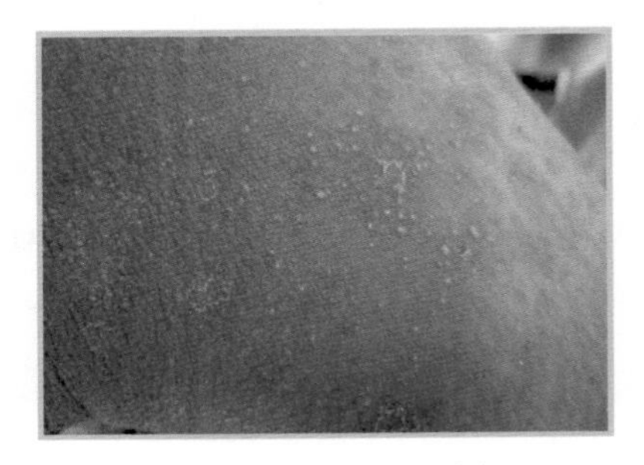

图 22–4　脓疱型银屑病

药物、口服药物（如免疫抑制剂、维A酸类、雷公藤等）、生物制剂以及光疗。因此，治疗能简单就不要复杂化，能够控制住病情就是最好的。

最后，应认真分析日常生活中看到的广告等，不要轻信其承诺的疗效和所谓的“专家”。近些年来，许多银屑病患者都有“在不断地服药治疗过程中，病情却逐年加重”的经历，究其原因，是近年来社会上不少游医、庸医、假医利用银屑病患者盼望尽早“根治”的心理行骗，让患者损失钱财的同时延误了病情。患者应该知道，真正的银屑病专家首先应该是一名熟悉银屑病国内外研究进展，并对银屑病的防治有独到之处的皮肤病学专家，而那些连常见皮肤病的诊断都搞不清的游医、庸医、假医，是不能够在治疗、预防及保健方面给予患者正确指导的。

8. 生物制剂的选择

近几年，生物制剂已经成为治疗银屑病的主要药物，在治疗中重度、难治性及特殊类型银屑病方面发挥了积极而有效的作用。与传统药物相比，其具有起效快、疗效好、安全性高等特点。面对种类众多的生物制剂，我们又应如何选择呢？

首先，我们要了解生物制剂的作用。目前认为银屑病是一种由遗传因素、环境因素等共同作用使免疫系统被激活，并产生一系列炎症因子，进而引发一系列皮损及其他并发症的皮肤病。这些炎症因子是通过一层层信号向下传递的，生物制剂就是通过与某一层炎症因子的受体（靶点）结合，阻断信号的传递，进而中断疾病的整个链条。随着对银屑病发病机制研究的不断深入，治疗靶点的选择有肿瘤坏死因子（TNF）-α、IL-12/23、IL-23，以及位置更加下游的IL-17。这些炎症因子对我们的免疫系统有着不同的功能，选择的靶点越处于下游，对人体免疫细胞其他功能的影响就越小，同时也能够更加有针对性地治疗银屑病，起效更快，疗效更好。其次，我们要选择治疗范围更全面的药物。银屑病具有很大的共病风险，某些靶点在银屑病发展过程中会参与多种共病的发生发展，因此相应靶点的生物制剂可以全面控制银屑病相关共病。再次，我们要注意生物制剂的抗体类型及生产工艺。根据来源的不同可将抗体分为鼠嵌合抗体，有 25% 的组成成分是来自小白鼠；人源化抗体，有 5%~10% 的组成成分来自小白鼠；全人源抗体，100% 人类来源，无小白鼠来源。抗体的人源化程度越高，免疫原性越低，抗药物抗体反应发生率越低，安全性越好。目前市场上部分生物制剂见表 22-2。最后，每一种药物都有其独特的作用，每一个患者都有个体差异性，因此，单一的参数并不代表药效一定更好、安全性更高，应听取专业医生建议后进行评估选择。

表 22-2　生物制剂（部分）

来源	靶点	名称
鼠嵌合	TNF-α 抑制剂	英夫利昔单抗
全人源	TNF-α 抑制剂	阿达木单抗
全人源	IL-12/23 抑制剂	乌司奴单抗
全人源	IL-23 抑制剂	古塞奇尤单抗
人源化	IL-17 抑制剂	依奇珠单抗
全人源	IL-17 抑制剂	司库奇尤单抗

注：由于篇幅所限，表中所列仅为部分生物制剂。使用生物制剂前应咨询专业医生。

9. 应用生物制剂前应做的检查

生物制剂作用于免疫系统，虽然较传统免疫抑制剂更加安全，不良反应更小，但患者在应用前仍然需要做一些检查：血常规，红细胞沉降率，肝功能、肾功能，胸部 X 线片或 CT，乙型肝炎、丙型肝炎、结核感染 T 细胞斑点试验、HIV 检查，是否妊娠，等等。患者需空腹抽血检测。妊娠期以及肝衰竭、肾衰竭、HIV 感染、活动性结核、乙型肝炎患者暂不能应用生物制剂。

10. 生物制剂用一段时间后疗效会降低

有些患者用生物制剂后效果非常好，但过一段时间后疗效会逐渐降低甚至无效，这种情况产生的原因可能与产生了抗药性（抗药物抗体）、对生物制剂敏感性降低、给药量不足以及免疫系统适应有关。出现这种情况患者要及时与主治医生沟通，需要联合传统药物一起治疗或转换成其他生物制剂治疗。

11. 生物制剂治疗不是必须长期用药的

生物制剂价格不菲，长期应用患者大多是难以承受的。多数生物制剂治疗方案有诱导治疗和维持治疗 2 个阶段，如果能够长期维持治疗，对患者生活质量的改善是优于间断治疗的。但综合考虑治疗需求、安全性和患者经济承受能力，生物制剂是可以减量或停药的。如果达到了治疗效果并连续维持半年以上，可以考虑减量或停药。对于重症、顽固和反复发作的病例，特别是伴有关节损害、严重影响患者生活质量的，应尽可能进行长期维持治疗。停药后需密切观察病情，如有复发应立即重启原生物制剂治疗，一般仍然有效。

12. 进行生物制剂治疗期间患者可以接种部分疫苗

进行生物制剂治疗期间患者可以接种灭活疫苗或重组疫苗，如重组新型冠状病毒疫苗或灭活疫苗、乙型肝炎疫苗、脊髓灰质炎灭活疫苗、乙型脑炎灭活疫苗、甲型肝炎灭活疫苗、脑膜炎球菌多糖疫苗、狂犬病疫苗、肺炎球菌疫苗等；不能接种活疫苗，如卡介苗、水痘疫苗、黄热病疫苗、口服脊髓灰质炎活疫苗、天花疫苗、口服伤寒疫苗等，如需接种，则最好在开始生物制剂治疗 4 周前，或在停药后 5 个半衰期之后。由于市场上有的疾病的疫苗是同时存在减毒疫苗和灭活疫苗 2 种形式的，所以接种前一定要向疫苗注射机构咨询并确认。

13. 银屑病患者的日常护理

持之以恒的皮肤自我护理可辅助治疗银屑病，保护皮肤屏障，预防银屑病复发。这主要包括皮肤的清洁和保湿、皮肤的封包和湿包以及皮肤光疗后的护理。

（1）皮肤的清洁和保湿。皮肤清洁应以沐浴为主，家庭条件允许且体表皮肤无破溃伤口的则以浸浴（泡澡）为宜；老年患者或关节病型银屑病患者应在浴室放置小凳子，采取坐式沐浴比较安全，于可触及的墙壁加装安全扶手更佳。最佳清洁频率是每日 1 次。如果皮肤脱屑严重，可增加清洁频率至每日 2 次；每次时间不超过 15 min，水温以 35~37 ℃为宜。寻常型银屑病进行期及红皮病型、脓疱型皮损不宜接受过强刺激，水温宜低些，以 30 ~ 32 ℃为宜。而静止期皮损，特别是有明显增厚的斑块并伴有大量脱屑的皮损，水温宜高些，以 40 ~ 42 ℃为宜。

洗浴产品应选用刺激性小、弱酸性，最好具有滋润保湿作用的沐浴露（乳），强碱性的香皂、肥皂等不宜使用。此外，非必要不要频繁更换洗浴产品的种类，以免增加接触性刺激或过敏的发生概率。

洗浴过程中不宜过度搔抓或使用粗糙的尼龙球、浴巾等搓擦皮损处，过度刺激皮损可能诱发银屑病的同形反应，出现新的皮损；更不要用力揭开鳞屑，以免皮下组织暴露继发细菌、真菌、病毒等的感染。洗浴后可用清洁的毛巾轻轻拍干或蘸干皮损处，而不是擦干。

皮肤保湿护理通常每日 1 次，以洗浴后 3 min 内涂保湿润肤品（或银屑病外用药）为宜，此时皮肤水合程度高，更易于保湿成分（或药物）的吸收。皮肤特别干燥的患者可以每日润肤 2~3 次。保湿润肤品可以应用滋润皮肤的油等，有条件的可以选用含有天然保湿成分（如神经酰胺等）的润肤品，选择时应综合考虑保湿效果、个人的舒适感以及经济承受能力。一般白天用乳液，乳液易于吸收、不油腻；晚上用霜或软膏，保湿效果更持久。

头皮银屑病患者用适当方式打理头发可降低脱发风险，并减少头皮皮损同形反应的发生概率，避免皮损扩大、皮屑增多、诱发感染或使病情恶化。推荐头皮银屑病患者留短发。洗发前应将头发完全梳顺，防止清洗时头发打结；洗发水温以 37 ~ 40 ℃为宜，避免过高水温刺激；可使用去屑功能强、温和且刺激性小的洗发护发用品。先取适量洗发剂搓出泡沫后抹在头发上，用手指指腹轻柔按摩头皮，避免过度刺激，尤其注意不要用指甲抓挠头皮。温清水冲洗后按照产品说明书正确使用护发素，一般按摩 1~2 min 后，用温水把护发素清洗掉。洗完后用纯棉毛巾把头发水分吸干，不要太用力。吹风机最好与头皮保持 10~15 cm 的距离，切勿持续时间过长，以免造成头皮烫伤及头发受损，吹干头皮后可让头发自然风干。梳理头发时最好使用宽齿扁梳，不要用过于尖利的梳子，以牛角梳、羊角梳为宜。

（2）皮肤的封包和湿包。部分鳞屑厚重、皮疹顽固、有肥厚性斑块的寻常型银屑病或脓疱型银屑病患者单纯应用外用药物渗透性差，效果欠佳。这些患者可考虑使用封包或湿包的方法。封包或湿包可增加药物的渗透性，明显提高疗效，加快皮损的消退。①封包疗法：将药膏（如局部糖皮质激素、维生素 D 衍生物或煤焦油制剂）涂于患处，并用完整、不透气的聚乙烯薄膜（保鲜膜）覆盖在上面，要密切贴合，别留气泡。推荐每晚 1 次，每次 2~3 h，单次最长不宜超过 8 h。应注意皮损处如有破溃、伤口、水疱、渗液等禁用此方法。应用过程中如局部皮肤出现泛红、水疱或其他不适应立即停用。使用糖皮质激素类乳膏封包 1 周起效后应逐渐减少使用频率，可改为隔日 1 次，2 周后再改为 1 周 2 次。不推荐长期使用，总的使用时间不应超过 12 周，避免出现皮肤菲薄、毛细血管扩张、多毛等不良反应。②湿包疗法：将药膏涂于患处，将纱布敷料、双层绷带或纯棉质地衣服、浴袍等打湿后覆盖于皮损区域，外层再覆盖一层干性敷料。内层的湿性敷料可以增加皮肤的水合程度从而促进药物吸收，减轻皮肤瘙痒程度；外层的干性敷料可以减少内层湿性敷料的水分蒸发，延长内层敷料的保湿和镇静作用。

（3）皮肤光疗后的护理。皮肤光疗是通过紫外线照射患病部位从而达到临床治愈的一种方法。光疗的光源包括窄谱中波紫外线、宽谱中波紫外线、308 nm 准分子激光、长波紫外线以及我们常用的补骨脂素加长波紫外线等，效果较好且依从性好，易于被患者接受。但需注意的是，在光疗前应排查有无使用光敏药物以及是否大量食用光敏食物，以免出现过敏反应或灼伤；在使用光敏药物期间及停药后 7 天内不能晒太阳，同时避免进行光疗。患者进行光疗前不宜涂任何外用药、保湿润肤品以及防晒产品等，以便光疗发挥最大效果。光疗期间应做好眼睛、面部等的自我防护；男性应保护生殖器；体表有色素痣、胎记的部位应进行遮挡以避免恶变。光疗后应立即护肤，修复皮肤屏障并减轻紫外线对皮肤屏障的损伤。

14. 银屑病皮肤瘙痒的缓解方法

瘙痒部位用凉水冷敷或冰块压迫可以收缩毛细血管，降低瘙痒感。药浴（如糠浴、焦油浴、矿泉浴、中药浴等）可以去除鳞屑、改善血液循环、缓解瘙痒，但要找有经验的医生根据病情给予合理建议或开具处方。有些患者听信偏方用花椒水、盐水等洗烫瘙痒部位，反而会加重瘙痒，且有患接触性皮炎、继发感染等的风险。此外，可以垂直轻轻拍打瘙痒部位皮肤缓解瘙痒，但应避免通过热水洗烫来缓解瘙痒，否则会进一步导致皮损恶化。日常应注意穿纯棉质地的宽松衣服，并保持干净清洁；生活规律，避免吸烟、饮酒，尽量避免食用辛辣刺激性的食物；有条件时居住场所可以使用加湿器改善空气湿度；沐浴后、光疗后应用保湿润肤品；保持乐观的心情对止痒也有效。

15. 银屑病患者的自我评估

银屑病病情评估在整个疾病管理过程中发挥着重要作用，是判断病情、选择用药及评价疗效的重要依据。患者适当掌握简单的自我评估方法，对银屑病的自我管理具有很好的指导作用。

BSA法：体表面积（body surface area, BSA）法主要用于评估银屑覆盖身体面积的百分比。进行评估时，可采用手掌法。一般认为单个手面积（手掌+手指）即占全身面积的1%。因此，可粗略利用手来测量头颈部面积大约占全身面积的 x %，上肢面积大约占全身面积的 y %，躯干面积（包括腋下和腹股沟）占全身面积的 z %，下肢（包括臀部）面积占全身面积的 m %。具体举例如下：

x % = 10 %（10个手面积）

y %= 20%（20个手面积）

z %（包括腋下和腹股沟）= 30%（30个手面积）

m %（包括臀部）= 40%（40个手面积）

BSA = 100%（100个手面积）

银屑病分级见表22–3。

表 22-3　银屑病分级

病灶	严重程度	备注
< 3 个手面积	轻度	此时银屑好发于手肘、膝盖、头皮、手与足
3 ~10 个手面积	中度	此时银屑好发于四肢、头皮与其他身体部位
> 10 个手面积	重度	多数为有大型斑块或红皮病型银屑病患者

BSA 法较为简便，适用于患者进行初步评估，但其缺点是个体差异较大，难以评价患者局部皮损的严重程度。因此，如患者皮损较为严重，如红斑、浸润、鳞屑明显，或同时伴随其他系统受累，应及时就医获得进一步的专业评估，例如银屑病面积和严重程度指数（psoriasis area and severity index, PASI）、皮肤病生活质量指数（dermatology life quality index, DLQI）等。

第二十三章 红斑丘疹鳞屑性皮肤病

一、玫瑰糠疹

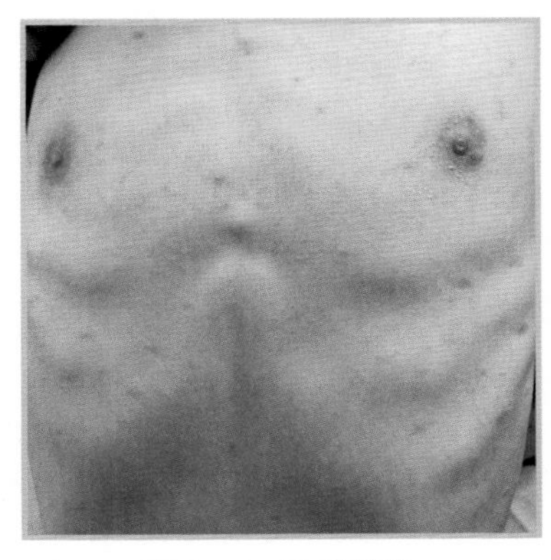
图 23-1　玫瑰糠疹

玫瑰糠疹（图 23-1）是一种炎症性丘疹鳞屑性皮肤病。它的典型皮损是玫瑰色的斑疹、斑丘疹，上覆糠状鳞屑，并具有自限性。

1. 玫瑰糠疹的病因

目前认为玫瑰糠疹的发病与病毒感染有关，例如 HHV-6、HHV-7、HHV-8 以及 H1N1 流感病毒等。病毒感染引起的免疫反应参与其中。许多患者在患玫瑰糠疹前 1~3 周可能有咽喉炎、发热、咳嗽等症状。

2. 玫瑰糠疹的临床表现

玫瑰糠疹好发于 10~35 岁的年轻人，以春季、秋季多见，初起时在躯干或四肢近端会出现一孤立的玫瑰色、粉色、橘红色或红棕色斑，圆形或椭圆形，直径为 3~5 cm，边界清楚，可有细小鳞屑覆于其上，称为母斑或前驱斑。通常母斑并无瘙痒等症状，许多患者会忽略。1~2 周内皮损逐渐增多，呈椭圆形，边界可见细薄鳞屑，呈“领圈状”改变，这些皮损直径通常较小，为 0.2~1 cm，并伴有不同程度瘙痒。玫瑰糠疹具有自限性，可以自愈，病程通常为 1~2 个月，极少数患者可持续半年或以上。

3. 玫瑰糠疹的治疗

玫瑰糠疹的治疗目的是减轻瘙痒症状以及使病程缩短。可以外用炉甘石洗剂或糖皮质激素类药膏，瘙痒明显可加服抗组胺药。极少数患者可能需要口服激素治疗。

4. 玫瑰糠疹容易复发的原因

玫瑰糠疹复发主要是体内病毒没有被彻底清除，因某些因素（如免疫力下降等）再次被激活，或是在日常生活中再次被感染所致。

5. 玫瑰糠疹与妊娠

有研究发现妊娠的初期（15 周内）患玫瑰糠疹可能会导致自然流产，是否与相关病毒感染有关尚须进一步研究。孕妇患玫瑰糠疹应及时就诊。

二、多形红斑

多形红斑（图 23–2）是一种急性炎症性皮肤病，典型皮损是对称性红丘疹，部分演变为靶形或虹膜样红斑，常常累及口唇等的黏膜，具有自限性但易复发，给患者造成很大的困扰。

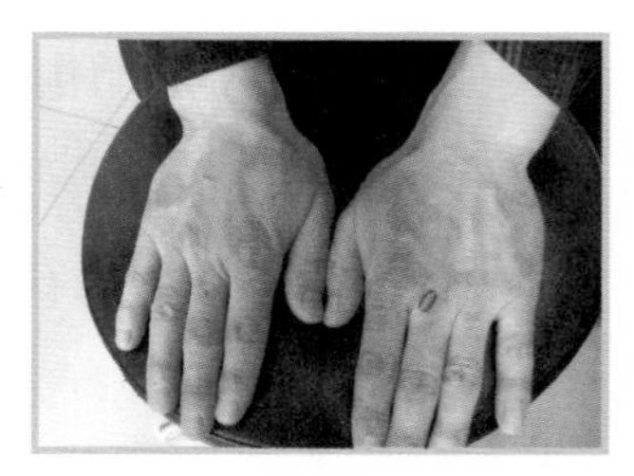

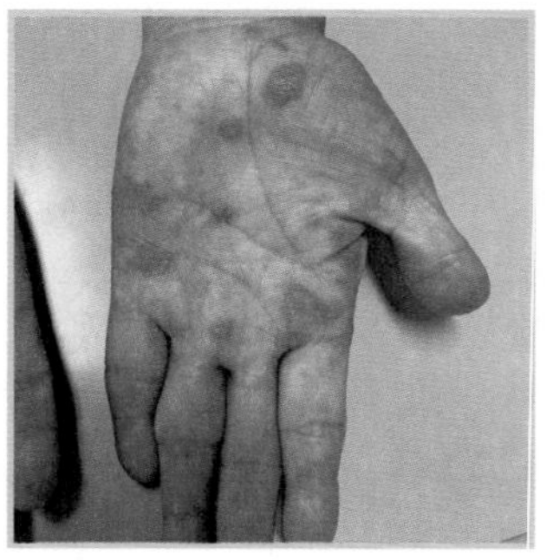

图 23–2　多形红斑

1. 多形红斑的病因

多形红斑最常见的致病因素是 HSV 感染，其他如细菌感染、真菌感染、药物、食物以及物理因素（如日光、寒冷、创伤等）均可能引发本病。一些系统性疾病如自身免疫病（红斑狼疮、白塞病、炎性肠病等）以及恶性肿瘤等也可能出现多形红斑样损害。

2. 多形红斑的临床表现

多形红斑的皮损是多种形态的，红斑、丘疹、斑丘疹、水疱、大疱、风团甚至紫癜等均可出现。依据形态的不同，多形红斑可分为红斑－丘疹型、水疱－大疱型以及重症型。

红斑－丘疹型：最常见的一型，主要表现为圆形或椭圆形水肿性红斑，边界清楚；经典皮损是红斑或风团，以及青紫色或暗紫色紫癜，严重时可有水疱出现，称为“同心圆靶形”或“虹膜样”皮损。此型全身症状轻，有瘙痒或轻度疼痛，病程 2~4 周。

水疱－大疱型：通常由红斑－丘疹型发展而来，在原有皮损基础上发展为水疱、大疱或血疱。口、鼻、眼周及外生殖器、肛周可出现糜烂，并可伴有全身症状。

重症型：此型发病急，全身症状重，除上述皮损外，还有尼科利斯基征阳性（有关尼科利斯基征见第二十四章大疱性皮肤病相关内容），可并发呼吸系统、消化系统症状，以及肝功能、肾功能受损，还可出现感染后败血症，死亡率可达 10%。

3. 多形红斑的预防和治疗

①积极寻找病因，怀疑为药物引起者应停用一切可疑药物。有单纯疱疹需及时治疗，不要因症状轻微而不予诊治。②本病应引起高度重视，及时到医院面诊，以免发展成重症型。外用药物治疗以消炎、止痒以及预防感染为主。系统性药物治疗的选择以症状轻重程度为准，轻症者可口服抗组胺药，严重者需及时应用糖皮质激素。③口、鼻、眼周出现糜烂应及时护理，防止感染及粘连，严重者会有失明风险。④忌烟酒、辛辣刺激性食物及鱼、虾等，避免暴饮暴食；多吃营养且易消化的食物，如鸡蛋、瘦肉、豆类、蔬菜、水果等，应避免食用过冷、过热及过硬的食物，以免损伤消化道。

第二十四章
大疱性皮肤病

大疱性皮肤病是一组发生在皮肤黏膜，以水疱、大疱为皮损表现的皮肤病。它又包括自身免疫性大疱性皮肤病和遗传性大疱性皮肤病两大类，共有几十种疾病。本章着重介绍在临床上最为常见的天疱疮（图24–1）和大疱性类天疱疮。

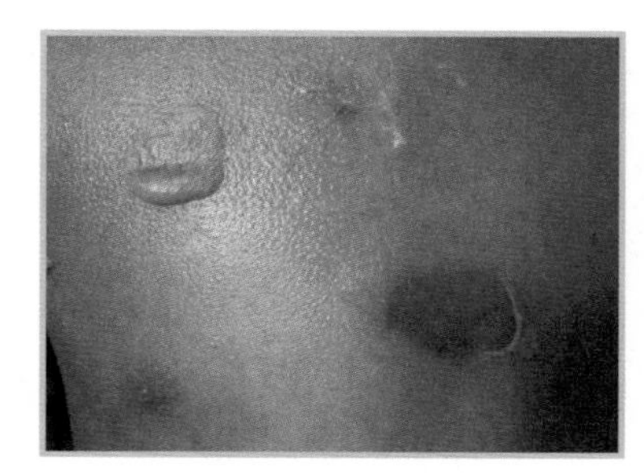

图 24–1　天疱疮

1. 大疱性皮肤病的病因

天疱疮和大疱性类天疱疮都是由自身免疫系统异常引起的慢性大疱性皮肤病，其病因目前并不完全清楚。总的来说，遗传易感性、环境、药物、肿瘤等多种因素作用使人体免疫系统出现异常，进而产生针对表皮不同成分的自身抗体，攻击并破坏皮肤相应结构，最终引发水疱或大疱。

2. 大疱性皮肤病的临床表现

天疱疮好发于中年人，包括寻常型、增殖型、落叶型、红斑型以及特殊类型（如副肿瘤型、药物型、IgA 型以及疱疹样型）等多种亚型。临床上最常见的是寻常型天疱疮，好发于口腔、胸部、背部、头部，表现为正常皮肤或红斑上出现水疱或大疱，疱壁薄而易破溃，因此通常我们看到的是局部皮肤糜烂、渗液并伴有结痂，如继发感染可能会有臭味；增殖型天疱疮好发于腋窝、腹股沟等部位以及外阴、肛周、四肢等，典型表现为水疱破溃后在糜烂面出现乳头样的增殖肉芽，并伴有异常臭味；落叶型天疱疮好发于头面部及胸部、背部，表现为糜烂面上覆有油腻性黄褐色痂皮和鳞屑，可有臭味；红斑型天疱疮好发于头面部、躯干等部位，主要表现为红斑上覆鳞屑，局部可见水疱、糜烂和结痂；副肿瘤型天疱疮伴有肿瘤，通常来源于淋巴系统肿瘤；药物型天疱疮可能由青霉胺、卡托普利、利福平等药物诱发，停药后可以自愈。以上各型天疱疮还有一个共同特点，就是尼科利斯基征阳性。

尼科利斯基征阳性可有3种表现：①手指推压水疱一侧可使水疱沿推压方向移动；②手指轻压疱顶，疱液可向四周移动；③在外观正常的皮肤上稍用力推擦，表皮即剥离、脱落。患者切勿自行检查，以免损伤皮肤。

大疱性类天疱疮多见于老年人，好发于胸腹部、四肢等部位，典型表现为正常皮肤或红斑上出现紧张性水疱或大疱，疱壁比较厚，不易破溃，因此通常我们看到的是圆鼓鼓的水疱，破溃和糜烂面较少；患者可有瘙痒症状，甚至有许多患者开始只有瘙痒或湿疹样皮损，见不到水疱，这也是会误诊的一个原因。大疱性类天疱疮尼科利斯基征阴性，是与天疱疮鉴别的一个要点。

3. 大疱性皮肤病的治疗

天疱疮和大疱性类天疱疮病情持续发展会导致水疱破溃后感染、多脏器衰竭、大量体液以及蛋白丢失引发恶病质而危及患者生命，因此治疗目的在于控制新皮损，防止复发。虽然目前尚无治愈办法，但合理应用糖皮质激素及免疫抑制剂可有效控制病情。

加强支持治疗，注意水、电解质与酸碱平衡，局部皮肤及黏膜护理并防止继发感染是重要环节。系统治疗包括应用糖皮质激素、免疫抑制剂（如硫唑嘌呤）、人血丙种球蛋白，以及进行血浆置换等，应及时与主治医生沟通后选择合适方案。

生物制剂是近年来发展较快的一类靶向药物，如利妥昔单抗、英夫利昔单抗等均取得了不错疗效，有条件的患者可向主治医生咨询应用。

4. 大疱性皮肤病患者日常生活中的注意事项

①保护皮肤，避免摩擦和挤压，避免搔抓，以免扩大皮损面积，可用无

菌纱布或敷料垫在肘、膝盖、足跟、腰臀、背部；如长期卧床应注意臀部褥疮的发生，应经常翻身或使用充气气垫圈；皮肤黏膜糜烂面注意护理，防止继发感染，可每天用棉签蘸生理盐水擦拭糜烂处，并用碘伏棉签轻轻擦拭分泌物，有感染时应用抗生素类药膏，水疱过大可消毒后针吸疱液，疱皮保留，防止感染；口腔内糜烂可选用生理盐水等漱口；眼部受累需遵医嘱应用眼药水。②忌酒、戒烟，忌辛辣刺激性食物及鱼、虾等，避免暴饮暴食；多吃营养且易消化的食物，如牛奶、鸡蛋、瘦肉、豆类、蔬菜、水果等，应避免食用过冷、过热及过硬的食物，以免损伤口咽黏膜及消化道。③居住环境应干净、通风，不宜潮湿，温度适宜，避免过多人员进入，防止交叉感染。④注意保暖，应穿着柔软、舒适、宽松的衣服，以纯棉质地的为佳；勤换洗，保持干净。洗脸盆、浴盆、马桶以及个人物品（如牙刷、刮胡刀等）也应经常消毒。

5. 大疱性皮肤病没有传染性

天疱疮和大疱性类天疱疮均为自身免疫病，不具有传染性，但是有遗传易感性，患者子女日后应注意若有类似症状要及时就医。患者患病期间也应避免接触过多人群，防止交叉感染。

第二十五章 结缔组织病——红斑狼疮

红斑狼疮（图 25–1）是一种结缔组织病，具有慢性、反复发作的特点，且常见于育龄期（15~40 岁）女性。其特征性的皮损是面颊部出现蝴蝶形红斑，影响容貌。19 世纪一位叫卡森拉夫的医生认为，面部红斑皮损看上去就像被狼咬过一样，因此取名为“红斑狼疮”，古代中医学家以“红蝴蝶”“温毒发斑”“赤丹”为其命名。

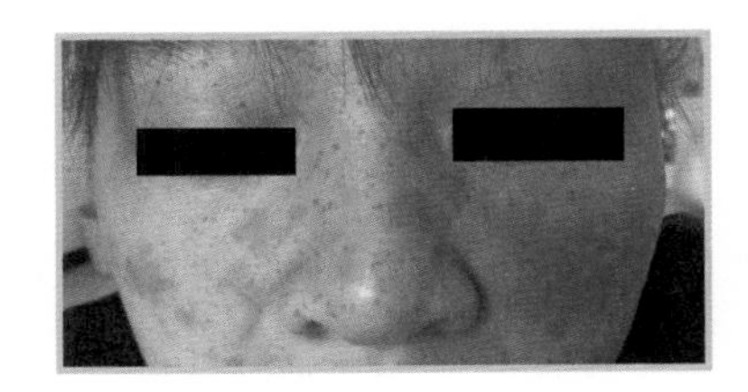

图 25–1 红斑狼疮

本病除累及皮肤外还可累及器官和系统，如肾、大脑、关节、心脏、肺、血液系统、消化系统等。红斑狼疮的这些特点使得人们谈之色变，患者的身体尚无恙，精神已垮。但如果我们能够深入了解它，并注意预防和治疗，它也并不是那么可怕。

1. 红斑狼疮的病因

红斑狼疮的病因尚不完全清楚，通常认为是多因性的。首先是遗传因素，已有证据表明本病有家族聚集倾向，单卵双生子同患病概率高，且全基因组扫描发现了一些易感基因；其次是性激素水平，尤其雌激素水平高是高危因素；最后是环境因素、药物以及食物等，例如日光或紫外线照射，某些药物（如肼屈嗪、异烟肼、青霉素等）的使用，感染因素（如链球菌、EB 病毒等），含有芳香族胺的染发剂、氯化乙烯、石棉等，以及某些含补骨脂素的食物（芹菜、无花果、欧芹）、含联胺基团的食物（蘑菇、烟熏食物）、含 L-刀豆素的食物（苜蓿类种子类）等。

有遗传背景的人群在环境等因素的干扰下会出现免疫系统紊乱，从而形成一系列自身抗体，最终导致皮肤和器官等的损伤。

2. 红斑狼疮的临床表现

红斑狼疮主要包括皮肤型红斑狼疮和系统性红斑狼疮。皮肤型红斑狼疮较为常见且通常症状较轻，而较为严重的是系统性红斑狼疮。但需要注意的是，皮肤型红斑狼疮如不及时干预有发生系统性病变的风险。

皮肤型红斑狼疮主要包括急性、亚急性和慢性 3 种。①急性皮肤型红斑狼疮通常在双侧面颊部出现红斑，可见毛细血管扩张，严重者可有水肿或糜烂。皮损多在日光照射后发生，消退后不留瘢痕，但可能有色素沉着。此型发生系统性病变的风险较高。②亚急性皮肤型红斑狼疮皮损主要有 2 种：一种为环形红斑型，小红斑扩大后，中央消退，变为外周为环形或弧形的水肿性红斑，可覆有少许鳞屑，皮损渐次融合后可呈多环形或不规则形，此型通常病情较为稳定；另一种为丘疹 – 鳞屑型，开始为小丘疹，逐渐扩大形成红斑或斑块，且上覆鳞屑，此型更倾向于发生系统性病变。还有一种新生儿红斑狼疮属于亚急性皮肤型红斑狼疮的亚型，发生于其母亲体内有 Ro/SSA 抗体的婴儿，皮损表现与上述 2 种类型相似，消退后没有瘢痕；此型可能伴有内脏损害，需要对婴儿进行系统评估，尤其注意有无心脏病变，母亲妊娠前应检查相应抗体并及时进行专业评估和咨询。③慢性皮肤型红斑狼疮包括多种亚型，如盘状红斑狼疮、深在性红斑狼疮、冻疮样红斑狼疮、肿胀性红斑狼疮等，通常较少发生系统性病变。盘状红斑狼疮典型皮损表现为扁平的盘状红斑或斑块，上面有细小且具黏着性鳞屑，剥去鳞屑可见毛囊角栓，皮损中央逐渐消退后可有皮肤萎缩及色素沉着，无自觉症状或有轻微瘙痒；深在性红斑狼疮又称狼疮性脂膜炎，是一种皮下结节和斑块，皮肤表面颜色正常或呈暗红色，按压质硬，局部消退后可出现皮肤凹陷；冻疮样红斑狼疮通常好发于寒冷环境，耳、鼻、手、足等部位出现紫红色冻疮样丘疹或斑块，较为少见；肿胀性红斑狼疮好发于面部和躯干，表现为坚实的红色斑块，类似于“荨麻疹性斑块”，皮损消退后不留瘢痕。④其他较少见类型还包括大疱性红斑狼疮，表现为水疱、大疱或结痂性皮损，此型发生系统性病变的风险较高。

系统性红斑狼疮除皮损外，还可累及一个或多个器官及系统，如关节，肌肉、心血管、呼吸系统、肾、消化系统、血液系统以及中枢神经系统等。临床可表现为发热、体重降低、光敏感、口腔溃疡、腹痛腹泻、脱发、关节炎、贫血、白细胞及血小板减少、蛋白尿、胸膜炎、心包炎、癫痫发作、精神障碍、脊髓炎等多种症状。

3. 红斑狼疮没有传染性

红斑狼疮属于自身免疫病，不会传染，但有一定的概率遗传给后代，遗传给女性概率高于给男性。

4. 病情稳定的红斑狼疮患者可以妊娠

需要注意的是，在红斑狼疮的急性期是不能妊娠的，急性期患者使用的药物对胎儿可能有影响，而且妊娠本身也是诱发或加重病情的危险因素，威胁母婴生命。一定要在病情稳定 1 年以上，并得到专业医生的评估后才可备孕；妊娠后应密切监测，定期到医院检查并评估，如有危险应及时终止妊娠。

新生儿出生后亦应密切监测，包括可能的皮损、心脏损害（心脏传导阻滞风险）、肝胆疾病等，如有异常需及时就诊。

5. 红斑狼疮患者与日光防护

日晒及紫外线（如紫外线灯、荧光灯等）除可诱发或加重红斑狼疮患者皮损外，还可能导致皮损处皮肤癌的发生，因此避免暴露是很重要的。需注意的是，即使当前没有皮损亦应尽量避免日光直射，还有隔着玻璃窗亦可能有紫外线的透入。日常生活中，暴露的皮肤可使用含有二氧化钛、氧化锌成分的防晒产品等；物理防晒包括打遮阳伞、戴遮阳帽、穿防晒衣等。

6. 红斑狼疮的治疗

红斑狼疮目前的治疗原则是控制病情，预防器官、系统损伤及病情发展，改善患者症状并提高其生存质量，改善患者的长期预后。虽然红斑狼疮以目前的医学条件还无法彻底治愈，但如果在患病早期及时干预，其长期存活率超过 90%，是无须过于担心的。切记出现症状不要自行滥用药物，应及时就诊。

传统治疗方法包括外用药物、系统口服药物（如羟氯喹、糖皮质激素、免疫抑制剂等）、血浆置换、干细胞移植等，需依据患者的症状和严重程度进行有针对性的个体化治疗，患者应与主治医生及时、有效地沟通。

近年来生物制剂的发展如火如荼，针对红斑狼疮治疗靶点的新药也在不断涌现，如贝利尤单抗、阿尼鲁单抗、泰它西普等。对处于疾病活动期的患者，无论单用生物制剂还是将其与常规治疗联合使用均取得了不错的疗效，而且不良反应小，是红斑狼疮治疗的重要里程碑。

7. 红斑狼疮患者日常生活中的注意事项

①必须戒烟，吸烟容易导致更广泛的皮损，也会使患者更容易发生对治疗的耐受和抵抗，降低疗效。注意休息，不要熬夜，早睡早起，合理锻炼身体，增强免疫力，可选择太极拳、游泳、八段锦等。②注意保暖、日光防护和个人防护，出门戴口罩，尽量少出入人员密集场所，避免感冒和感染性疾病；衣服应选择柔软、舒适、透气的纯棉制品。③忌饮酒，忌食辛辣刺激性食物及生冷食物；由于本病对光敏感，注意避免光敏食物的摄入，如芹菜、灰菜、茴香、蘑菇、菠菜、香菜、苋菜、荠菜、莴苣、四季豆、毛豆等，以及无花果、柠檬、柑橘、菠萝等；牛肉、羊肉、鱼、虾等容易过敏的食物亦应尽量少食。营养应均衡，尤其应注意维生素 D 及钙的摄入。宜多吃猪瘦肉、

蛋类、牛奶、黄豆制品、香蕉、葡萄、苹果以及粗粮等。④居住环境应安静、温度适宜、洁净而干燥，不要因避光而住地下室；保持乐观的心态。⑤避免光敏药物，如利尿药（氢氯噻嗪）、抗凝药（阿司匹林）、抗生素（四环素、磺胺类、喹诺酮类）等，服药前应仔细阅读药品说明书。

第二十六章

脂膜炎——结节性红斑

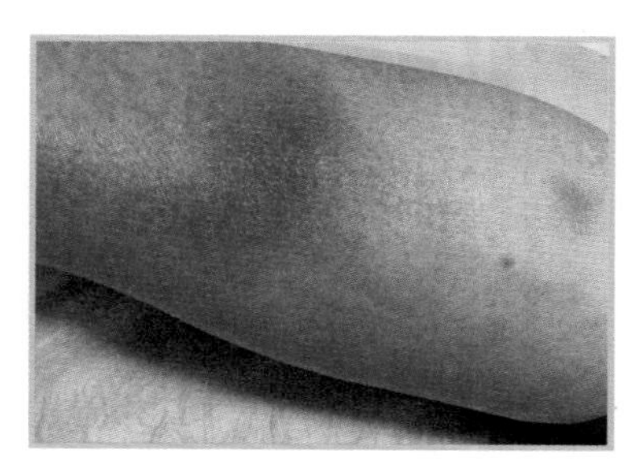
图 26-1　结节性红斑

结节性红斑（图 26-1）是一种发生于皮下脂肪层的炎症性疾病，属于脂肪小叶间隔性脂膜炎。临床上本病并不少见，需要我们关注。

1. 结节性红斑的病因

目前认为，结节性红斑是因多种抗原刺激免疫系统，从而诱发迟发型超敏反应，最终导致炎症的发生和组织损伤。最常见的病因是感染因素，其中上呼吸道感染（感染链球菌和非链球菌）者最多，其他感染包括感染肠道细菌（如耶尔森菌、沙门菌等）、真菌、乙型肝炎病毒及患性传播疾病（如支原体感染、衣原体感染、淋病、梅毒）等；药物引发的情况也不少见，如服用避孕药、雌激素、磺胺类药、青霉素、溴化物、碘化物等，笔者曾报道过 1 例慢性结节性红斑患者因口服降压药缬沙坦而发病[①]；另外一些少见因素如炎性肠病、白塞病、妊娠、贫血、红斑狼疮、恶性肿瘤（如白血病、淋巴瘤）等也可能引发。

① LIU Y, GUAN Y, LIU H, et. al. Highly suspected valsartan-induced chronic erythema nodosum migrans in a patient with hypertension: a case report[J]. The Journal of International Medical Research, 2022, 50(2). DOI: 10.1177/03000605221079553.

2. 结节性红斑没有传染性

结节性红斑不传染，患者无须隔离。

3. 结节性红斑的临床表现

结节性红斑主要表现为对称性的、有触痛或自觉疼痛的红斑结节，不会化脓破溃，最易发生于小腿前侧皮肤，也可累及大腿、前臂、躯干等其他部位。少部分患者还可出现关节疼痛、发热、乏力等系统症状。该病病程数天到数周，皮损消退后不留瘢痕，部分患者可能复发。

4. 结节性红斑的治疗

寻找并去除病因是治疗并防止结节性红斑复发的关键，应及时到医院请专业医生进行排查，尤其是慢性结节性红斑患者。由于本病轻重程度不同，需依据具体情况选择解热镇痛类抗炎药、免疫抑制剂以及糖皮质激素等，患者应及时到医院面诊并寻求专业医生意见。

5. 结节性红斑患者日常生活中的注意事项

①卧床休息，减少活动，避免久站久坐，抬高患肢。②穿宽松、柔软衣服，避免穿紧身裤、牛仔裤，否则可能导致疼痛加重。③忌饮酒、忌食辛辣刺激性食物，忌食牛肉、羊肉及鱼、虾等；多饮水，清淡饮食，宜多吃新鲜蔬果、蛋类、豆类、猪瘦肉等补充维生素和蛋白质。

第二十七章
皮肤附属器疾病

一、痤疮

痤疮（图 27–1）是一种累及毛囊皮脂腺的慢性炎症性疾病，多见于青少年，但各个年龄段的人群均可能患病。其高发病率，反复发作，愈后留有痘印、痘痕等、毁损容貌等特点使其成为皮肤科就诊率较高的疾病之一。

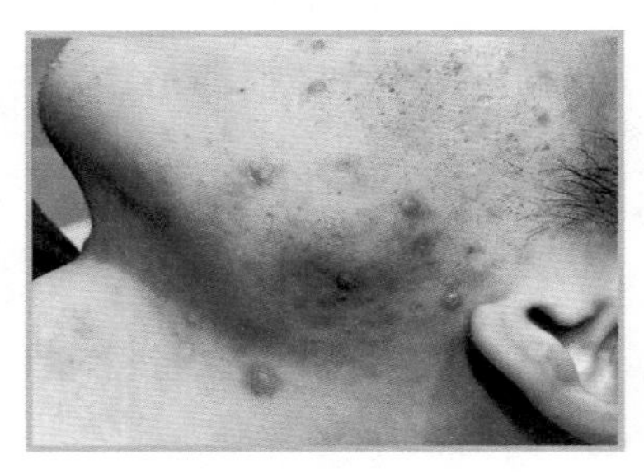

图 27–1　痤疮

1. 痤疮的病因

痤疮的发生机制比较复杂，由内外多种因素共同参与，如遗传、免疫、内分泌、情绪以及饮食等各种因素。各种因素刺激导致人体内雄激素水平增高或雌雄激素水平失衡，促使皮脂腺增大及皮脂分泌增加，嗜脂性的痤疮丙酸杆菌繁殖并水解皮脂中的甘油三酯为游离脂肪酸；游离脂肪酸刺激毛囊口的角质形成细胞过度增殖和异常分化，使得毛囊皮脂腺开口处角化，形成角质栓；角质栓堵塞毛囊开口，皮脂及滞留的细胞扩张毛囊，形成粉刺，毛囊上皮破裂使内容物排入周围真皮；包括角蛋白、皮脂和微生物（痤疮丙酸杆菌）的内容物刺激真皮导致促炎症介质（IL–1α, TNF–α）释放和淋巴细胞、中性粒细胞、异物巨细胞聚集，进而导致炎性丘疹、脓疱和结节性囊肿形成。

2. 痤疮的临床表现

典型的痤疮皮损是与毛囊大小一致的圆形丘疹，即通常我们所见到的白头粉刺（闭合性粉刺）和黑头粉刺（开放性粉刺），炎症加重后可在粉刺顶端见到小脓疱，部分继续发展可形成红色结节或囊肿，化脓破溃后可形成窦道，愈后留有瘢痕。通常本病患者自觉无症状，少数患者可有瘙痒、疼痛。

本病多见于15~30岁的青少年，但近年来患者发病年龄在不断下移，临床上8~14岁儿童亦很常见，可能与早熟、饮食结构改变有关。好发部位包括两颊、额部、胸背部及肩部，部分青年患者易发于口周及下颌部位。痤疮患者通常伴有毛孔粗大，皮脂分泌旺盛。大多数患者至中年后病情逐渐缓解，亦有持续至50岁者。

特殊类型的痤疮包括聚合性痤疮、暴发性痤疮、药物性痤疮、职业性痤疮、化妆品痤疮、新生儿痤疮、月经前痤疮等。聚合性痤疮是痤疮的严重型，表现为大量的结节、囊肿、窦道及瘢痕相互融合成片，此起彼伏，皮肤呈皮革样硬度，可严重毁损容貌；暴发性痤疮表现为痤疮突然加重，伴有发热、贫血、关节疼痛等全身症状；药物性痤疮由一些药物引起，如激素类药物、卤素药物（含碘、溴、氟、氯等）、生物制剂、精神药物（如奥氮平、奋乃静、氟哌啶醇）等；职业性痤疮多发于经常处于油烟及高温潮湿环境下的厨师，长期接触矿物油类、焦油类的工人等；化妆品痤疮通常由频繁化妆导致毛囊口堵塞引发，以闭合性粉刺多见；新生儿痤疮于新生儿出生后几天出现，1岁缓解，与生长发育过程中雄激素水平有关，应注意避免误诊；月经前痤疮通常在经期前1周出现一过性丘疹及脓疱。

3. 痤疮的治疗

主要针对前述病因的各个环节进行治疗，包括抑制皮脂分泌、杀灭痤疮丙酸杆菌、溶解皮肤表面角质、抗炎以及调节雌雄激素水平等，患者必须就医获得专业医生的指导，自行用药可能导致病情加重。

（1）维A酸类药物可以抑制皮脂腺皮脂的分泌，调节毛囊皮脂腺角质细胞角化过程，改善局部微环境、抗炎以及预防瘢痕形成，包括维A酸乳膏、阿达帕林凝胶等外用药以及异维A酸等口服药。维A酸乳膏及阿达帕林凝胶适用于粉刺、痘印、痘痕，对于反复频繁发生痤疮部位还可以在无皮损时进行预防性应用，减少复发；需注意使用时可能有局部刺激反应，如烧灼感、红斑、脱屑等，应在使用前在局部皮肤试用一下；还需注意维A酸遇光分解会降低药效，需避光使用，每晚1次即可。异维A酸适用于重度痤疮以及其他疗法效果不佳的痤疮，使用时须注意其可能发生的不良反应：首先是致畸作用，服药期间应避免妊娠，停药6个月以上才可妊娠；其次是血脂升高，应监测血脂，口服前及口服后每个月检查1次血脂，如出现血脂升高应及时停药，通常停药后2~4周血脂可恢复正常；最后是口唇发干、脱屑、甲沟炎等，可进行对症治疗，如使用润唇膏、润肤霜等，甲沟炎可外用抗生素类药膏。

（2）抗生素类药物通过杀灭痤疮丙酸杆菌及抗炎作用起效，包括夫西地酸乳膏、莫匹罗星乳膏、甲硝唑凝胶、克林霉素乳膏、红霉素软膏等外用药以及盐酸多西环素、盐酸米诺环素、克拉霉素、阿奇霉素等口服药。此类药物适用于炎症明显，有炎性丘疹、脓疱、结节、囊肿的患者。需注意耐药性的发生，不宜过久使用同一种抗生素类药物；口服药中盐酸多西环素及盐酸米诺环素是首选，耐药性发生率相对较低。

（3）其他药物。过氧化苯甲酰凝胶是一种氧化剂，可通过释放新生态氧和苯甲酸杀灭痤疮丙酸杆菌、抗炎、收敛及溶解粉刺。由于它不是激素也不是抗生素，所以不会产生依赖性及耐药性，具有一定的优势。但须注意，少数患者可能会出现轻度的刺激反应，如烧灼感、红斑等，可以先在局部皮肤试用一下。

壬二酸是一种天然的二羧酸，具有溶解粉刺、抗炎、抗氧化和抑止酪氨酸酶的作用，除能治疗痤疮外，还可减轻炎症后色素沉着，因此适用于痤疮及痤疮后易出现色素沉着的患者。需注意的是，少数患者可能出现局部刺激反应。

水杨酸乳膏或凝胶具有抑制痤疮丙酸杆菌及剥脱角质的作用，对轻度痤疮、中度痤疮有效。但须注意其刺激性及剥脱性，避免长期使用，以免破坏皮肤屏障。

（4）抗雄激素药物仅适用于伴有高雄激素水平表现的女性患者（需进行雄激素水平检测和专业评估），包括达英 -35、螺内酯等；男性患者及无高雄激素水平表现的女性患者不适用，会影响生长发育。

（5）糖皮质激素。聚合性痤疮及暴发性痤疮等重度痤疮可能需要使用激素治疗；结节型痤疮、囊肿型痤疮可用激素局部封闭治疗，但可能有局部皮肤色素沉着、萎缩等不良反应。

（6）其他辅助治疗。发光二极管（light emitting diode, LED）红光或蓝光具有消炎、促进皮肤血液循环、缓解瘙痒的作用，对于轻度痤疮、中度痤疮有一定疗效；光疗通过药物加照红光的方式作用于毛囊皮脂腺部位，具有杀菌、消炎、抑脂、改善过度角化等作用，可用于重度痤疮的治疗；强脉冲光或染料激光可改善毛孔粗大，促进皮肤弹性纤维增生和修复，适用于除痘印、痘痕；点阵激光通过适度剥脱皮肤，使皮肤结构重建，适用于瘢痕的改善；果酸换肤可以使皮肤角质轻度剥脱，促进粉刺排出，改善毛孔粗大并消除痘印，适用于轻度痤疮。

4. 痤疮患者日常生活中的注意事项

①温清水洗脸，尽量轻柔，不要过度搓擦，可选择弱酸性（pH 值 4~6）、无刺激性、不含皂基的温和清洁产品，去除皮肤多余的皮脂和皮屑，抑制细菌生长，清洁频率以每日 2 次为宜；须注意不要过度清洁（每日 ≥ 3 次），尽量不要使用含硫黄、盐、水杨酸、酒精、刺激性表面活性剂（如十二烷基硫酸钠、烷基磷酸酯）及强碱性的产品，避免皮肤屏障受损；清洁后可选用清透保湿水（露）保湿，霜或乳可能堵塞毛孔，尽量少用。日常防晒最好选择物理防晒，用遮阳帽、遮阳伞、防晒口罩、防晒衣等。②注意休息，不要熬夜，保持积极乐观的心态，控制焦虑、烦躁、易怒等情绪，锻炼身体，增强

免疫力。③多饮水，保持大便通畅，忌吸烟、忌饮酒，忌食辛辣刺激性食物，牛奶以及高糖重油食物（如肥肉、蛋糕、糖果、巧克力等）亦应尽量少食，辣椒素、牛奶中的胰岛素样生长因子以及高脂、高糖均会引起皮脂腺合成和分泌皮脂增多，加重痤疮的发展；宜清淡饮食，多吃新鲜蔬果，适量摄入含优质蛋白质、高纤维、高维生素的食物。④切勿抠挖、挤压及搔抓痤疮皮损，以免后期出现痘坑和痘痕；不要用头发遮盖额部，不要有用手托两颊及下颌的习惯，不要抠挖鼻孔后抚摸脸颊，汗液刺激、压迫皮肤、细菌交叉感染均会导致痤疮加重。

5. 痤疮容易复发的原因

皮脂腺是分泌皮脂的腺体，其生长发育周期主要有 2 个阶段，分别为新生儿期和青春期，主要受雄激素水平控制，也因此痤疮容易发生于新生儿期和青春期。青春期是生长发育的关键时期，身体各种激素分泌水平都比较高，其中雄激素起着促进性器官成熟、增强体质的作用。在遗传易感性的基础上，各种内外因素刺激导致雄激素水平升高均可能进一步引发痤疮，这也是痤疮容易复发的原因。

痤疮是生长发育期（尤其是青春期）大部分男女都会经历的一种疾病，我们只能尽量避免其发生，通过对症治疗避免其可能造成的痘印、痘痕、痘坑等。绝大部分人群在生长发育期后雄激素水平会逐渐下降，痤疮发生率会迅速降低。

二、脂溢性皮炎

脂溢性皮炎（图 27–2）是一种发生于头、面、胸、背等皮脂溢出部位的慢性炎症性皮肤病，成人和新生儿均可发病。我们常说的“头皮屑”即轻度脂溢性皮炎的表现。随着社会发展，生活节奏加快，饮食结构改变，此病发病率一直呈上升趋势。由于目前病因尚不清晰，此病治疗较为困难，尤其易于复发，给患者日常生活带来了很大影响。

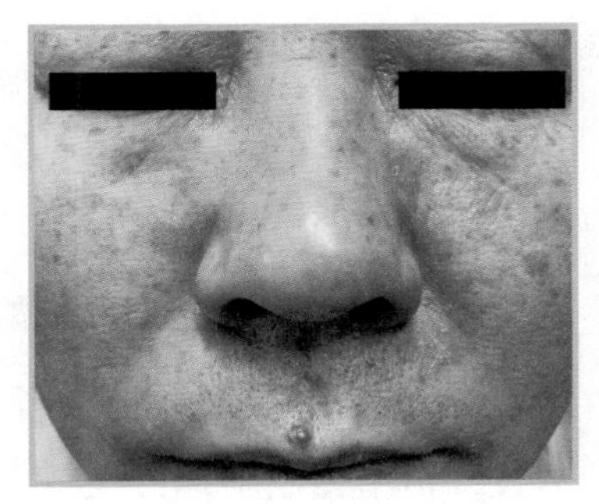
图 27–2　脂溢性皮炎

1. 脂溢性皮炎的病因

脂溢性皮炎的病因目前并不完全清楚，一般认为，在遗传性油性皮肤基础上，精神压力、情绪不佳、维生素 B 族缺乏、锌缺乏、辛辣油腻食物和甜食以及饮酒等刺激会使皮脂大量分泌，马拉色菌定植并寄生于皮肤，大量繁殖并水解皮脂中的甘油三酯，产生的游离脂肪酸会刺激皮肤产生炎症反应，导致皮损出现。

总之，皮脂分泌旺盛、马拉色菌的寄生及繁殖、皮肤屏障受损、免疫炎症反应以及个体遗传易感性等共同参与了脂溢性皮炎的发病过程。

2. 脂溢性皮炎的临床表现

脂溢性皮炎好发于皮脂溢出部位，如头皮、面部、胸、背等处，尤其好发于鼻唇沟两侧及眉弓，表现为淡红色斑片伴有少量油腻性脱屑，偶有轻度瘙痒，可有毛孔粗大。发生于头皮者通常有小片糠秕状脱屑，可出现红斑及脱发；部分肥胖人群头皮可黏着油腻性痂皮，伴有炎症、糜烂及渗出，症状较重。发生于躯干部位的可形成环形、多环形或地图状红斑，上覆油腻性脱屑，可伴有渗出及继发感染，严重者可形成红皮病。需要注意的是，如脂溢性皮炎突然出现，泛发且症状严重，需排除患艾滋病的可能。

3. 脂溢性皮炎的治疗

脂溢性皮炎的治疗原则是去除皮脂、消炎杀菌和止痒。外用药物中硫黄皂及水杨酸具有抑菌抗炎和剥脱角质的作用，但不建议经常使用，容易造成皮肤屏障受损；钙调磷酸酶抑制药及糖皮质激素类药膏适用于中重度患者，但切勿自行应用，应征求专业医生的意见；头皮脂溢性皮炎可以使用含有酮康唑或二硫化硒的洗剂。

部分严重患者可能需要口服药物治疗，如镇静止痒剂、维生素 B 族（包括维生素 B_2、维生素 B_6 等）、抗真菌药物、抗生素等，红皮病患者甚至需使用糖皮质激素。

4. 脂溢性皮炎容易复发的原因

部分患者属于油性皮肤，在遗传易感因素基础上，如果有精神压力大，熬夜，情绪控制不佳，饮酒，挑食，暴饮暴食，摄入过多油炸食物或辛辣刺激性食物、甜食等因素刺激，均可能导致脂溢性皮炎的复发。

5. 脂溢性皮炎患者日常生活中的注意事项

①注意休息，不要熬夜，多饮水，避免便秘。②适当进行体育活动，保持乐观的心态和愉快的情绪，力求避免焦虑；避免挠抓患处皮肤，避免患处皮肤接触刺激性物品。③保持皮肤清洁，尤其是皮脂分泌部位。可用温清水洗脸，并选择弱酸性（pH 值 4~6）、无刺激性、不含皂基的温和洁面产品；护肤品应选择温和、无刺激性、保湿、不伤害皮肤屏障的产品；应注意洗头不要过勤，以 2~3 天洗 1 次为宜，洗头时不要用碱性强的肥皂，可用不含硅油及瓜尔胶、弱酸性的洗发剂。④改变饮食习惯，改善消化道功能，保持毛囊皮脂腺的通畅，有利于皮脂物质的排出，减轻毛囊皮脂腺炎症。忌吸烟、饮酒，忌食辛辣刺激性食物；控制脂肪摄入量，每天总膳食脂肪摄入量应在 50 g 左右，肥肉及油炸食物应尽量少食；含有代糖以及甜味剂的饮品、含氢化油等的食物等亦不食用，这些均会导致皮脂分泌增多；避免高碘饮食也很重要，高碘可促使毛囊角质化或者堵塞，要少食海带、紫菜等海产品。宜多吃优质高蛋白食物及富含维生素的食物，如瘦肉、鱼、豆类、新鲜蔬果等；杂粮、坚果以及动物肝脏可适当摄入，可补充维生素 B 族和锌。

三、玫瑰痤疮

玫瑰痤疮（图 27–3）俗称“酒渣鼻”，是一种慢性、复发性、炎症性皮肤病。由于面部有持续的炎症性红斑以及毛细血管扩张，严重影响容貌，且其有遗传背景因素，治疗较为困难，给患者的工作和生活带来了很大的影响。

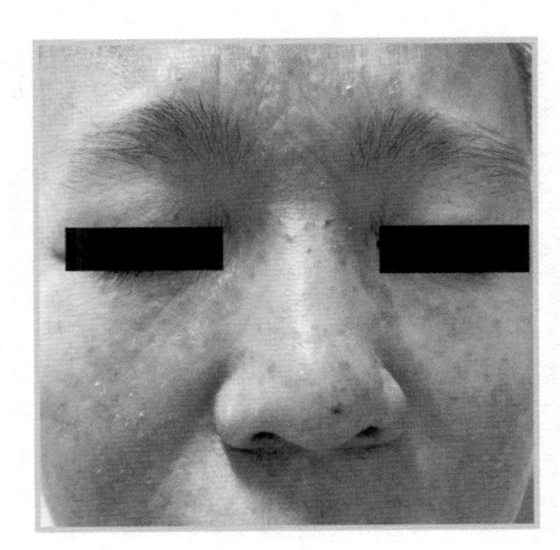
图 27–3 玫瑰痤疮

1. 玫瑰痤疮的发病机制和病因

玫瑰痤疮的发病机制目前并不完全清楚。通常认为其是在遗传背景基础上，由多种内外因素诱导，人体免疫系统和外周血管主导的炎症过程。遗传背景包括易感基因和神经血管调节功能相关基因的突变，也因此玫瑰痤疮有一定概率遗传给后代。外界刺激因素包括毛囊虫、毛囊虫死亡后释放的细菌、激素类药物等诱导皮肤免疫系统产生炎症因子，进而引发炎症；而日晒、剧烈运动、饮酒、食用辛辣刺激性食物以及情绪紧张等因素会刺激神经并释放一些神经递质，进一步加重炎症并维持毛细血管扩张。以上各因素综合导致患者持续的炎症性红斑及毛细血管扩张。

2. 玫瑰痤疮的临床表现

玫瑰痤疮多于中年发病，女性患者较多，而男性患者症状更重一些。临床上最常见的是红斑毛细血管扩张型，也即一期，表现为鼻、两颊、前额等部位持久的炎症性红斑及毛细血管扩张，患者自觉有烧灼感、刺痛、瘙痒、干燥等，饮酒、情绪激动、剧烈运动、环境温度剧烈变化以及吃辛辣刺激性食物后会加重，常常反复发作。如病情长久未予控制，继续进展可发展为丘疹脓疱型，即二期，可在红斑上出现丘疹及脓疱，毛囊粗大，毛细血管扩张更明显。部分患者还可发展为鼻赘型，即三期，表现为鼻部红斑基础上出现肥大增生的皮脂腺并纤维化，鼻头扩大 2~3 倍，表面粗糙不平，像瘤子一样，容貌毁损严重。

病情累及眼睑及相关腺体（如皮脂腺、汗腺等）可导致干眼症和结膜炎，表现为异物摩擦感、瘙痒、干燥、视物模糊、刺痛等症状，称为眼型。此型可与前面3型并存，亦可单独发生，容易误诊。

3. 玫瑰痤疮容易复发的原因

由于有遗传易感因素，患者血管舒缩功能有一定缺陷，如果在日常生活中不注意避免各种刺激因素，则本病极容易被诱发，造成病情反复发作且迁延难愈。

4. 玫瑰痤疮的治疗

玫瑰痤疮的主要治疗原则包括抗炎、免疫调节、抑制增生。

外用药物中夫西地酸乳膏、莫匹罗星软膏、甲硝唑凝胶、红霉素软膏、过氧化苯甲酰凝胶等主要用于丘疹脓疱性以及炎性皮损；钙调磷酸酶抑制药同时具有抗炎及免疫调节作用，主要适用于有红斑并伴瘙痒的人群；壬二酸及5%硫黄洗剂能改善炎症性皮损；溴莫尼定凝胶属于肾上腺素受体激动剂，可以收缩血管，改善毛细血管扩张及红斑，迅速起效，但须注意用药后9~12 h红斑会恢复原样，适用于有临时社交需求的人群。外用药物需在专业医生指导下使用，自行乱用容易出现不良反应。

口服药物包括抗生素、维A酸类、抗疟药、肾上腺素受体阻滞剂、抗焦虑药物等，主要针对中重度难治患者，具体需个体化治疗。

LED光、强脉冲光、铒激光等对改善红斑及毛细血管扩张均有一定效果，但须注意对皮肤屏障的损伤，敏感性皮肤人群需谨慎选择。

已经形成鼻赘的患者需住院进行整形手术治疗，愈后可能留有瘢痕。玫瑰痤疮患者应早发现、早治疗，尽量避免或延缓鼻赘的形成。

玫瑰痤疮的治疗目前在临床上是比较困难的，如何减轻症状、延缓发展需患者和主治医师密切交流合作，努力探寻个体化治疗方案。

5. 玫瑰痤疮患者日常生活中的注意事项

①鼻部出现红斑时应尽早到医院进行诊断，尤其父母、爷爷奶奶等亲属

有“红鼻头”的人群更需注意，做到早发现、早治疗。②注意休息，不要熬夜，早睡早起，适当进行体育活动，保持乐观的心态和愉快的情绪，力求避免焦虑。③切勿抠挖、挤压及搔抓皮损处，并避免皮损处接触刺激性物品，以免局部增生纤维化形成鼻赘。④避免日晒，防晒以物理防晒为主，如打遮阳伞、戴遮阳帽、戴墨镜、戴口罩等；保持皮肤清洁不油腻，可用温清水洗脸，并选择弱酸性（pH 值 4~6）、无刺激性、不含皂基的温和洁面产品，每日清洗不要过于频繁（不宜超过 3 次）；防晒产品及护肤品应尽量少用，以免不必要的刺激，如确需使用要选择清透、温和、无刺激性的；避免过冷、过热的环境，例如冬日出门应佩戴防寒口罩；不宜吃过冷、过热的食物，如冰激凌、火锅等。⑤忌吸烟、忌饮酒、忌食辛辣刺激性食物，规律进食，不要暴饮暴食；油炸食物、烧烤以及含糖量高的甜食等亦应尽量少食，以减少皮脂分泌；海 / 河鲜类应适量食用，并观察是否过敏。宜清淡饮食，多吃新鲜蔬果，适量摄入优质高蛋白食物。

四、脂溢性脱发

脂溢性脱发（图 27–4）也叫雄激素性秃发，有遗传易感性，好发于青春期及青春期后，中年时期症状更明显。近些年来，随着社会的发展，生活节奏加快，饮食结构改变，精神压力增大等，本病发病率呈逐年上升的趋势。由于本病对患者外貌的影响较大，给患者造成了很大困扰。

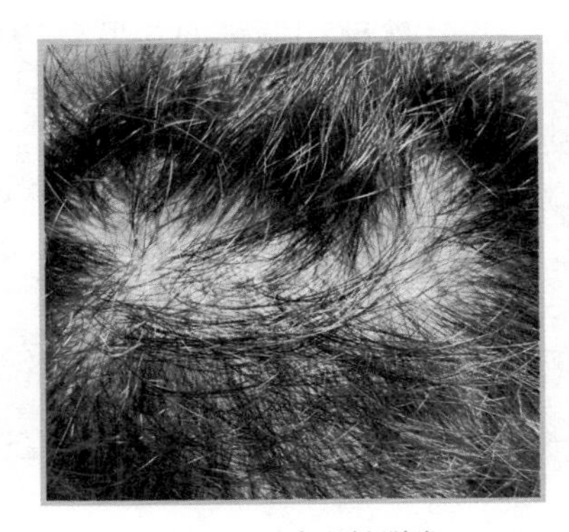

图 27–4 脂溢性脱发

1. 脂溢性脱发的病因

通常认为脂溢性脱发的病因是雄激素与脱发区毛囊细胞上的雄激素受体结合后，通过生物学作用导致毛囊变小，毛发变细，毛发生长周期变短，最终毛囊萎缩消失，毛发脱落，形成秃发区；女性雄激素水平增高以及与性激素结合的蛋白水平下降均可能导致脂溢性脱发。遗传个体差异使得毛囊雄激素受体的数量以及雄激素的活性不一样，从而诱发本病。

2. 脂溢性脱发的临床表现

脂溢性脱发主要表现为前额发际线后移，头部毛发进行性减少、毛发变细变软、毛发稀疏、脱发，最终形成秃发区，枕部及两颞保留少许头发。虽然本病多见于男性，但女性亦可发病，女性多表现为毛发变稀疏，但通常不会形成秃发区。

拉发试验：患者5天内不洗发，拇指和示指拉起一束（有大约50根）头发，轻轻顺毛发方向滑动手指，如脱落毛发＞6根即为阳性。

3. 脂溢性脱发需要与其他疾病相鉴别

许多疾病都可以导致脱发，因此当我们脱发时应首先进行评估。首先自我评估一下是否有家族史，例如父母、爷爷奶奶、姥姥姥爷有没有脱发；然后评估是否有其他疾病，例如甲状腺功能是否亢进或减退、是否有缺铁性贫血、是否营养不良、是否应用化疗药物、是否有斑秃病史、近期是否患发热性疾病、是否做过手术、是否有精神类疾病、女性是否为产后脱发、女性是否处于绝经期等。脱发后应到正规医院进行相应检查，排除各种可疑因素后才能诊断脂溢性脱发，而不应自行滥用药物治疗。

4. 枕部和颞部的头发不脱落

枕部和颞部的毛囊细胞上的雄激素受体较小且数量较少，对雄激素敏感程度较低，所以这两处的头发不易脱落。

5. 脂溢性脱发的治疗

脂溢性脱发会进行性加重，因此早发现、早治疗很重要。外用药物中米诺地尔搽剂是确切有效的能促进局部血液循环、刺激毛囊再生和毛发生长的药物，可以长期使用维持治疗。部分人群使用后仍会脱发，持续1~3个月，脱掉细软毛发后会再生新发，无须过于担心，持续使用即可。需注意的是，药液不要用于面部等其他部位，以免相应部位的毛变多。男性推荐5%浓度，女性可使用2%浓度。口服药物中非那雄胺可以通过抑制雄激素分泌达到治疗目的，通常6~12个月起效。症状严重的患者可以口服药物和外用药物联合治疗。但需注意的是，本病需长期维持治疗，停用药物可能使头发再次脱落。

毛发移植是近些年逐渐兴起的一种方法，把枕部、颞部头发分离出来，移植到秃发部位。移植毛发虽然不会脱落，但原有毛发可能继续脱落，因此移植毛发前最好口服6~12个月非那雄胺，移植后也需长期口服非那雄胺维持治疗。

其他方法如用假发、发片等遮盖秃发区也是较为经济的手段。

6. 脂溢性脱发患者日常生活中的注意事项

①保持头皮和头发的清洁，以每日洗1次或隔日洗1次为宜，洗头时不要用碱性强的肥皂以及各种“生发水”，可用不含硅油及瓜尔胶、弱酸性的洗发剂，洗发时动作要轻柔，不要伤到头皮；男性宜留短发，女性应使头发松弛，不宜束发，避免张力性脱发。②每日坚持做头部按摩，促进局部血液循环。按时梳理头发，动作要轻柔，可选用宽齿牛角梳（兼具按摩功能）。③经常参加体育锻炼，保持良好的精神状态，劳逸结合。④饮食要多样化且富有营养，少吃脂肪过多的食物和刺激性食物，多吃新鲜蔬果，适量摄入优质高蛋白食物，忌烟忌酒，晚上少喝咖啡、浓茶。⑤头发变稀或秃发区暴露会增加头皮晒伤及患皮肤癌的风险，因此外出时应保护头皮免受日光的照射，可使用防晒工具，如遮阳伞、遮阳帽、头巾等。

五、斑秃

斑秃（图 27–5），即我们俗称的“鬼剃头”，是一种精神应激、自身免疫、遗传以及内分泌失调等多种因素共同参与的毛发脱失性疾病。本病可突然发生于身体任何部位，且可反复发作，给患者的日常生活带来了很大影响。

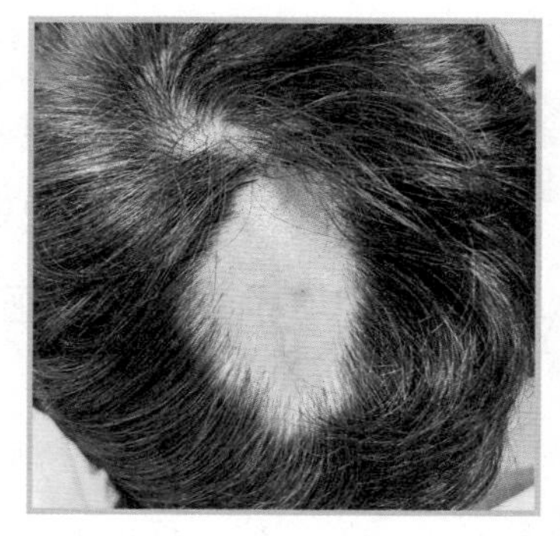

图 27–5　斑秃

1. 斑秃的病因

斑秃的病因目前仍不完全清楚，通常认为是一种自身免疫病。在遗传易感性的基础上，患者由于精神紧张、情绪应激使得内分泌失调，进而刺激免疫系统产生针对自身毛囊的免疫反应，导致毛发脱落。

2. 斑秃的临床表现

斑秃的典型表现为突然（可能一夜之间）出现边界清晰的脱发区，可呈圆形或椭圆形，大小、数目不等，局部皮肤光滑，无炎症，患者无自觉症状。任何年龄都可发生，青年多见。多数患者毛发能再生，部分患者毛发再生与脱落交替出现。如头发全部脱落，称为全秃；如连带着眉毛、睫毛、阴毛以及全身汗毛均脱落，称为普秃。

3. 斑秃的治疗

去除可能的诱因，积极治疗相关疾病，如糖尿病、甲亢、甲减、肾上腺疾病、各种感染性疾病等。

外用药物如米诺地尔搽剂、强效糖皮质激素均可促进毛发新生。较为严重的可在脱发区局部注射糖皮质激素治疗。口服药物如胱氨酸、维生素 B 族、激素均有一定疗效，中药类如复方甘草酸苷、白芍总苷、首乌片等亦有一定效果。

近年来，以巴瑞替尼、卢索替尼、利特昔替尼等为代表的一类 JAK 抑制剂成为治疗中重度斑秃的首选，其具有显著的疗效以及更小的不良反应。其原理是通过抑制JAK激酶通路阻断免疫系统炎症因子的信号传导和炎症反应，从而恢复毛囊功能，促进毛发新生。

其他辅助治疗还包括紫外线疗法、光疗、准分子激光疗法、梅花针疗法、冷冻治疗等。

4. 斑秃具有遗传易感性

斑秃是具有遗传易感性的，约有1/4的患者有家族史。

5. 斑秃患者日常生活中的注意事项

①放松身心，劳逸结合，作息规律，保持良好的精神状态，避免焦虑，出现失眠、神经衰弱等病症时应积极治疗。锻炼身体，多参加户外活动。②注意卫生，保持头皮和头发的清洁，以每日洗1次或隔日洗1次为宜，洗头时不要用碱性强的肥皂以及各种“生发水”，可用不含硅油及瓜尔胶、弱酸性的洗发剂，洗发时动作要轻柔，以免更多头发脱落。不宜烫发、染发，尽量避免使用吹风机。③每日坚持做头部按摩操，促进局部血液循环。按时梳理头发，动作要轻柔，梳子宜选用牛角梳或檀木梳（兼具按摩功能）。④戒烟戒酒，忌食辛辣刺激性食物及油腻食物，如辣椒、蒜、咖喱、烧烤等。宜多吃新鲜蔬果、瘦肉、牛奶、鸡蛋、鱼等，黑豆、黑芝麻、木耳等可适当食用。⑤脱发区面积较大的患者可戴假发或用发片遮挡，减轻心理负担，有利于头发新生。

第二十八章

色素性皮肤病

一、白癜风

白癜风（图 28-1）是一种后天性色素脱失斑，即出生后才会发病。其可累及皮肤、黏膜、毛囊，患者会出现边界清楚的白斑，也会出现白发等，如发生在暴露部位对外貌影响极大，部分患者对治疗反应较差。

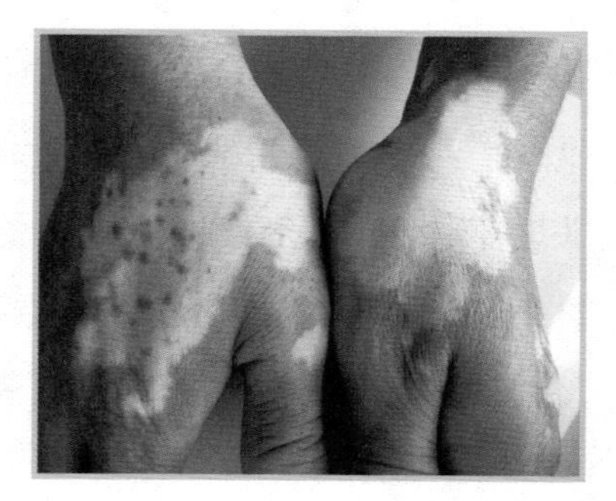

图 28-1　白癜风

1. 白癜风的病因

白癜风的病因目前并不完全清楚，包括自身免疫、氧化应激、黑色素细胞自毁、神经化学因子等多种学说。总体上讲，白癜风的发生是在遗传易感背景下受到多种内外因素影响，出现免疫异常、氧化应激、黑色素细胞自毁等多方面功能障碍，最终导致黑色素合成受到抑制以及黑色素细胞被破坏，使皮肤色素缺失。

2. 白癜风的临床表现

白癜风患者出生后才会发病，可发生于任何年龄、任何部位，可单发亦可泛发，皮损大小不等，形状也不固定。典型的皮损为乳白色或瓷白色色素脱失斑，边界非常清楚，无其他改变，通常无自觉症状，偶有瘙痒、泛红，边缘可有色素沉着环。病情慢性迁延，反复无常。皮损处毛发可变白亦可不变色，部分患者还可在白斑中间见到正常颜色皮肤，即色素岛。

3. 白癜风患者需要做的检查

滤过紫外线检查是非常方便且无创的检查，照射后可出现蓝白色或灰白色荧光。反射式共聚焦显微镜（reflectance confocal microscope，RCM）技术也是可供选择的无创检查方法。

4. 白癜风的治疗

控制住疾病防止其进展，使脱色皮损复色是白癜风治疗的目的。由于白癜风是一种慢性疾病，治疗周期长，每个人对不同方法的反应也不尽相同，所以没有最好的方法和药物，只有适合自身的。患者应在医生指导下根据白癜风的类型及分期选择治疗方法和药物。

外用药物包括糖皮质激素类药膏、钙调磷酸酶抑制药、盐酸氮芥酊以及中药制剂等。口服药物包括糖皮质激素、免疫抑制剂、中药、抗氧化剂等。光化学疗法适用于白癜风的治疗，是通过口服或外用一些光敏物质，结合日光或紫外线照射促进黑色素细胞的生成和运转。自体移植适用于稳定期患者，即将自体表皮或黑色素细胞移植到皮损处，使之复色。脱色治疗适用于皮损面积超过全身皮肤面积 95% 的患者，各种复色方法无效且患者同意后，可通过一些脱色物质将正常皮肤永久脱色，使其与皮损处颜色趋于一致；由于脱色后全身失去黑色素的保护，患者会对紫外线极为敏感，所以应严格避光防晒，以免晒伤甚至诱发皮肤癌。

近年来，生物制剂治疗白癜风发展得如火如荼，也取得了不错的疗效。JAK 抑制剂是一种小分子靶向药，通过抑制炎症因子的产生，从而减少免疫系统对黑色素细胞的破坏。其他如英夫利昔单抗亦取得了一定的效果。

5. 白癜风难以治疗的原因

白癜风病因目前并不完全清楚，可能与遗传、自身免疫、氧化应激、黑色素细胞自毁等多方面有关，因此用药时难以对因治疗。加上白癜风是一种慢性疾病，复色时间长，在长期反复试用不同方法和药物的过程中，患者容易失去信心从而放弃治疗。再加上情绪不佳、熬夜、劳累、精神压力大等因素难以去除，会促进白癜风的加重或复发。

6. 白癜风患者日常生活中的注意事项

①树立信心，保持乐观心态，注意自我情绪的调节，勿焦虑，放松身心。坚持到正规医院治疗，严格遵医嘱使用药物；不要病急乱投医，不要自行用药，不要相信偏方和秘方。②衣服应宽大，勿使皮损处受到压迫，也不可穿化纤类衣服，避免各种外伤、蚊虫叮咬、搔抓等，皮肤受压或破溃容易导致同形反应，出现新的脱色斑。③尽量选择刺激性小、成分天然的护肤品。不要使用具有美白成分［如谷胱甘肽、烟酰胺、辅酶 Q10、氨甲环酸、维生素 C、熊果苷及其衍生物、氢醌、壬二酸、曲酸及其衍生物等］的护肤品。④注意休息，避免熬夜、劳累，应劳逸结合，适当锻炼身体，如游泳、打太极、做八段锦、散步等，但应避免剧烈运动导致受伤，也要避免在日晒环境下运动。⑤适度日晒有利于白癜风患者恢复，但应避免长时间日晒，以防止皮肤癌的发生，可短时多次日晒，每次不超过 15 min。防晒时应使用打遮阳伞、戴遮阳帽、穿防晒衣等物理防晒手段，不可以单纯使用防晒产品。⑥忌饮酒及食用辛辣刺激性食物，油炸食物及生冷食物亦应少食；多饮水，清淡饮食，营养均衡，宜多吃新鲜蔬果及富含酪氨酸酶的食物（如瘦肉、鱼、牛奶、蛋类、豆类、核桃、黑芝麻等）。含维生素 C 的食物并非禁忌，维生素 C 是一种抗氧化剂，适量的维生素 C 有利于纠正白癜风氧化还原的失衡，对白癜风有辅助治疗作用，但不应过量食用，过量的维生素 C 会阻断黑色素合成过程。⑦居住环境应洁净、干燥。注意房屋装修造成的污染，房屋装修后至少通风 3 个月后再入住，入住后也要经常通风。

7. 白癜风并不一定会遗传

白癜风具有一定的遗传易感性，概率为 5%~30%。白癜风患者子女并不一定会患白癜风，其他因素也很重要，生活中应保持积极乐观的心态，避免过度劳累，科学饮食，适当运动。

8. 白斑不都是白癜风

经常会有“恐白”患者到医院就诊，皮肤出现白斑就非常恐惧是白癜风。实际上无须过度焦虑，许多疾病都会出现白斑，例如儿童面部出现的边界不清的白斑，很可能是单纯糠疹；夏季闷热使人多汗，胸背部及颈部出现的圆形或卵圆形浅色斑很可能是花斑糠疹；有过皮炎、湿疹、其他炎症性疾病或接触过各种刺激性物质，以及接受了激光治疗、冷冻治疗等有创性治疗后，皮肤也容易出现色素减退，出现的斑被称为炎症后色素减退斑，非常常见，通常都是暂时性的，可以自行恢复颜色；还有一些出生时或出生后不久出现的浅色斑，可能是贫血痣或无色素痣。总之，出现白斑后不要过于担心，到医院请专业医生分辨即可。

二、黄褐斑

黄褐斑（图 28–2）是一种发生于面部的对称性黄褐色色素沉着斑。本病多见于中青年女性，对容貌影响较大，且治疗上比较困难，因此给患者造成了极大的困扰。

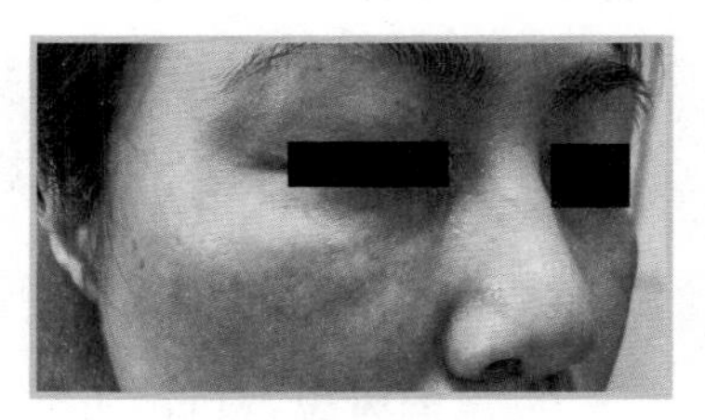

图 28–2　黄褐斑

1. 黄褐斑的病因

黄褐斑的病因繁多：①内分泌失调，如使用避孕药，29% 的口服避孕药会引发黄褐斑。黄褐斑在女性妊娠期的发生率为 30%~70%，分娩后约 87% 的患者色素沉着可以减少至消失。另外，性生活不协调、月经失调、附件炎等因素引起的机体激素水平的变化也会引发黄褐斑，其发病率也高。②其他疾病，如慢性肝肾疾病、甲状腺疾病、肿瘤等，也会诱发黄褐斑。③日晒，紫外线照射后可激活黑色素细胞使黑色素合成过多。④精神神经因素，如易怒、抑郁、神经衰弱、焦虑均可能诱发黄褐斑。⑤化妆品也可能诱发黄褐斑，与化妆品中的某些成分有关，劣质化妆品更为有害。⑥药物使用，如性激素药物（避孕药、雌激素替代疗法），其他药如氯丙嗪、苯妥英钠、螺内酯、维A酸等均可能诱发黄褐斑。⑦遗传因素，部分患者有家族聚集倾向。

总之，黄褐斑可能是在遗传背景基础上，多种内外因素导致黑色素细胞合成黑色素功能亢进，皮肤屏障受损，造成炎症反应以及血流淤积等最终使皮肤黑色素增加，从而引发色素沉着。

2. 黄褐斑的临床表现

黄褐斑表现为大小不一、边界清楚的黄褐色或褐色斑，常对称分布于两颊或颧部，呈蝴蝶状，日晒后颜色加深，常于春季、夏季加重。虽然大部分患者为女性，但男性亦可患病。本病病程数月或数年，迁延难愈。

3. 黄褐斑的治疗

黄褐斑患者应排除各种可疑诱因并加以避免，否则容易复发。

黄褐斑的治疗必须在医生指导下进行。外用药物中含有氢醌、曲酸、壬二酸、熊果苷、氨甲环酸等抑制黑色素合成的药物有一定疗效，果酸换肤等方法亦有一定效果；口服药物包括维生素C、维生素E、氨甲环酸以及中药等；激光治疗及强脉冲光美容等应慎重应用，对部分患者有效，对部分患者反而会加重色素沉着。

4. 黄褐斑患者日常生活中的注意事项

①避免日光照射，尤其春季、夏季外出需防晒，以物理防晒（如打遮阳伞、戴遮阳帽等）为佳，适当使用防晒产品（SPF应> 30，注意厚涂，每2 h补涂1次，阴天也要涂）和保湿润肤品。②注意休息，不要熬夜，规律作息，避免内分泌失调；适当运动，可调节代谢和激素水平。③保持积极乐观的心态，放松身心，自我调节，避免焦虑。④选择护肤品时应以成分天然和有保湿功效的为主；避免使用假冒伪劣、成分复杂、刺激性强的产品；有症状及时就医治疗，不要自行应用所谓的“祛斑霜”，以免加重皮损。⑤忌食辛辣刺激性食物及生冷食物、油腻食物；宜多吃富含维生素C、维生素E的食物，如新鲜蔬果（橘子、猕猴桃、绿叶蔬菜、西红柿）、鱼、蛋类、坚果等。⑥排

查使用中的药物，必要时需停药或就医寻求替代药物。

5. 妊娠期黄褐斑

由于雌激素水平及黄体酮水平升高会使黑色素合成增加，有 30%~70% 的妊娠女性会出现黄褐斑，通常在妊娠 3~5 个月时发生，绝大部分孕妇（约 87%）分娩后黄褐斑可以减少至消失。日常需注意上述防晒等事项，如产后 3~6 个月仍未消退，需寻求医生诊疗意见。

三、雀斑

雀斑（图 28–3）是一种具有家族聚集倾向的常染色体显性遗传性疾病，主要表现为面部的褐色点状色素沉着斑。本病对容貌影响较大，会影响患者的日常社交及情绪，需要我们密切关注。

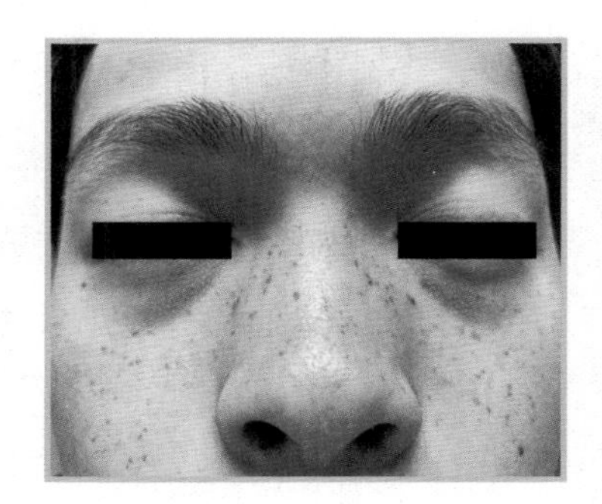

图 28–3　雀斑

1. 雀斑的病因

雀斑是一种遗传性疾病，与相应的致病基因有关。

2. 雀斑的临床表现

雀斑好发于面部，尤其是鼻部及两颊，散在分布针尖至米粒大小的淡褐色至深褐色的圆形斑点，相互不融合，女性多见，亦可见于男性。本病无任何自觉症状，春季、夏季加重，秋季、冬季减轻，与紫外线照射有关。

3. 雀斑的治疗

激光治疗、强脉冲光美容及果酸换肤等对改善雀斑均有较好效果，但日晒后容易复发。各种偏方通常含有有腐蚀性或化学剥脱性的药剂，应避免应用，否则容易导致瘢痕形成或颜色不匀。

4. 雀斑患者日常生活中的注意事项

①避免日晒，尤其春季、夏季外出需防晒，以物理防晒（如打遮阳伞、戴遮阳帽等）为佳，适当使用防晒产品（SPF 应＞ 30，注意厚涂，每 2 h 补涂 1 次，阴天也要涂）。手机及平板等电子产品亦应少用，辐射可加重雀斑。②注意休息，勿熬夜，保持乐观心态，积极遵医嘱治疗。③激光治疗后也应避免日晒，同时 1 周内不能沾水，如出现红肿、灼痛等可进行冰敷。④忌食辛辣刺激性食物及油炸食物，宜多饮水，清淡饮食，多吃富含维生素 C 的食物（如新鲜蔬果等）。⑤选择护肤品时应以成分天然和有保湿效果的为主；避免使用假冒伪劣、成分复杂、刺激性强的产品；有症状及时就医治疗，不要自行应用所谓的“祛斑霜”，以免加重皮损。

5. 雀斑的遗传概率

雀斑是一种显性遗传性疾病，遗传概率较高，父母一方有雀斑的，子女患雀斑概率为 75%，父母双方有雀斑的，子女患雀斑概率为 90%。因此，有家族史的人平时应注意防晒和饮食清淡，作息规律。

第二十九章
遗传性皮肤病

一、鱼鳞病

鱼鳞病（图 29-1）是一组角化障碍性的遗传性疾病，包括多种类型，此处仅介绍最常见的寻常型鱼鳞病。寻常型鱼鳞病症状轻重不同，部分人群没有任何自觉症状，容易忽视。

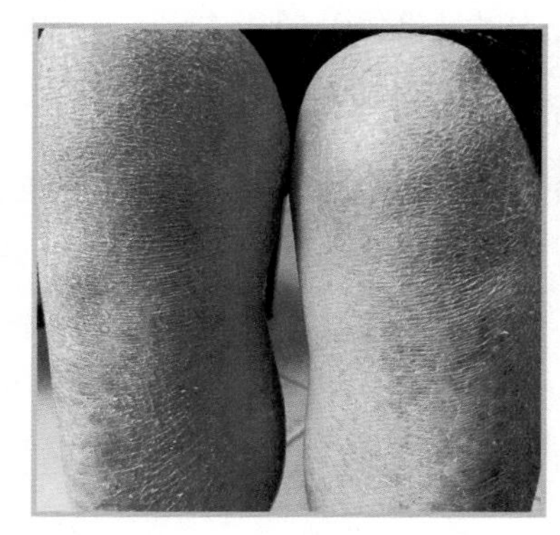
图 29-1　鱼鳞病

1. 寻常型鱼鳞病的病因

寻常型鱼鳞病是遗传基因改变引发的，相应的基因表达异常会导致皮肤中一种聚丝蛋白减少甚至缺失。聚丝蛋白是连接表皮角蛋白的重要物质，其降解后的产物也是天然保湿因子。它的缺失会使表皮连接出现异常，表现为皮肤屏障受损，同时皮肤因缺乏保湿因子而容易干燥、皴裂。

2. 寻常型鱼鳞病的临床表现

寻常型鱼鳞病患者幼年即可发病，主要累及小腿前侧、上臂外侧以及背部，典型表现为淡褐色至褐色的多角形鳞屑，如鱼鳞一样，通常无自觉症状。临床上许多轻症患者仅表现为皮肤干燥，鳞屑并不明显，因此容易忽视。由于冬季相对更干燥，尤其北方有暖气，患者皮肤干燥表现会更重一些，夏季减轻。

3. 寻常型鱼鳞病的治疗

外用药物主要以保湿为主，如尿素霜、维生素 E 乳等。如鳞屑较重可考虑维 A 酸类药物外用。

4. 寻常型鱼鳞病患者日常生活中的注意事项

①冬季注意保暖，不要穿过紧衣物，避免风吹日晒及寒冷刺激皮肤。应每天早晚涂保湿润肤品，秋季、冬季可适当增加次数，保湿润肤品中含有天然保湿成分的更好。洗澡时水温不宜过高，不要用香皂、肥皂或硫黄皂等有刺激性的产品，不要过度搓擦以免破坏皮肤屏障，不要搔抓或强行剥离皮屑，防止造成感染。②注意休息，勿熬夜，劳逸结合，保持愉悦的心情，适当锻炼身体。③尽量避免吸烟和饮酒，辛辣刺激性食物尽量少吃，多吃新鲜蔬果及富含维生素 A 的食物，如胡萝卜、南瓜、葡萄、西红柿、牛奶等。

5. 寻常型鱼鳞病目前不能“根治”

寻常型鱼鳞病是一种遗传基因改变引发的皮肤病，目前不能“根治”。有家族史的尽量避免近亲结婚，可降低遗传给下一代的概率。

二、毛发角化病

毛发角化病（图 29–2）是一种毛囊口皮肤角化过度引发的疾病。本病发病率高，可累及上臂及面部（图 29–3）等部位，给患者外貌带来较大影响。

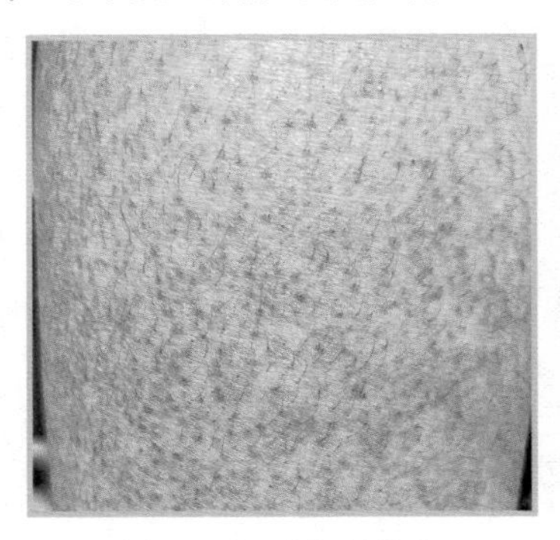

图 29–2　毛发角化病

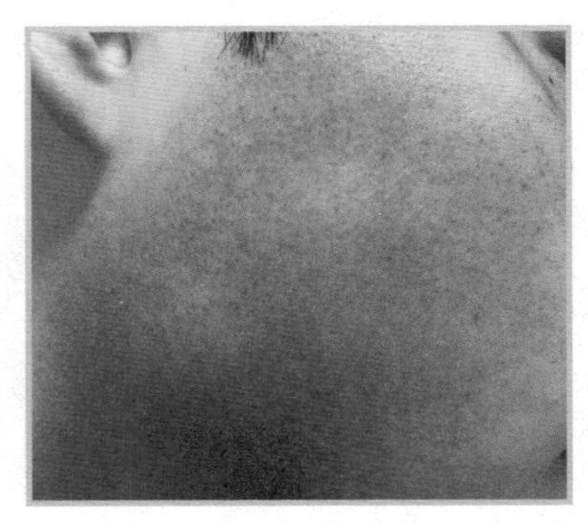

图 29–3　毛发角化病（面部）

1. 毛发角化病的病因

毛发角化病的病因目前并不完全清楚，可能与遗传因素、内分泌代谢功能障碍以及维生素 A 缺乏等有关。

2. 毛发角化病的临床表现

毛发角化病主要表现为皮肤粗糙，可见针尖大小的毛囊性小丘疹，密集分布但相互不融合，可见褐色角质栓，部分周围可见红晕，无自觉症状或微痒，儿童期出现，青春期最重，中年期后逐渐缓解。本病症状冬季重夏季轻，好发于上臂及大腿，亦可出现在其他部位，部分患者可出现在两颊，影响容貌。

3. 毛发角化病的治疗

毛发角化病通常无须治疗。影响容貌或有治疗需求的人群需在医生指导下使用外用药物（如维 A 酸乳膏、尿素乳膏、维生素 E 乳等）或口服药物（如维生素 A、维生素 E、异维 A 酸等）改善症状，但目前尚无法“根治”。

4. 毛发角化病患者日常生活中的注意事项

①冬季注意保暖，不要穿过紧衣服，避免风吹日晒及寒冷刺激皮肤。应每天早晚涂保湿润肤品，秋季、冬季可适当增加次数，保湿润肤品中含有天然保湿成分的更好。洗澡时水温不宜过高，不要用香皂、肥皂或硫黄皂等有刺激性的产品，不要过度搓擦以免破坏皮肤屏障，不要搔抓或强行剥离角质栓，防止造成感染。②忌食辛辣刺激性食物，多吃新鲜蔬果及富含维生素 A 和维生素 E 的食物，如胡萝卜、南瓜、西红柿、葡萄、猕猴桃、牛奶、鸡蛋、花生、核桃等。

5. 毛发角化病可能遗传

毛发角化病是一种遗传性疾病，可能会遗传给下一代，遗传概率为 50%~70%，但无须过度焦虑，本病不会造成严重后果。有家族史的应注意避免近亲结婚，儿童期应每日进行保湿润肤护理，并多吃富含维生素 A 和维生素 E 的食物。

第三十章

脂质代谢障碍性皮肤病——黄瘤病

许多中老年人眼睑部位会出现一种扁平黄色斑块，不痛不痒，但影响容貌。实际上这是一种疾病，叫睑黄瘤（图 30–1），是黄瘤病的一个类型。斑块之所以呈黄色，是因为它是由含有脂质（脂肪）的组织细胞聚集于皮肤引发的。黄瘤病与全身脂质代谢紊乱有关，需要我们关注。

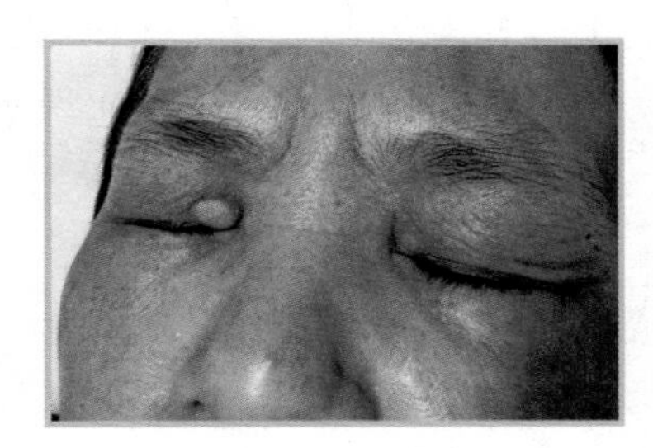
图 30–1 睑黄瘤

1. 黄瘤病的病因

黄瘤病是体内脂蛋白代谢障碍、含量升高或者结构异常使脂质在皮肤下沉积导致的。黄瘤病有原发性和继发性 2 种，原发性黄瘤病通常呈家族性发病，有不同程度的血脂代谢异常及其他系统表现，但也有散发病例；继发性黄瘤病通常是由其他疾病（例如糖尿病、骨髓瘤、淋巴瘤等）引起血脂代谢障碍或血脂增高。因此，出现黄瘤病应进行进一步检查以排除相关疾病。

2. 黄瘤病的临床表现

黄瘤病依据形态可分为 3 型：①扁平黄瘤最为常见，表现为隆起的扁平黄色斑块，淡黄色至棕黄色，边界清楚，可单发或多发，发生于眼睑的即为睑黄瘤，全身均可出现。②结节性黄瘤可发生于所有年龄段，表现为黄色至棕黄色的隆起圆形结节，单发或多发。此种类型患者多有血脂升高、高脂蛋白血症，也可伴发冠心病。③发疹性黄瘤病表现为突然出现的黄色或棕黄色丘疹，直径 1~3 cm，质软，可伴有瘙痒或疼痛，数周后又自行消退。

3. 黄瘤病的治疗

口服药物及外用药物均无效。单发或皮损较少的黄瘤病可以用冷冻治疗、激光治疗、电烧治疗、手术切除等方法去除。但黄瘤病病变去除不彻底容易复发，目前并无最佳方法。冷冻治疗后可能出现色素减退（白斑）或色素沉着（黑斑）导致颜色不一致；电烧治疗和激光治疗容易导致局部出现凹陷性瘢痕、遗留黄色边缘等；手术切除伤口处容易出现瘢痕。

4. 黄瘤病患者日常生活中的注意事项

①需进行血脂及脂蛋白检查，如有异常需低脂饮食并服用降脂药物，不建议吃肥肉、动物内脏、鱼子酱、蟹黄等；可适当食用鱼、瘦肉等脂肪含量低的肉类、新鲜蔬果及杂粮等。②检测有无糖尿病、骨髓瘤、淋巴瘤等其他疾病。③物理治疗（激光治疗、冷冻治疗）后不能沾水，待结痂脱落后及时复查，避免有残留皮损。

第三十一章

皮肤肿瘤

一、色素痣

色素痣也叫痣细胞痣，是一种由黑色素细胞增生形成的良性皮肤肿瘤。色素痣种类很多，有甲母痣（图 31–1）、晕痣（图 31–2）等。色素痣非常常见，几乎我们每个人身上都有。因信息的传播和接收越来越便捷，皮肤科门诊来咨询色素痣的患者越来越多，有的惴惴不安，有的甚至出现了“恐痣症”。其实这是大可不必的。虽然黑色素瘤患者中有大约 50% 来源于色素痣恶变，

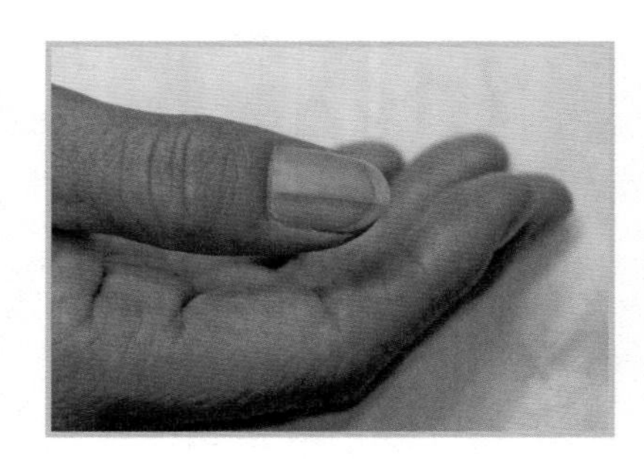

图 31–1　甲母痣

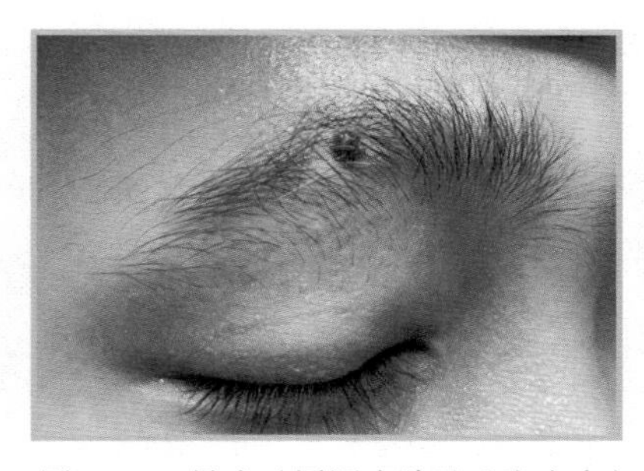

图 31–2　晕痣（周围皮肤及毛发变白）

但最近的回顾研究显示，色素痣发展为黑色素瘤的总体风险为 0.7%~1%。[①②③]

1. 色素痣的病因

本病是在遗传、日晒、瘢痕、妊娠、癫痫、系统性免疫治疗，以及生物制剂等多种因素的影响下，由皮肤基底层的黑色素细胞良性增生形成。

2. 色素痣的临床表现

色素痣因出现时间不同可分为先天性（出生前即存在）和后天性（出生后出现）2 类，可发生于身体所有部位，表现为扁平或隆起的斑点、丘疹、乳头状、结节状等多种形态的皮损，颜色亦多种多样，有黑色、褐色、棕色、肤色、粉色、白色等，可有或无毛发；通常生长缓慢，无自觉症状，极少数可出现瘙痒或烧灼感。

3. 容易恶变的色素痣

我们可以通过以下 A、B、C、D、E 5 个原则对色素痣进行初步评判。① A 是“asymmetry”（不对称），即从中间划线，色素痣的一半与另一半看起来是不对称的。② B 是“border irregularity”（边界不规则），即色素痣边缘像锯齿一样，或者有局部凸出，而不是光滑的圆形或椭圆形。③ C 是“color variegation”（颜色不均匀），即色素痣的颜色并不单一，而是由黑色、褐色、棕色、粉色、白色等相互交织而成。如果一个原本颜色很稳定的色素痣突然出现局部颜色变淡甚至消退，有可能是恶变的征兆。④ D 是“diameter”（直径），即直径＞ 5 mm 的较大色素痣恶变风险更高。⑤ E 是“elevation、evolving”（皮损隆起、增长迅速）。具有这些特征的非典型痣表明痣细胞增长非常活跃或可

---

① KRENGEl S, HAUSCHILD A, SCHÄFER T. Melanoma risk in congenital melanocytic naevi: a systematic review. British Journal of Dermatology, 2006, 155(1):1–8.

② KRENGEL S, REYES–MÚGICA M. Melanoma risk in congenital melanocytic naevi[J]. British Journal of Dermatology, 2017, 176(5): 1114.

③ KINSLER V A, O'HARE P, BULSTRODE N, et al. Melanoma in congenital melanocytic naevi[J]. British Journal of Dermatology, 2017, 176(5):1131–1143.

能恶变，需要我们及时检查并干预。

还需要注意的是，有黑色素瘤家族史的人群应密切监测身体上的痣，身体上色素痣总数较多的人群可每月拍一组照片，通过连续对照观察有无变化，必要时还需进行遗传咨询和基因检测；还有就是一些特殊部位（如手掌、足底、颈后、腋窝、腹股沟以及外生殖器等）容易受到摩擦刺激的色素痣以及生长在甲床部位的色素痣最好适时清除。20 岁以后新出现的色素痣也应密切关注。

4. 色素痣与妊娠

大约有 10% 的女性在妊娠后会发生原有色素痣颜色加深或增长迅速。这与妊娠期间刺激黑色素细胞生长的激素水平及生长因子水平升高有关。此类色素痣是否会恶变目前尚不清楚，但在整个妊娠期及产后应密切关注，有任何变化应及时就诊鉴别。

5. 色素痣的治疗

大部分色素痣并不需要治疗，少部分评估后需要治疗的色素痣如果直径 ＜ 2 mm，可考虑激光治疗，尽可能一次彻底清除，以免二次刺激（激光本身的热效应也是一种刺激）后出现恶变。激光治疗后复发的色素痣见图 31–3。如果直径 ≥ 2 mm，需要通过手术彻底切除，避免二次刺激导致恶变。

6. 色素痣患者日常生活中的注意事项

患者应注意对色素痣进行保护，避免各种刺激。例如突然的、间歇性的日光暴晒甚至晒伤，局部创伤，高温洗烫，频繁地按摩、抠挖以及摩擦刺激等都是危险因素。日常生活中在有色素痣的暴露部位除涂防晒产品外，还应采取额外的物理防晒措施，如打遮阳伞、戴遮阳帽等。

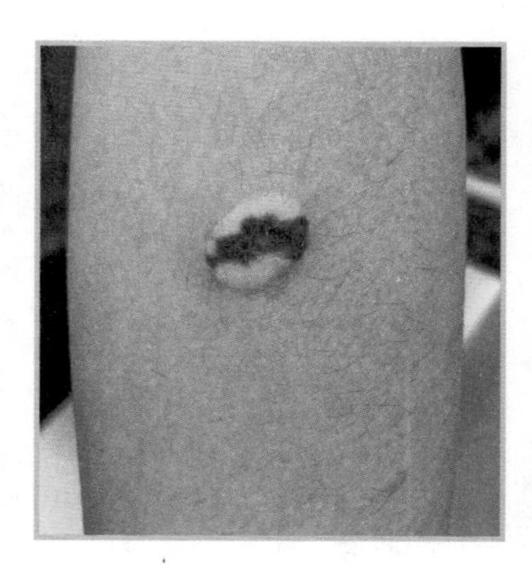

图 31–3　激光治疗后复发的色素痣

二、血管瘤及血管畸形

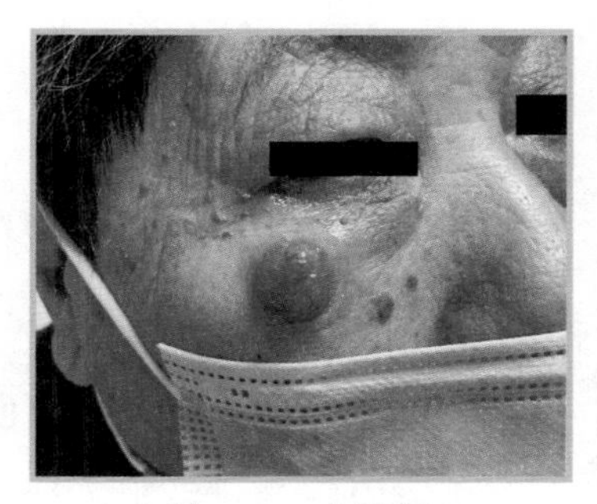

图 31-4　血管瘤

血管瘤（图 31-4）是来源于血管内皮细胞的一种异常增殖的良性肿瘤，分为先天性和后天性 2 种。血管畸形是脉管系统形态发育缺陷导致的局部血管管腔扩张，但并无血管内皮细胞的增殖，如鲜红斑痣和海绵状血管瘤。血管畸形可出生时即存在，亦可于出生后几个月或几年出现，出现后终身存在，有时还会恶化。这 2 类疾病如出现在头面部均会毁损患者容貌，需要及时诊治。

1. 血管瘤及血管畸形的病因

血管瘤及血管畸形是在胚胎发育过程中，血管生长与形成过程改变导致的疾病。除少数与遗传有关外，大部分与体细胞或生殖细胞基因突变有关。部分患者除血管畸形外还合并其他畸形，成为复杂综合征。

2. 血管瘤及血管畸形的临床表现

婴儿血管瘤在 30%~80% 的婴儿中可见，常出现在前额、眼睑、鼻唇沟、枕部、腰骶部等，表现为边界不清的红色斑片，于哭闹或活动时更明显。此种血管瘤通常在 1~3 岁自然消退，但亦有不消退的情况。

血管畸形包括鲜红斑痣和海绵状血管瘤等。鲜红斑痣又称“葡萄酒样痣”，表现为边界清楚的鲜红色或深红色斑点或斑块，形状不规则，可随年龄增长而颜色加深，高出皮肤并出现结节，表面粗糙不平；好发于面部、颈部或其他部位。海绵状血管瘤表现为柔软的皮下包块，形状不规则，可高出皮肤呈结节状，呈鲜红色、暗红色或蓝紫色，按压可缩小，形如海绵，但难以完全消退。

3. 血管瘤及血管畸形的治疗

婴儿血管瘤的治疗包括外用药物（β 受体阻滞剂）治疗、口服药物（β 受体阻滞剂、糖皮质激素）治疗、激光治疗以及局部注射、栓塞、手术等，需根据具体情况进行选择。

鲜红斑痣可选用激光治疗或光疗；海绵状血管瘤需进行局部注射、栓塞、介入或手术等。

4. 血管瘤的最佳治疗时间

总体原则是早发现、早治疗。婴儿血管瘤虽然大部分会在数年后消退，但可能会留有痕迹，如瘢痕、萎缩、皮肤松弛及血管扩张等。因此在出生后 3 个月内的早期生长期即应尽早干预治疗。鲜红斑痣和海绵状血管瘤不会自行消退，应尽早干预治疗，防止皮损面积增大及组织进一步增殖造成后续治疗更加困难，以及对容貌的毁损。

5. 血管瘤患者日常生活中的注意事项

①注意瘤体周围的清洁，以免局部感染导致瘢痕，清洁时动作应轻柔，避免擦破瘤体。②保护瘤体，避免擦碰伤；穿宽松、舒适、纯棉质地衣服，避免摩擦；避免搔抓，婴儿可戴纱布手套，③母乳喂养婴儿母亲应避免食用辛辣刺激性食物。④早发现、早治疗、定期复查，尽量降低对患者外貌的影响。⑤发生于面部者要尤其注意心理影响，应及时到心理科进行心理疏导。⑥海绵状血管瘤瘤体较大者可局部用弹力绷带等进行束缚以减轻对日常生活的影响。⑦出现溃疡、感染、出血等情况应立即就医。

三、瘢痕疙瘩

瘢痕疙瘩（图 31–5）是皮肤纤维结缔组织增生过度导致的良性肿瘤，多在外伤后出现，患者通常具有瘢痕体质，并有家族史。由于皮损除对外貌上的毁损外还可能有瘙痒、触痛、痛觉过敏等症状，给患者造成了非常大的困扰。

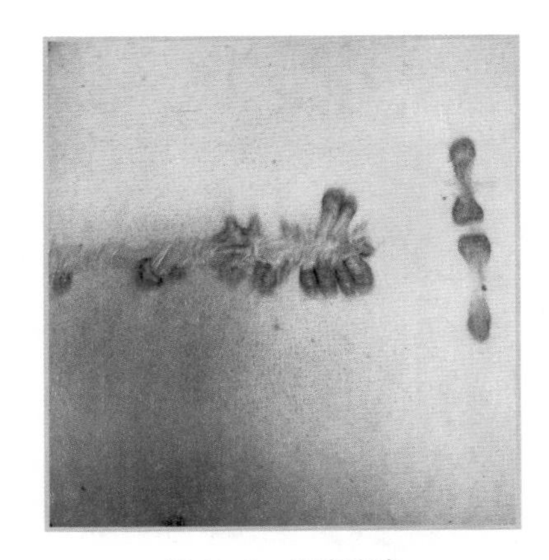
图 31-5　瘢痕疙瘩

1. 瘢痕疙瘩的病因

瘢痕疙瘩的病因目前并不清楚，但与遗传、种族、年龄、创伤等多种因素相关。

2. 瘢痕疙瘩的临床表现

瘢痕疙瘩表现为小而坚硬的红色丘疹并逐渐增大，可呈圆形或不规则形状，隆起于皮肤；可呈螃蟹足样外延式生长，可超过原损伤部位数倍大小；可有毛细血管扩张，陈旧性皮损颜色变淡（可呈肤色）；可有瘙痒、触痛、痛觉过敏等症状，亦可无明显感觉。

3. 瘢痕疙瘩的治疗

轻中度瘢痕疙瘩可考虑外用或局部皮损内注射糖皮质激素治疗，口服药物（如曲尼司特）亦有一定疗效；对于重度瘢痕疙瘩，治疗者需慎重选用手术方法，术后需联合 X 线放疗。

4. 瘢痕疙瘩患者日常生活中的注意事项

①注意局部卫生，避免细菌感染；切勿搔抓、摩擦刺激皮损。②忌烟酒、辛辣刺激性食物，避免出现毛囊炎、痤疮等皮损继而出现新的瘢痕疙瘩。③平时注意保护皮肤，出现外伤伤口、毛囊炎、痤疮等应立即干预治疗，避免进一步感染并使皮肤创面尽早愈合，以减少形成瘢痕疙瘩的概率。④注意休息，勿熬夜，劳逸结合，适当锻炼，但应避免剧烈运动损伤皮肤。⑤不要在耳、鼻、舌、脐等部位打洞，不要文身、文眉、注射美容以及做双眼皮手术等，避免一切人为的皮损。⑥做其他手术前应向手术医生告知瘢痕体质，术后应及时应用预防瘢痕形成的药物。

四、脂溢性角化病

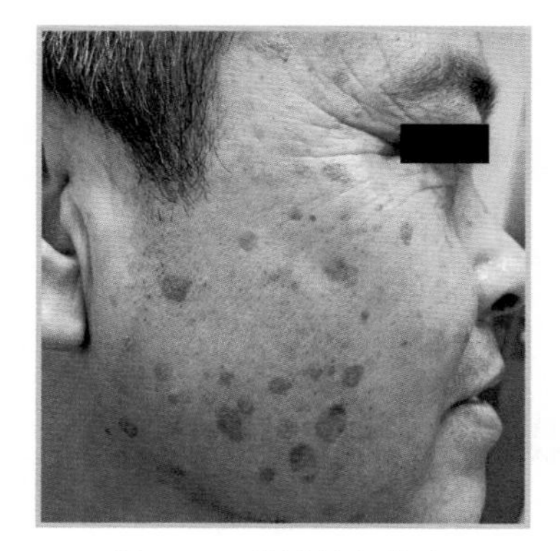

图 31–6　脂溢性角化病

脂溢性角化病（图 31–6）俗称“老年斑”，是临床上非常常见的良性皮肤肿瘤，虽然多见于老年人，但中青年人群亦可发病，而且其表现不仅仅是斑，亦可增生并隆起于皮肤（图 3–17），呈斑片、丘疹甚至斑块等多种形态。近些年由于人们对美、年轻化的追求，要求治疗本病的人逐年增多。

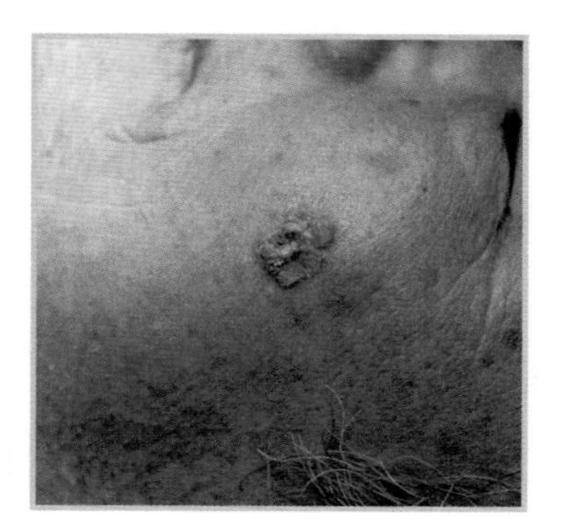

图 31–7　脂溢性角化病（增生并隆起）

1. 脂溢性角化病的病因

脂溢性角化病有家族遗传倾向，通常认为其是在遗传易感基因基础上，因日光照射等刺激导致表皮生长，因子受体改变及体细胞激活突变，从而导致角质形成细胞增殖。

2. 脂溢性角化病的临床表现

脂溢性角化病表现为淡褐色或棕黑色的边界清楚的斑片、丘疹或斑块，表面平滑或粗糙，甚至呈疣状增生，部分可有鳞屑或角栓。皮损是大小不一的，从芝麻大小至鸡蛋大小不等，可单发亦可多发，患者通常无自觉症状，亦可有瘙痒、触痛，也可有红肿及结痂。

脂溢性角化病可以出现高度色素沉着，即黑色素颗粒沉积于细胞中，并隆起于皮肤，称为黑棘皮瘤，它与恶性黑色素瘤不同，是一种良性疾病。

3. 脂溢性角化病不会发生恶变

脂溢性角化病本身不会发生恶变，但需注意的是，在脂溢性角化病皮损上或其周围可以发生基底细胞癌、鳞状细胞癌、黑色素瘤等。因此，当皮损突然出现不稳定（如破溃、出血、颜色变化等）时需及时就诊进行检查。

还有就是，如果背部、四肢、面部以及腹部等部位突然出现大量皮损，或皮损面积迅速增大，并伴有瘙痒或触痛，需就诊以排除患胃癌、结肠癌、乳腺癌或淋巴瘤的可能。

4. 脂溢性角化病的治疗

脂溢性角化病其实可以不用治疗，因美容原因可选用冷冻治疗、激光治疗或电灼术，外用药物及口服药物均无效。

5. 脂溢性角化病患者日常生活中的注意事项

①外出时应注意保护皮肤免受日光的照射，可使用防晒工具（如遮阳伞、遮阳帽、头巾等），以免皮损增多。②日常注意清洁，但不要过度揉搓，不要用刺激性大或含有水杨酸的清洁产品，以免造成局部糜烂或破溃。③不要私自使用偏方或者外涂药物治疗，以免造成感染。

五、皮角

皮角（图 31–8）是一个临床术语，用于描述一类特殊表现为在丘疹、斑块或结节基础上出现的白色至黄色的角化性、圆锥状皮损。这类皮损可以来源于脂溢性角化病、寻常疣、汗孔角化病等良性疾病，也可来源于鳞状细胞癌等恶性肿瘤。因此，出现了皮角切勿掉以轻心，一定要到医院就诊并检查，通常都需要做病理检查和手术切除，再依据检查结果判断是否需要进一步治疗与观察。

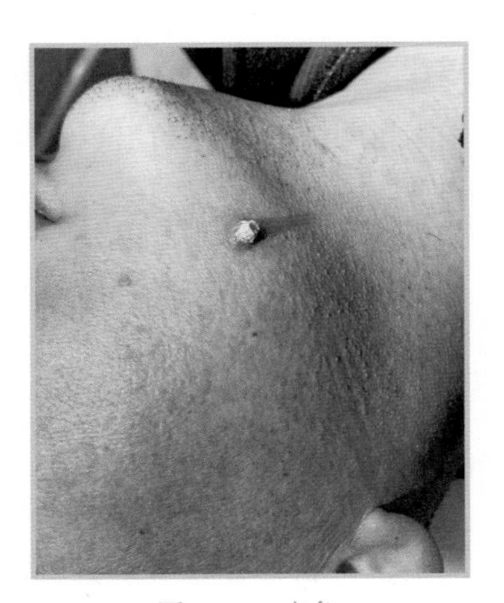

图 31–8　皮角

六、表皮样囊肿

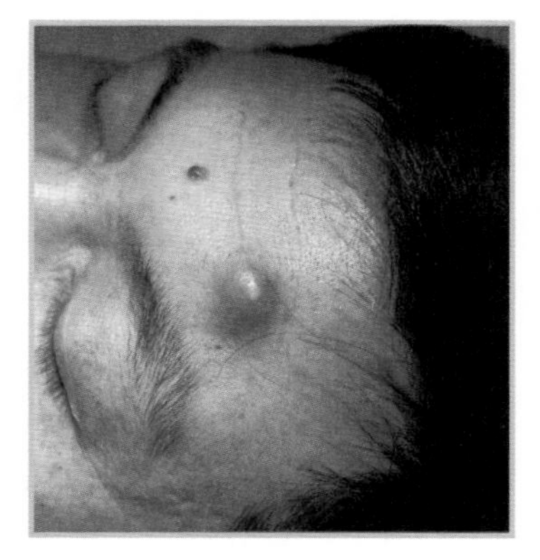
图 31–9　表皮样囊肿

表皮样囊肿（图 31–9）俗称“粉瘤”，是最常见的皮肤囊肿，可发生于皮肤的任何部位，但以面部和躯干上部最常见。由于表皮样囊肿可反复出现红肿并逐渐增大，应尽早进行治疗。

1. 表皮样囊肿的病因

通常认为表皮样囊肿是因皮损或刺激导致表皮植入皮下或毛囊结构破坏，从而使表皮细胞增殖，角质物聚集。但仍有部分患者的病因并不明确，可能与遗传、发育异常、饮食等有关。

2. 表皮样囊肿的临床表现

表皮样囊肿表现为边界清楚的皮下结节，触之较为硬韧，表面可见小孔，囊肿直径从数毫米到数厘米不等，大小不一，通常单发，偶有多发。炎症期可出现局部红肿，严重者破溃流出脓性分泌物或角质物，有特殊臭味。极少数囊肿可异常钙化而出现钙质沉着，异常坚硬。

3. 表皮样囊肿可能恶变

表皮样囊肿可能恶变，但恶变概率极低。如果囊肿增长迅速、形状变得不规则、反复感染或破溃出血应及时到医院检查并治疗。

4. 表皮样囊肿需要治疗

表皮样囊肿一旦发生，不会自行消失。即使我们感觉它消失了，但其囊壁也会一直存在，受到刺激后会再次分泌内容物而变大。因此，出现表皮样囊肿后如条件允许建议尽早取出，囊肿越小切口越小，留下瘢痕的概率越小。

5. 表皮样囊肿的治疗

没有炎症的表皮样囊肿需手术切除；有炎症、红肿或破溃的囊肿需进行抗生素治疗，消除炎症后再手术切除。极少数多发且粘连严重或不适宜手术的囊肿可能需在皮损内注射激素类药物促其消退。不建议用激光治疗囊肿，容易因囊壁清除不完整而复发。

6. 表皮样囊肿患者日常生活中的注意事项

①作息规律，勿熬夜，锻炼身体，增强免疫力，保持乐观心态，不要焦虑。②忌吸烟、饮酒，忌食辛辣刺激性食物；宜多吃新鲜蔬果，适量摄入瘦肉、牛奶、鸡蛋等优质高蛋白食物。③清洁局部皮肤时应轻柔，切勿揉搓、挤压囊肿，以免发炎红肿；出现红肿、破溃、化脓等症状时应及时就医。④术后应保护好包扎伤口，切勿沾水，并遵医嘱定期到医院更换敷料。

七、粟丘疹

粟丘疹（图 31–10）即俗称的“脂肪粒”，是小的浅表囊肿，非常常见，可发生于任何年龄。

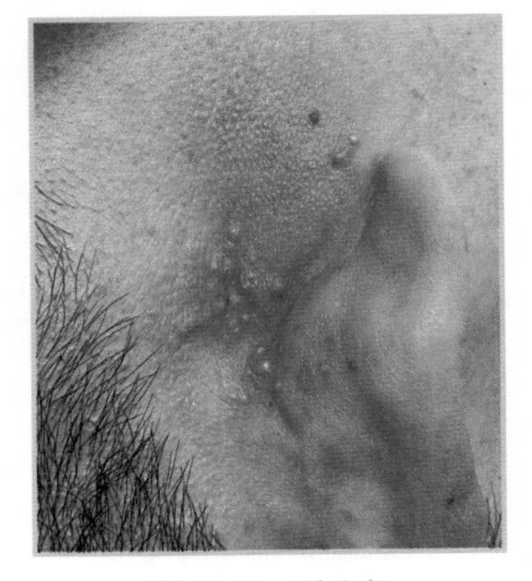

图 31–10　粟丘疹

1. 粟丘疹的病因

粟丘疹通常是在遗传基础上因机械刺激（如频繁搓擦）、外伤、化妆品刺激或堵塞毛孔、炎症等引发的囊性肿物。

2. 粟丘疹的临床表现

粟丘疹表现为直径 1~2 mm、白色或黄白色皮下坚硬丘疹，相互分离，单发或多发，部分人群可在水肿性斑块内出现多发性粟丘疹，称为斑块粟丘疹。

3. 粟丘疹的治疗

患者需到医院就诊，消毒后针挑，或用激光治疗，或采用电灼术；外用维A酸乳膏亦有一定效果，需在医生指导下进行。

4. 粟丘疹患者日常生活中的注意事项

①护肤品应选择清爽、不油腻的，避免日晒，避免过度揉搓皮肤，防晒方式尽量以物理防晒为主，如打遮阳伞、戴遮阳帽、戴口罩等，防晒产品易堵塞毛孔。②应注意个人皮肤清洁，保持清爽、不油腻；老年人尤其应注意眉间、眼眶、耳后等部位的清洁，毛孔如被污垢长期堵塞易引发多发性粟丘疹。③忌食辛辣刺激性食物，尽量避免高盐、高糖、高脂饮食；宜清淡饮食，多吃新鲜蔬果，适量摄入优质高蛋白食物，避免皮脂分泌过多。

八、汗管瘤

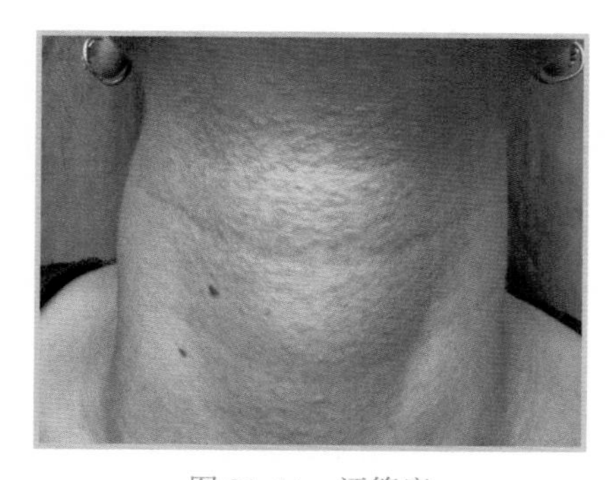

图 31–11　汗管瘤

汗管瘤（图 31–11）是小汗腺末端导管分化形成的一种良性肿瘤。由于其主要发生于眼周区域，影响患者容貌，临床上有诸多女性患者就诊。

1. 汗管瘤的病因

汗管瘤的病因目前并不清楚，通常认为与遗传、性别及内分泌有关。

2. 汗管瘤的临床表现

汗管瘤表现为针尖至米粒大小的坚实的肤色丘疹，可密集发生，呈发疹性。汗管瘤可发生于身体任何部位，但最多见于眼周区域。本病无明显自觉症状。夏季炎热时，出汗会使皮损更为明显。

3. 汗管瘤不会恶变

汗管瘤不会恶变，但可合并其他附属器肿瘤，如出现破溃、增大、边界不清时应及时就诊鉴别。

4. 汗管瘤的治疗

汗管瘤无须治疗。如因美观需求可考虑治疗，但尚无完美方法，冷冻治疗、电灼术、激光治疗均可选择，但有复发及形成瘢痕的风险。

5. 汗管瘤患者日常生活中的注意事项

①护肤品应选择清爽、不油腻的，尽量少用防晒产品，以免堵塞毛孔；防晒方式以物理防晒为主，如打遮阳伞、戴遮阳帽等。②注意局部皮肤清洁，保持清爽、不油腻。③忌食辛辣刺激性食物，尽量避免高盐、高糖、高脂饮食；宜清淡饮食，多吃新鲜蔬果，适量摄入优质高蛋白食物，避免皮脂分泌过多。④夏季尽量减少户外活动，注意防暑降温。

九、皮肤纤维瘤

皮肤纤维瘤（图 31–12）又称为组织细胞瘤，是因微小皮损引起纤维细胞反应性增生而形成的，并不是真正的肿瘤。

1. 皮肤纤维瘤的病因

皮肤纤维瘤的病因目前并不清楚，通常认为与皮肤创伤、蚊虫叮咬有关；极少数多发性皮肤纤维瘤患者发病还可能与其他疾病（如红斑狼疮、特应性皮炎以及艾滋病等）有关。

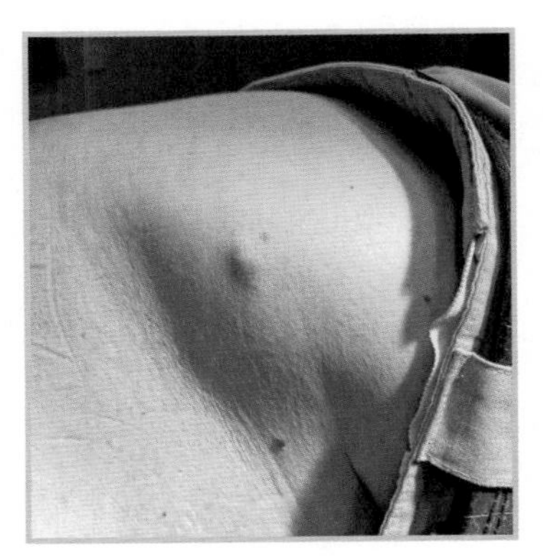

图 31–12　皮肤纤维瘤

2. 皮肤纤维瘤的临床表现

皮肤纤维瘤表现为圆形或卵圆形坚硬结

节，稍隆起于皮肤，表面光滑，呈黑褐色或棕红色，直径数毫米至数厘米，可单发或多发，常与皮下组织粘连，无明显症状，好发于四肢。

3. 皮肤纤维瘤不会恶变

皮肤纤维瘤不属于肿瘤，不会发生恶变。但如果皮损边界不清且不规则，应及时到医院就诊，排除隆突性皮肤纤维肉瘤的可能。

4. 皮肤纤维瘤的治疗

皮肤纤维瘤通常不需要治疗，部分会自行消退，逐渐增大并影响日常生活的可考虑手术切除或冷冻治疗。

5. 皮肤纤维瘤患者日常生活中的注意事项

①保护局部避免受伤，切勿揉搓、挤压皮损，防止破溃和感染。②清淡饮食，少吃油炸食物及辛辣刺激性食物。③定期到医院复查，皮损有变化或影响日常生活的需及时治疗。

十、脂肪瘤

脂肪瘤（图 31–13）是由人的成熟脂肪细胞构成的良性肿瘤，是最常见的肿瘤之一。由于它位于皮下且通常无症状，容易被忽略，许多患者发现时瘤体已经变得很大；发生于某些部位可能会影响日常生活，需要我们关注。

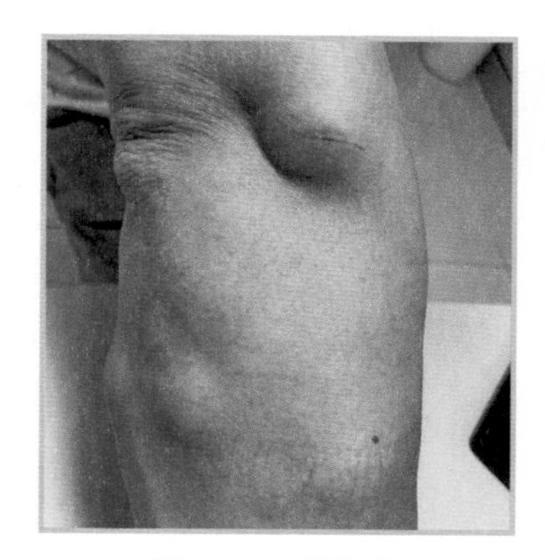

图 31–13　脂肪瘤

1. 脂肪瘤的发病机制和病因

脂肪瘤的发病机制目前并不完全清晰。大多数脂肪瘤是偶然发生的，但需要注意的是，肥胖、患糖尿病以及血脂高者发病率明显增高，提示相关因素高风险；部分家族性多发性脂肪瘤患者中，有明确的遗传因素参与发病。

2. 脂肪瘤的临床表现

脂肪瘤的典型表现是单一的无痛椭圆形皮下结节，触之柔软且可活动，边界清楚，表面的皮肤是正常的。脂肪瘤大小不一，直径为1~10 cm，好发于躯干、四肢。本病可发生于任何年龄，以30~60岁多见。脂肪瘤的生长相对缓慢，生长到一定大小通常会停止，但不会消退。部分有家族史的患者可呈多发性，多散在分布于四肢和胸部、背部。

3. 需要治疗的脂肪瘤

临床上经常有患者咨询脂肪瘤是否需要治疗，主要是因为大部分单一的脂肪瘤不大，没有不适感觉。

实际上，出现皮下包块后应立即就诊，以确认是单纯脂肪瘤还是由深部组织向皮下蔓延的脂肪肉瘤。脂肪肉瘤是一种恶性肿瘤，通常粘连而活动度差，边界不清，呈多形性。因此，患者出现瘤体迅速增大且边界不规则时应及时就诊加以区分。单纯脂肪瘤的治疗主要考虑部位、是否有疼痛或不适感，以及对日常生活的影响，如发生于颈部、面部、四肢远端，可根据患者意愿进行治疗；如出现疼痛或不适感，可能是由于压迫周围神经或者是血管脂肪瘤，需进行治疗；如发生于关节部位或瘤体增长迅速影响日常生活的通常也需进行治疗。

4. 脂肪瘤的治疗

脂肪瘤可手术切除或进行脂肪抽吸。

5. 脂肪瘤有可能复发

单纯脂肪瘤切除后可能在局部复发，其他部位亦可能新发；家族性多发性脂肪瘤患者的发病由于与遗传因素有关，复发概率更大。

十一、湿疹样癌

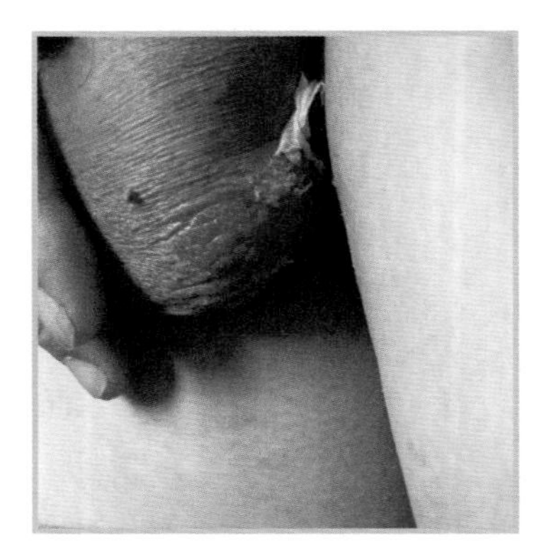

图 31–14 湿疹样癌

湿疹样癌（图 31–14）又名“Paget 病”，是一种表现为湿疹样皮损的皮肤恶性肿瘤，可以来源于乳腺及顶泌汗腺导管，也可以继发于潜在的附属器腺癌或内脏恶性肿瘤，具有局部侵袭及淋巴转移的特点。发生于乳房者称为乳房湿疹样癌，发生于肛周、阴囊、阴茎、女性外阴、阴道者称为乳房外湿疹样癌。由于其初期皮损像湿疹，临床上容易误诊，需要密切注意。

1. 湿疹样癌的病因

原发性湿疹样癌来源于乳腺及顶泌汗腺导管，继发性湿疹样癌通常来源于皮肤下方的附属器腺癌（乳腺癌），或者内脏、宫颈、前列腺、卵巢等部位的恶性肿瘤。因此，湿疹样癌患者应全面检查肿瘤来源，避免遗漏。

2. 湿疹样癌的临床表现

湿疹样癌表现为缓慢增大的红色斑片或斑块，表面可糜烂、渗出、结痂，并可见皴裂或有肉芽增生，可覆有少许白色鳞屑，边界清楚，无自觉症状或有瘙痒和烧灼感，好发于单侧乳头、乳晕及其周围，也可发生于腋窝、肛周、阴囊、阴茎、女性外阴、阴道等部位。其湿疹样外观极其容易被患者忽略，临床上也容易误诊或漏诊。

3. 湿疹样癌的治疗

应全面检查是否有相关的内脏、泌尿生殖道等部位的恶性肿瘤并进行相应治疗。癌组织需手术治疗，并配合光疗、激光治疗、放疗以及外用药物等。

4. 湿疹样癌患者日常生活中的注意事项

①湿疹样癌由于临床表现类似于湿疹且无明显自觉症状或仅有瘙痒、烧

灼感等轻微症状，极容易被忽略或误诊为湿疹、皮炎以及神经性皮炎等疾病。因此，如果单侧乳房、阴囊、外阴、肛周等部位出现红色斑块，且经久不愈或用治疗湿疹类药物效果不佳，应立即就医排除本病的可能，切勿延误。②术前切勿搔抓皮损处，如局部有糜烂应避免沾水以免感染，肛周皮损每次大便后可用碘伏消毒。③保持乐观心态，积极配合治疗。注意休息，不要熬夜，避免劳累。④忌吸烟、饮酒，忌食辛辣刺激性食物，尽量避免高盐、高糖、高脂饮食；宜清淡饮食，营养均衡，多吃新鲜蔬果，适量摄入优质高蛋白食物。⑤本病容易复发，术后应严格遵医嘱长期随访。

十二、基底细胞癌

基底细胞癌（图 31–15）又称为“基底细胞上皮瘤”，是发生于皮肤基底细胞层的肿瘤。虽然基底细胞癌生长缓慢，极少转移，但其在局部的破坏性亦不容小觑，长期不治疗甚至可深入破坏骨组织。

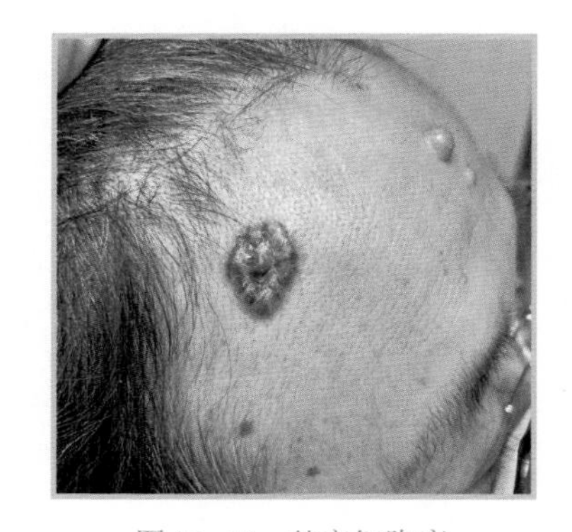

图 31–15　基底细胞癌

1. 基底细胞癌的病因

基底细胞癌的发生与长期日晒、皮肤衰老、X 线照射、烧伤、局部创伤、瘢痕等有关，这些因素会引起表观遗传学变化、癌症基因的激活、抑癌基因的失活等，使正常细胞生长失控，从而引发肿瘤。[①]

2. 基底细胞癌的临床表现

基底细胞癌好发于老年人，尤其是其暴露部位（如面部、头皮等），其他

① LIU Y, LIU H, BIAN Q. Identification of potential biomarkers associated with basal cell carcinoma[J]. Biomed Research International, 2020(12): 1–10. DOI: 10.1155/2020/2073690.

部位亦可发生，常常单一发病，偶有多发病例。最常见的类型是结节型，初起为灰白色小结节，逐渐增大，中央出现溃疡，周围包绕卷曲隆起的边缘。部分患者皮损呈褐色或黑色，称为色素型。其他类型还包括表浅型、硬斑病型、囊肿型、纤维上皮瘤型等，临床上较难区分，需做病理检查确定。

3. 基底细胞癌的治疗

基底细胞癌的最佳治疗方法是手术完全切除。无法手术的患者可考虑放疗、电灼术、激光治疗、冷冻治疗、光疗等。因此，发现可疑皮损应及时到医院就诊，做到早诊断、早治疗。

4. 基底细胞癌不易复发和转移

基底细胞癌手术完全切除后不会复发，定期到医院复查即可；基底细胞癌依赖于周围特定的结缔组织基质生长，因此几乎不会转移，转移概率仅有1/35 000。

5. 基底细胞癌患者日常生活中的注意事项

①注意休息，保持乐观心态，基底细胞癌尽早治疗完全可以治愈。②日常注意防晒，尽量打遮阳伞或戴遮阳帽等。③皮损处如有溃疡应尽量避免沾水，每日用碘伏消毒，并尽早手术治疗。

十三、鳞状细胞癌

鳞状细胞癌（图 31–16）是一种发生于上皮细胞的肿瘤。此处主要介绍皮肤鳞状细胞癌，其来源于表皮角质形成细胞。鲍温病（图 31–17）是一种原位鳞状细胞癌。原位指仅侵犯表皮，未侵犯表皮下组织，无远处转移。

1. 鳞状细胞癌的病因

目前认为，基因不断地突变，癌基因的激活和抑癌基因的失活，细胞从正常表型向恶性表型转化，发展成肿瘤起源，并不断自我复制，是肿瘤形成的基本理论。导致基因突变和激活基因的因素均可能引发鳞状细胞癌，如紫外线照射、化学致癌物（砷、烟焦油、多环芳香族有机化合物、重金属等）、HPV感染、慢性迁延不愈的创面、瘢痕、烧伤、器官移植、盘状红斑狼疮、艾滋病、某些遗传病（着色性干皮病、白化病等）。

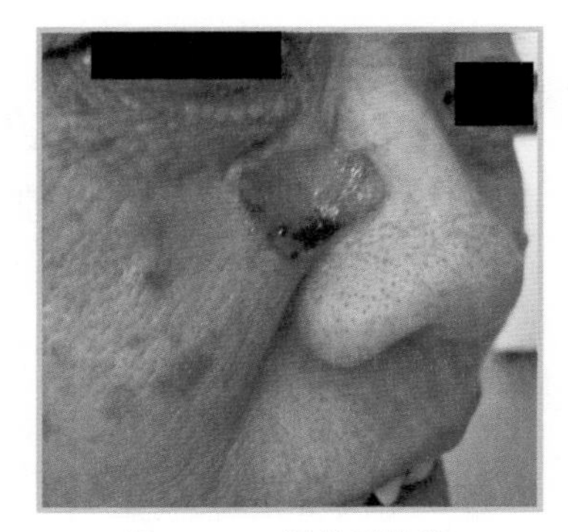

图 31–16　鳞状细胞癌

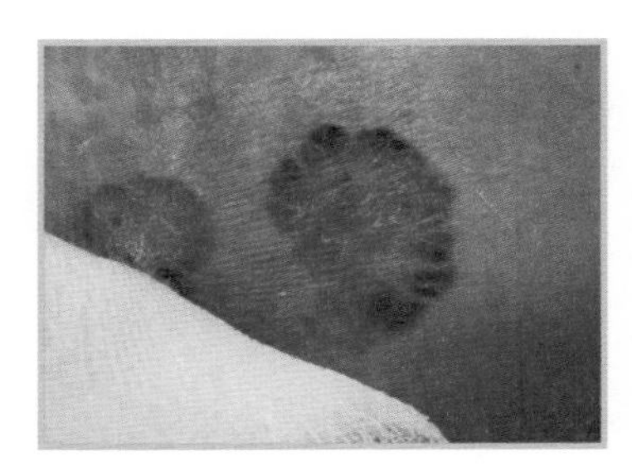

图 31–17　鲍温病

2. 皮肤鳞状细胞癌的临床表现

皮肤鳞状细胞癌好发于暴露部位，刚开始只是硬质的红色小结节，后逐渐增大并隆起，形成瘤体或疣状增生，表面可伴有鳞屑，中央形成溃疡后可坏死并出血，伴有臭味。鳞状细胞癌除可侵犯周围组织（如结缔组织、肌肉和骨骼）外，还可发生淋巴结转移及远处转移，需要高度重视。

3. 鳞状细胞癌会转移

鳞状细胞癌可经淋巴系统转移至周围淋巴结及远隔组织，继发于放射皮炎、瘢痕、烧伤等的鳞状细胞癌以及发生于口唇、阴茎、肛门等处的鳞状细胞癌转移性较高。同时患有艾滋病或经器官移植、长期口服免疫抑制剂的患者更易发生转移。

4. 鳞状细胞癌的治疗

鳞状细胞癌总体治疗原则是早发现、早治疗、治疗彻底、避免转移。手术切除是最主要的治疗方法；其他如电灼术、光疗、使用维A酸等方法亦可尝试，但选择时需慎重；有手术禁忌、已经转移或晚期患者可进行放疗或化疗。

5. 鳞状细胞癌患者日常生活中的注意事项

①避免日晒，避免接触有毒化学致癌物，有慢性病的患者应密切观察局部皮肤，出现异常情况应尽快到医院检查。②手术前应保护溃疡创面，避免沾水，可每日用碘伏清洁、消毒，动作应轻柔避免出血。③注意休息，避免熬夜，清淡饮食，忌烟酒及辛辣刺激性食物，生冷食物、油腻食物亦应少食，宜多吃新鲜蔬果，适量摄入瘦肉、鸡蛋、牛奶等优质高蛋白食物，保持营养均衡。④保持乐观心态，树立信心，积极配合治疗。⑤术后应遵医嘱，定时复查。

十四、恶性黑色素瘤

恶性黑色素瘤（图 31–18）是来源于黑色素细胞的一种高度恶性肿瘤。它的特点是恶性程度高、转移迅速而广泛、治疗困难、死亡率高，需要我们高度关注。

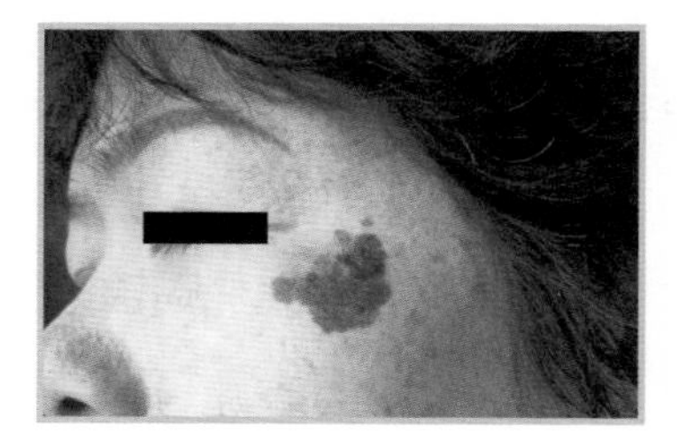

图 31–18　恶性黑色素瘤

1. 恶性黑色素瘤的病因

遗传倾向、致突变的环境因素、基因的突变及不稳定性、突变细胞的选择性生长等最终会引发肿瘤。基因突变和多态性使得个体易感黑色素瘤，因此家族中有黑色素瘤患者的人群应特别注意。环境因素如长期日晒、间歇性的强烈日光照射、免疫抑制（如艾滋病患者、口服免疫抑制剂等）均可能导致基因突变。

2. 恶性黑色素瘤的临床表现

浅表扩散型恶性黑色素瘤表现为无症状的棕褐色至黑色斑，颜色不均匀、边界不规则，由于有 50% 的患者是在原有的色素痣基础上发展来的，所以起病隐匿，不易发现。后续发展会出现丘疹或结节，甚至出现色素减退或脱失。

色素变化是人体对黑色素瘤的免疫反应，并非好转迹象。

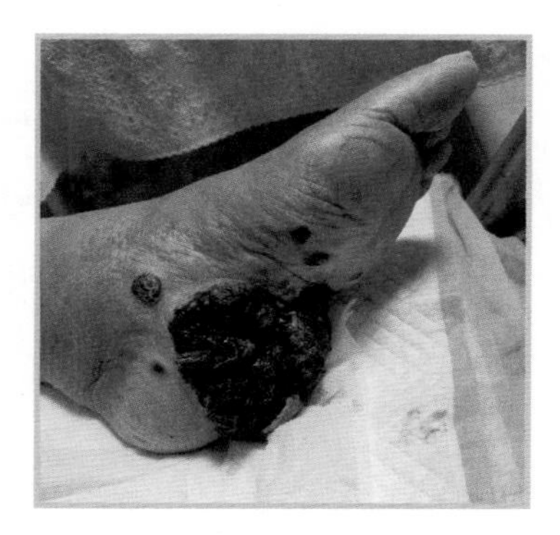

图 31–19　结节型恶性黑色素瘤

结节型恶性黑色素瘤（图 31–19）表现为蓝色至黑色的结节，或者为粉色至红色的结节，并可能出现溃疡或破溃、出血，发展迅速，预后较差。

恶性雀斑样痣黑色素瘤表现为褐色至黑色斑疹，颜色不均匀，不对称，边界不规则，边缘呈锯齿状，缓慢生长，局部可出现破溃。

肢端雀斑样痣黑色素瘤表现为不对称、褐色至黑色的不均匀斑片，边界不规则，发生于手掌、足底或者甲周。指（趾）甲根部的即甲母质黑色素瘤，需特别注意，表现为纵向黑色条纹贯穿甲板，颜色不均匀，宽度通常≥ 3 mm，所有的甲色素沉着条纹都应排除黑色素瘤的可能。

其他恶性黑色素瘤变异型包括无黑色素性黑色素瘤、结缔组织增生性黑色素瘤、恶性蓝痣、黏膜黑色素瘤、眼黑色素瘤等。无黑色素性黑色素瘤由于缺乏色素而非常容易被忽略，容易被误诊为疣或者肉芽肿等其他疾病，需要患者及时到医院鉴别。

3. 恶性黑色素瘤容易转移

黑色素细胞是产生黑色素的神经嵴衍生的细胞，位于皮肤表皮的底层（基底层）、眼睛的中层（葡萄膜）、内耳、阴道上皮、脑膜、骨骼和心脏。广泛地分布于身体各处的特点使得其生长适应性极强，一旦恶变极容易到处转移并定植。加上以上部位淋巴系统及血管丰富，也造成了肿瘤易随淋巴或血液转移。

4. 恶性黑色素瘤与妊娠

妊娠期刺激黑色素细胞的激素及生长因子的水平升高，约 10% 的患者原有色素痣颜色会加深或生长加速，但这种激素变化是否会引发黑色素瘤或使黑色素瘤加重尚无明确证据，如出现上述情况应及时到医院就诊加以鉴别。有黑色素瘤高风险的女性，如已发生黑色素瘤应等待2年后再备孕，复发往往发生在这2年。孕妇发现黑色素瘤应及时治疗，可能需要手术切除及淋巴结清扫，晚期患者需免疫治疗或靶向治疗，需权衡利弊。肿瘤胎盘转移是极为罕见的。

5. 初步判断恶性黑色素瘤的方法

恶性黑色素瘤的高死亡率使得我们谈之色变，矛盾的是我们每个人皮肤上都有或多或少的色素痣，这些痣的微小变化往往被我们忽视而不寻求就医，因此临床上很多黑色素瘤患者就诊时即已进入中晚期。如何尽早发现恶性黑色素瘤是一个难点。医学科普的目的即在于使患者能够自我认知和发现。我们都应学会前文提到的A、B、C、D、E五个原则以及“小红帽”征和“丑小鸭”征。

“小红帽”征指的是黑色素瘤周围围绕着红斑或有炎症。

“丑小鸭”征指的是身体上有许多痣，但其中的一个与其他的相比有形态差异，不一样，很突兀。

具有以上这些特征的色素性皮损说明细胞增长非常活跃或可能恶变，需要我们及时就诊。

6. 恶性黑色素瘤的治疗

恶性黑色素瘤总的治疗原则是早发现、早治疗。其易远处转移、对放疗和化疗不敏感的特点以及个体差异性使得中晚期恶性黑色素瘤的治疗极为困难。

恶性黑色素瘤容易扩散至多个器官，切除瘤体及转移灶可明显延长生存期，因此早中期患者完全切除肿瘤病灶且选择性切除区域淋巴结，并进行活检是重要治疗手段，其他辅助治疗包括应用伊匹木单抗及TNF-α等。晚期患者需进行系统治疗，除传统放疗、化疗以外，近些年发展的分子靶向治疗（如达拉菲尼、曲美替尼等）以及免疫治疗（如伊匹木单抗、帕博丽珠单抗等）均获得了不错的治疗效果，使患者生存率有很大提高。

7. 恶性黑色素瘤患者日常生活中的注意事项

①出现异常色素性皮损或原有色素性皮损出现新的变化时应及时到医院就诊，切勿忽视，必要时立即进行病理活检，早诊早治是“金标准”。②调整心态，积极配合治疗。③恶性黑色素瘤患者体质变差、免疫力低，尤其经过手术、放疗、化疗后消化系统、免疫系统等均会受影响，因此应注意休息，不要劳累和熬夜，切勿暴饮暴食。应忌吸烟、饮酒，忌食辛辣刺激性食物及海 / 河鲜等容易引起过敏的食物。应少食多餐，以清淡、易消化食物为主，营养要均衡，多吃新鲜蔬果，适量摄入优质高蛋白食物。④恶性黑色素瘤容易复发，因此应坚持定期就医随访，2 年内通常每年 4 次，2 年后每 6 个月一次，需终身复查。⑤居住环境应通风干燥、明亮洁净，应经常消毒，所用物品定期日晒，避免产生霉菌、细菌等导致感染。⑥女性妊娠后激素水平升高可能会使部分色素痣颜色加深、生长加速，但服用激素类避孕药是否会对黑色素瘤产生不利影响尚不确定，应密切观察色素痣变化。

第三十二章
性传播疾病

一、梅毒

梅毒是由梅毒螺旋体引起的一种慢性、播散性、系统性传染病，主要通过性传播。这种古老的疾病即使在它的克星——青霉素已发明近百年、被广泛应用几十年的今天仍然在威胁人类的健康和生命。在过去的40多年里，梅毒发病率呈现了爆发式增长。梅毒螺旋体是一种厌氧微生物，虽然它的本体非常脆弱，离开人体30 min即死亡，日光、干燥、煮沸、肥皂以及各种消毒剂均可将其杀灭，但由于其可侵犯人体各组织及器官导致损伤，亦可通过胎盘传播引起死产、流产和胎传梅毒，危害性是极大的。对于这种发病率极高、后果极其严重、患者关注度极高的疾病，希望笔者的拙见能为读者解除疑惑和恐惧。

1. 梅毒的传播途径

梅毒的唯一传染源是梅毒患者，患者的血液、精液、阴道分泌物、乳汁、唾液以及溃疡中均有梅毒螺旋体存在。约95%的患者是通过性接触由皮肤黏膜的微小破损处感染。其他5%的患者是通过母婴胎盘、输入梅毒患者血液、与梅毒患者接吻，以及接触梅毒患者的吸毒针头、被污染的衣服、毛巾、牙刷、坐便器、刮胡刀等用具而感染。值得注意的是，未严格消毒的医疗器械（如牙科、美容科用具）亦可导致交叉感染。

2. 梅毒的临床表现

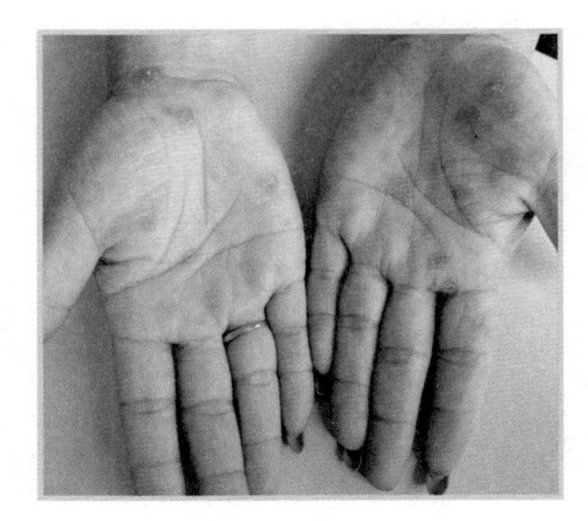

图 32–1 二期梅毒斑疹

梅毒螺旋体可侵犯全身组织及器官，如皮肤黏膜、上呼吸道、骨骼、肝、胃、心血管系统、中枢神经系统（大脑、脊髓）等，通过激活炎症和超敏反应造成组织损伤。梅毒螺旋体感染 3 周左右，会在皮肤黏膜入侵部位发生溃疡，即硬下疳。硬下疳出现后 6~8 周，梅毒螺旋体大量进入血液引起二期梅毒，此时骨骼、眼、神经系统轻度受损，皮肤黏膜出现皮疹，常为铜红色斑疹（图 32–1）。二期梅毒在感染后 2 年内可反复发生。感染梅毒螺旋体 2 年后，即为晚期梅毒，可出现皮疹以及骨骼、心血管和中枢神经系统症状，如骨髓炎、主动脉炎、麻痹性痴呆等。孕妇还可通过胎盘、胎膜和产道传播给胎儿导致死产、流产、早产和胎传梅毒。

3. 感染上梅毒不容易察觉

笔者在临床上遇到的患者有很多是入职体检、住院、拔牙、妊娠前或妊娠期检查才发现患有梅毒。实际上，70% 感染梅毒的患者是隐性梅毒，可能终身不会被发现。这类患者在初中期是没有症状的，或症状轻微难以发现，例如女性生殖道内、男性肛门内有极为微小的硬下疳，即使未治疗，硬下疳也会在 3~6 周内自行愈合。二期梅毒斑疹并非所有患者都会发生，即使出现也未必会被重视。二期梅毒斑疹被称为“万能的模仿者”，其形态多样，并不都具有特异性，经常被误诊为其他皮肤病，再加上其通常无自觉症状，2 周至 2 个月内可自行消退的特点，非常容易被医生或患者忽视。

4. 检测梅毒的方法

梅毒检测通常包括硬下疳或皮损处取材后用暗视野显微镜找梅毒螺旋体和梅毒血清学检测两种。临床上最常用的是梅毒血清学检测，需要抽静脉血进行检测，无须空腹。如怀疑感染梅毒，应在不洁性行为或可疑接触4周后进行检测；若母亲患有梅毒，则婴儿出生当天即应检测。

5. 梅毒血清学检测结果

人体感染梅毒螺旋体后，机体的免疫系统会针对螺旋体产生多种抗体，主要分为特异性抗体和非特异性抗体。特异性抗体也叫梅毒螺旋体抗体，是梅毒所特有的，检测它可作为梅毒确诊试验［包括梅毒螺旋体明胶颗粒凝集试验（treponema pallidum particle agglutination assay, TPPA）和梅毒螺旋体血凝试验（treponema pallidum hemagglutination assay, TPHA）］。非特异性抗体也叫抗心磷脂抗体或血浆反应素，可以用多种方法进行检测，包括快速血浆反应素试验（rapid plasma regain test, RPR test）、甲苯胺红不加热血清试验（tolulized red unheated serum test, TRUST）以及性病研究实验室试验（venereal disease research laboratory test, VDRL test）等。检验单上的TPPA或TPHA阳性，即代表确认患有梅毒或曾经患有梅毒已治愈。需要注意的是，即使梅毒已治愈，95%~99%的患者TPPA也会终身阳性。极少数人TPPA转阴也与用药无关，目前暂不清楚具体原因，可能与患者免疫系统异常有关。因此，保证TPPA 100%转阴的广告请勿相信。非特异性抗体检测（如RPR test、TRUST）结果后面会伴有一组数字（称为滴度），如1∶16，1∶32等，滴度代表梅毒的活动度，滴度越高，梅毒活动度通常越高。临床上用滴度的下降与否判断药物治疗效果，如果经治疗后滴度下降4倍或RPR test转阴即初步认为患者已临床治愈。

6. 梅毒能治愈

早期梅毒（包括一期、二期）患者只要及时、规律、足疗程地进行规范化驱梅治疗，并且遵医嘱，定期复查滴度，监测疗效，通常在1~3年内都可以达到血清学和生物学治愈，且不会留下后遗症。晚期梅毒（三期）在造成重要器官的不可逆损伤之前，及时进行治疗也是大概率能痊愈的。总之，梅毒的发展是一种慢性过程，发现得越早治疗效果越好，即使不能早期发现，在发现的任意时间节点治疗都是有意义的。

青霉素治疗梅毒的效果是最好的。青霉素过敏才考虑用其他的药物来替代，比如红霉素、头孢曲松、四环素类药物等。由于中外所有梅毒诊疗指南中都没有推荐用中药治疗梅毒，目前中药治疗梅毒效果并不明确。建议勿用广告中所谓的秘方、偏方治疗梅毒，以免延误病情。

7. 吉海反应

有些梅毒患者第一次打完青霉素后数小时内会出现发热、寒战、乏力、肌肉骨骼疼痛、头痛等情况，部分有梅毒斑疹的患者还会出现斑疹加重。通常这种情况在打完后 8 h 内达到高峰，随后在 12~24 h 内发热等症状可逐渐消退，加重的斑疹也可好转。这种现象被称为吉海反应。目前认为，吉海反应是由于青霉素大量消灭梅毒螺旋体后，梅毒螺旋体的崩解产物引发的急性变态反应，易发生于早期梅毒患者，约 10% 的晚期梅毒患者也可发生。在驱梅治疗前 1 天开始口服泼尼松，连续服用 3~4 天可以部分预防。如患者已经发生吉海反应，症状轻微可观察，无须特殊处理，如症状严重应立即到医院就诊。

8. 晚期梅毒并非无药可治

晚期梅毒指感染梅毒螺旋体时间超过 2 年，并不代表疾病严重程度。实际上，只有 30%~40% 未经治疗的梅毒患者发生一种或多种活动性晚期梅毒，而且是感染 10~30 年者。在造成重要器官不可逆损伤之前及时治疗都是有意义的。

9. TPPA阳性、RPR test阴性患者

通常梅毒患者经治疗后 TPPA 阳性、RPR test 阴性，经过 3 年随访一直没有变化，即认为已治愈，以后无须再治疗。但须注意的是，如果患者没有经过规范化治疗梅毒，检测 TPPA 阳性、RPR test 阴性也必须进行规范化驱梅治疗。因为部分未治疗患者 RPR test 可自行转阴，但体内一些隐匿病灶或特殊组织可能残存梅毒螺旋体，如骨、关节腔、结核球、中枢神经系统等，必须予以清除。

10. 梅毒患者日常生活中的注意事项

①梅毒患者在治愈前都应忌饮酒，忌食辛辣刺激性食物。在应用青霉素治疗期间除以上忌口外，还应暂时忌食牛肉、羊肉、鱼、虾等，因为每次注射青霉素前都需进行皮试，上述食物可能会导致皮试假阳性反应，使治疗中断。停止青霉素治疗后，牛肉、羊肉仍需少吃，部分人群过量食用可能导致上火。多吃新鲜水果、蔬菜、猪瘦肉、蛋类、坚果及豆类，保证营养。②每天锻炼身体，强化体质，增强免疫力。③劳逸结合，不要过度疲劳；作息规律，不要熬夜，以免免疫力下降。④碗筷、毛巾、浴巾等个人用品应单独使用，并定期消毒；衣服应分洗并消毒；使用马桶后应清洁消毒接触部位；就餐时应分餐。⑤若夫妻一方患病，应暂时禁欲，即使戴避孕套亦有 10%~30% 的可能传染。即使在规范化治疗且梅毒滴度下降 4 倍后也应带套进行性生活，因为梅毒有复发可能。夫妻双方若都患有梅毒，规范化治疗后至 3 个月复查期间应避免性生活，防止一方治疗有效、另一方治疗无效情况下交叉感染，应根据复查滴度下降情况判断。如已治愈或患病已超过 2 年且已经过规范化治疗则性生活不受影响。

11. 梅毒血清固定

通常认为梅毒血清固定指患者经过规范化驱梅治疗后，其血液检查（RPR test 或 TRUST）长时间维持在低滴度水平（一般在 1∶8 或以下），甚至终身不转阴；或者早期梅毒患者在治疗 6 个月之内、晚期梅毒患者在 12 个月之内，血清滴度仍然不能转阴。目前对于血清固定的定义及发生机制并不明确。非特异性抗体检测（如 RPR test、TRUST）并不是直接检测梅毒螺旋体，而是检测一种叫心磷脂的物质，这种物质主要存在于人体细胞线粒体内膜上以及心肌细胞的内膜，梅毒螺旋体膜上也存在一些。体细胞或心肌细胞受损或梅毒螺旋体崩解时均会释放心磷脂。需要注意的是，体细胞或心肌细胞在有其他疾病时也会受损，而不仅仅是梅毒螺旋体感染时。目前已经证实许多慢性感染性疾病、自身免疫病均会导致血清滴度升高或存在。因此，判定梅毒血清固定之前，我们应该排查是否有其他疾病影响、是否有神经梅毒及心血管梅毒、是否有梅毒再次感染的可能、药物剂量及疗程是否足够。排除这些影响并经过正规治疗后，梅毒患者血清滴度仍然长期处于低滴度水平实际上是一种特有免疫状态，这种状态无须进一步治疗也无须恐慌，仅需定期复查即可。①

临床上，许多患者因各种原因没有及时发现已患梅毒，等就诊时可能血清滴度已经在某一范围内持续很久了，早就处于一种血清固定状态，这时我们进行治疗后血清滴度下降会非常缓慢，也就是病程越长，血清滴度下降及转阴越慢。但无须担心，只要进行了规范化驱梅治疗，梅毒就对我们的身体没有太大影响了，定期遵医嘱复查就行，不必对血清滴度下降缓慢太过担心。

12. 神经梅毒

神经梅毒是梅毒螺旋体侵犯了我们的神经系统，包括大脑、脊髓及周围神经等。梅毒螺旋体感染人体后 7~10 周即可通过血液播散至全身组织，同时穿透血脑屏障，到达脑脊液，进而影响神经系统。后续绝大多数人通过体内免疫系统即可自我清除神经系统内的梅毒螺旋体，极少数人会因血脑屏障受损或免疫系统异常进展为无症状或有症状神经梅毒。因此，神经梅毒可发生于梅毒病程的各个阶段，没有明确分期。随时间的延长，梅毒螺旋体依次侵犯脑膜、脑血管、大脑和脊髓实质等，患者可出现麻痹性痴呆、脊髓痨等，但也有同时发生多处神经损伤的患者。需注意的是，同时患有艾滋病的人群更易患神经梅毒，应密切监测。

神经梅毒需要做脑脊液检查，通过腰椎穿刺进行。有些患者对此非常恐惧，害怕对大脑智力有影响。实际上，脑脊液检查对智力完全没有影响。患者一定要听从专业医生的安排，以免延误诊治。

---

① LIU Y, BIAN Q, ZHANG S, et al. Is repeated retreatment necessary for HIV-negative serofast early syphilis patients?[J]. Experimental and Therapeutic Medicine, 2020, 19(1):255-263.

13. 心血管梅毒、神经梅毒的治疗

确定患有心血管梅毒或/和神经梅毒者需要住院监测并给予青霉素治疗，以免出现心血管或神经系统意外。为避免吉海反应的发生，应在治疗前1天开始口服泼尼松。必须给予水剂青霉素G或普鲁卡因青霉素治疗，不能单纯用苄星青霉素治疗，因为苄星青霉素难以穿透血脑屏障发挥作用。

14. 梅毒患者能要孩子

男性患者经规范化治疗后超过2年即可备孕。女性患者经规范化治疗后2年且RPR test转阴，或者RPR test未转阴但感染梅毒已超过7年即可备孕。RPR test未转阴且感染在2~7年者，随时间延长胎传概率会逐渐降低。但应注意，无论RPR test是否转阴以及感染时间长还是短，梅毒女性患者妊娠后均应进行阻断治疗。

15. 梅毒女性患者妊娠必须进行阻断治疗的原因

梅毒感染可导致流产、死胎、胎传梅毒、胎儿畸形等严重后果，因此本着优生优育及以防万一的原则，未经治疗过的患梅毒的孕妇，以及曾经治疗过无论是否治愈，无论RPR test是否转阴以及感染时间长还是短，患梅毒的孕妇都应进行阻断治疗。

16. 妊娠期梅毒患者进行阻断治疗的方法

妊娠前感染梅毒的患者在妊娠3个月（12周）和7个月（28周）时各进行1个疗程的青霉素治疗。如青霉素过敏，可脱敏后用青霉素治疗。如无法脱敏可考虑红霉素或头孢曲松。母婴传播主要通过胎盘胎膜进行，胎盘完全形成于孕12~16周，因此务必于孕12周开始首疗程阻断治疗。妊娠后感染梅毒的患者应在查出梅毒后立即进行青霉素治疗。所有孕妇应在分娩前每月1次复查滴度，妊娠后感染梅毒的患者如3个月内血清滴度不下降4倍，应进行复治。

17. 部分梅毒患者能顺产和哺乳

妊娠前已治愈或非活动期梅毒患者经规范化阻断治疗后可以顺产。由于

分娩时梅毒螺旋体可经产道感染胎儿，所以活动期梅毒患者不建议顺产。梅毒螺旋体可经乳汁传播，因此活动期梅毒患者不能哺乳。妊娠前已治愈或非活动期梅毒患者可在医生指导下适当哺乳。

18. 新生儿的梅毒诊断

由于母亲可经胎盘将梅毒螺旋体抗体和非梅毒螺旋体抗体传递给胎儿，使得新生儿梅毒诊断变得复杂，新生儿应立即进行梅毒血清学检测，并与母亲检测结果进行比对，需要专业医生综合判断。通常医院均会对母亲患有梅毒的婴儿进行一次青霉素治疗。患儿应在出生 1 个月、2 个月、3 个月、6 个月、9 个月、12 个月时各进行一次梅毒血清学检测，根据梅毒血清学检测结果及临床症状，如证实患有胎传梅毒，应继续进行规范化治疗及随访；如未患胎传梅毒，TPPA 及 RPR test 通常会在 6~12 个月内转阴，极少数会在 18 个月内转阴。

19. 梅毒没有疫苗

目前还没有能预防梅毒的疫苗。梅毒螺旋体难以体外培养，很难对其进行系统性研究，各种已知策略尚无法引发人体持久免疫保护。

20. 梅毒与HIV

梅毒有增加感染 HIV 的风险，可促进 HIV 的传播。梅毒可使皮肤破溃、糜烂，并激活免疫系统产生大量炎症因子，增加感染 HIV 的概率，同时患有梅毒和 HIV 的人群应高度关注。此外，如检查出梅毒必须筛查 HIV。

二、淋病

淋病是由淋病奈瑟球菌引起的以泌尿生殖系统化脓性感染为主要临床表现的性传播疾病。人类是淋病奈瑟球菌唯一的自然宿主。淋病是非常常见的性传播疾病，全球每年有超过 8000 万的新发病例，我国淋病发病率也在逐年上升。淋病的传染性很强，好发于性活跃的中青年男女，并可导致多种并发症和后遗症，如不孕不育等，需要我们密切关注和重视。

1. 淋病的传播途径

淋病主要通过不洁性接触传染，包括性交、口交和肛交。但也可以通过被污染的衣服、被褥、毛巾、浴巾、浴盆、马桶等间接感染。在不完全干燥的物品上，淋病奈瑟球菌可生存 18~24 h。需要注意的是，患淋病的孕妇通过胎膜继发羊膜腔内感染可传染胎儿，也可通过产道接触引起新生儿感染。

2. 淋病的危害

男性患者可出现急性尿道炎、附睾炎、前列腺炎以及精囊炎；女性患者可出现宫颈炎、尿道炎、盆腔炎、输卵管炎、子宫内膜炎。淋病奈瑟球菌对生殖部位的侵袭可导致患者不孕不育。有研究表明，淋病还能促进艾滋病的传播，有淋病的 HIV 感染者比没有淋病的 HIV 感染者病毒播散率高 5~8 倍。需要注意的是，淋病奈瑟球菌还可通过血行播散到全身，引发关节炎、心内膜炎、脑膜炎以及肝脾周围炎等严重并发症。新生儿及儿童患者还可出现眼炎、肺炎等。由此可见，淋病对我们的健康影响非常大，需要及时发现并尽早治疗。

3. 淋病的症状

淋病通常于性交后 2~7 天出现症状，少部分可能延长至 14 天。可有尿道口红肿、尿频、尿急、尿痛、烧灼感、尿道口溢出黄色或黄绿色脓性分泌物，排尿困难，腹股沟区域淋巴结肿大。女性还会出现阴道分泌物增多、下腹坠胀、腰酸背痛等症状。还有一种较为严重的播散性淋病，即菌血症，表现为发热、关节疼痛以及出血性脓疱的爆发，需要立即进行治疗。

临床上经常有患者询问笔者：为什么我的配偶没有症状呢？主要是因为有 20% 的淋病患者仅为淋病奈瑟球菌携带者或隐匿发病，并没有临床症状。部分女性患者还可能存在由于仅有白带增多等轻微症状而忽略的情况。因此，即使配偶无症状也必须进行淋病检查，以免延误病情。

4. 检测淋病的方法

应到正规医院进行检查，用棉签或棉拭子取尿道分泌物或脓液进行涂片、培养或 PCR 检测均可，患者通常无痛苦感受。

5. 淋病患者日常生活中的注意事项

①患淋病后，一定要到正规医院进行规范化治疗，防止因乱用药、不规律用药出现耐药，或者因用药疗程不足使病情反复。②治愈前禁止性生活，戴套也有传染可能。③忌饮酒，忌食辛辣刺激性食物，油炸、油腻食物也应尽量少吃；治疗淋病的药物可能需要进行皮试，因此牛肉、羊肉、鱼、虾等应暂时忌食，防止假阳性的情况出现。宜多饮水，清淡饮食，多吃富含维生素及优质蛋白质的食物，如新鲜蔬果、猪瘦肉、蛋类、豆类等。④注意休息，避免过劳，作息规律，不要熬夜，锻炼身体，增强免疫力。⑤注意衣服、床上用品、个人用具及马桶的消毒，播散性淋病患者还须餐具单独消毒及分餐，避免家庭成员间接感染。去卫生间以后一定要用洗手液洗手，手不要接触眼部，避免引起淋菌性眼炎。

6. 用药几天好了，过几天又流脓了的原因

这可能是过早停药，治疗疗程不够导致治疗不彻底使病情复发了，一定要遵医嘱，用足疗程，而不是症状消失立即停药。

7. 慢性淋病

有些患者患淋病后未及时治疗，淋病奈瑟球菌沿尿道向后侵入后尿道的球部、膜部及前列腺，从而引起这些部位的慢性炎症，平时没有特殊症状，当患者免疫力下降时（例如酗酒、劳累、发烧、腹泻等）才产生尿道炎的症状。这种淋病具有迁延难愈的特点。

8. 治疗完淋病后还有清亮的液体流出的原因

出现这种情况可能是同时合并其他病原体的感染，例如沙眼衣原体感染、支原体感染等。患有淋病应同时进行衣原体、支原体、尿培养检测，联合用药进行治疗。

9. 淋病的治愈标准

治疗淋病结束后要在1~2周内复查。临床症状消失且淋病奈瑟球菌检测阴性才表示治愈。淋病奈瑟球菌检测需连续做2次，间隔时间为2周，2次均为阴性才可以。

三、尖锐湿疣

尖锐湿疣又叫生殖器疣，是由HPV感染生殖器、会阴、肛周皮肤产生的疣状增生物。部分特殊人群可累及直肠、口腔或乳房。HPV是一种环状双链DNA病毒，人类是其唯一的自然宿主，可感染皮肤或黏膜上皮细胞，具有嗜上皮特性，进入细胞后与人体细胞核内的DNA整合并进行复制传代。这种病毒的抵抗力很强，因此消毒困难，需要高压消毒、煮沸消毒或用新洁尔灭消毒液等。近年来，我国尖锐湿疣发病率迅猛增长。由于本病极容易复发且HPV与肿瘤相关，给患者造成了极大的心理恐慌，需要我们重视起来，充分地了解它。

1. 尖锐湿疣的传播途径

HPV在人体温暖潮湿的条件下最易生存繁殖，因此生殖器及肛周皮肤最易感染。最常见的传播方式是通过性接触传播，病毒颗粒通过皮肤黏膜微小的裂隙侵入人体，也可通过间接接触患者使用过的物品（如衣服、毛巾、浴巾、澡盆、马桶等）传播。母婴传播也是可能的途径，病毒穿过胎盘屏障可能引起胎儿宫内感染，分娩时胎儿与产道接触或出生后新生儿和母亲密切接触均可能感染。虽然目前没有血源性传播的证据，但是部分长期患有尖锐湿疣的人群血液中也能检测到HPV，提示可能传播或种植到体内其他部位。

2. HPV感染的临床表现

HPV 感染除引起表皮菜花状增生物外，反复感染或长期未治疗均可能导致恶性肿瘤的发生。有研究发现，尖锐湿疣 5~40 年后可转化为鳞状细胞癌。部分阴茎癌、外阴癌、肛门癌以及宫颈癌均与 HPV 感染相关。①

3. 尖锐湿疣或有HPV感染的诊断方法

发现菜花状、鸡冠状或乳头状增生物并怀疑得了尖锐湿疣应到正规医院皮肤科进行鉴别诊断，绝大多数尖锐湿疣凭临床检查即可确诊，偶尔需要醋酸白试验、组织病理检查或 HPV-DNA 检测辅助。

需要注意的是，肉眼可见的尖锐湿疣仅占 HPV 感染的一小部分。实际上有 70% 的生殖器 HPV 感染为亚临床感染或潜伏感染。亚临床感染指我们肉眼无法辨认局部的上皮增生，但用醋酸白试验或病理检查能证实有皮损。潜伏感染指外表正常，通过 HPV-DNA 检测发现有 HPV 感染。因此，对于有不洁性行为、配偶患有尖锐湿疣或怀疑接触到 HPV 污染物品的高危人群，即使没有疣体，也应进行 HPV-DNA 检测。

4. 尖锐湿疣的潜伏期

尖锐湿疣的潜伏期是 1~8 个月，平均 3 个月。这也是很多人有不洁性行为后过了很久才突然发现有疣体，而且不知道什么时候出现的原因。

5. 患者的配偶没有感染的原因

如前所述，70% 的 HPV 感染患者是亚临床感染或潜伏感染，并无明显疣体出现，但切记不能掉以轻心，配偶也应及时到医院检查。

6. 儿童感染的原因

儿童患有尖锐湿疣首先应排除性侵犯的可能。此外，公共浴室、游泳池、

---

① ATES M, AKBULUT S, TUNCER A, et al. Squamous cell carcinoma arising from perianal Buschke-Lowenstein tumor (giant condyloma acuminatum): comprehensive literature review[J]. J Gastrointest Cancer, 2022, 53(4): 1083-1092. DOI: 10.1007/s12029-021-00713-y.

母婴店的公共用具、卫生条件较差的公共设施等均可能造成接触感染，建议减少对公共设施的使用，也不要给儿童穿开裆裤。

7. 醋酸白试验

醋酸白试验是将 3%~5% 的冰醋酸溶液涂在可疑的皮损上，外阴和阴茎 3~5 min，宫颈 1 min，肛周 10~15 min 后观察皮损。典型的疣体损害边界清楚，颜色雪白，有光泽，边缘稍隆起。有些患者会用白醋代替冰醋酸自行检测，但需要说明的是，白醋不能代替冰醋酸，其结果也不能说明什么。白醋中醋酸浓度无法保证，且含有的各种其他成分对结果会产生影响。

8. 醋酸白试验阳性不一定就是尖锐湿疣

醋酸白试验特异性较低，假阳性率高达 25%。能引起皮肤角化异常或皮肤屏障受损的疾病均可能导致假阳性，例如包皮龟头炎、外阴炎、白念珠菌感染、擦伤后瘢痕等。这类皮损区域虽然会变白，但边界不清，色泽不均匀。同时需要注意的是，部分尖锐湿疣疣体呈污灰色或棕黑色，即色素沉着性皮损。这种皮损做醋酸白试验可能因色素干扰颜色不变或不明显，导致假阴性结果。如果出现醋酸白试验和医生凭临床检查难以判断的情况，就可能需要组织病理检查或 HPV-DNA 检测了。

9. HPV-DNA检测

HPV-DNA 检测是通过一些实验室检测手段验证是否有 HPV-DNA 的存在，临床上最常见的是通过 PCR 对 HPV 的 DNA 进行体外扩增，是目前检测 HPV 最敏感的方法，并且可以做分型。此种取脱落细胞的方法，患者并无痛苦感受。

10. 尖锐湿疣的治疗

尖锐湿疣的治疗是一个复杂的过程，目前并没有一种完美的方法。应根据个人免疫力、对物理治疗及药物的反应和耐受性、是否有其他基础疾病等情况综合考量。治疗方法包括外用药物治疗、局部物理治疗（冷冻治疗、电灼术、激光治疗、手术切除等）、局部及系统免疫治疗（如咪喹莫特、干扰素、聚肌胞）以及抗病毒治疗等，需与医生沟通，以确定适合自身的个体化治疗方案。

11. 尖锐湿疣患者日常生活中的注意事项

①注意个人卫生，做好生殖器、肛周等患病区域的清洁，可用沐浴液及温清水清洗。平时应尽量保持这些区域的干燥。②治愈前建议暂时禁止性生活，戴套亦可能传染。③注意休息，避免过度疲劳；勿熬夜，作息规律；锻炼身体，增强体质。④忌饮酒，忌食辛辣刺激性食物；清淡饮食，多饮水，多吃富含维生素及优质蛋白质的食物，如新鲜蔬果、猪瘦肉、蛋类、牛奶及豆类等。⑤穿干爽、透气的纯棉质地衣服，衣服分洗，煮沸消毒；个人用具单用，马桶圈应用新洁尔灭消毒液消毒。

12. 尖锐湿疣总复发的原因

HPV 感染与人体的免疫功能密切相关，目前尚无能够彻底杀灭 HPV 的药物，只能通过免疫诱导或调节进行抗病毒治疗。当患者免疫力异常或低下时，病毒往往无法彻底清除。激光治疗等物理治疗有时无法彻底清除皮损，亚临床感染皮损也难以发现。部分患者原发皮损周围、尿道内以及阴囊的潜伏感染，性伴侣的潜伏感染，再次不洁性行为，个人物品消毒不彻底等均可能导致尖锐湿疣复发。此外，尖锐湿疣频繁复发患者应检查 HIV 和血糖，糖尿病患者必须控制好血糖。

13. 尖锐湿疣的治愈标准

尖锐湿疣治疗后疣体消失并在 8 个月内不再出现即为临床治愈。为避免 HPV 潜伏感染，可进行 HPV-DNA 检测以评估是否达到生物学治愈。

14. HPV疫苗

目前，全球有 3 种 HPV 疫苗，分别是二价、四价和九价疫苗。这 3 种疫苗分别对 2 种、4 种和 9 种高危型 HPV 产生主要免疫保护反应，并对其他型 HPV 产生交叉保护。价数越多，那么可以预防的 HPV 类型越多，条件允许可选高价数疫苗。这些疫苗可预防 70%~90% 的宫颈癌，基本满足适龄女性宫颈癌的预防需求。四价及九价疫苗还对尖锐湿疣有部分预防作用。因此，9~45 岁适龄女性，条件允许的都应注射 HPV 疫苗。

但需要注意的是，目前已知的能感染女性生殖道的 HPV 种类超过 30 种，与肿瘤相关的高危型超过 20 种。虽然疫苗对其他低危型和高危致癌型 HPV 也具有良好的交叉保护作用，但仍然不能达到 100% 的保护效果。因此，并不是说打了 HPV 疫苗就高枕无忧了，还是应该洁身自好，推迟初次性行为年龄，避免婚外性行为，从根本上避免或减少生殖道感染 HPV 的可能。

注射 HPV 疫苗的时间以首次性生活前为最佳。女性应尽早注射，推荐年龄为 9~12 岁。有性生活后可能会感染 HPV，疫苗效果会减弱。因此，应在注射前进行 HPV-DNA 检测，如已感染应在治疗后再注射，HPV 疫苗没有治疗作用。

男性也可以接种 HPV 疫苗，临床上男性尖锐湿疣患者众多，偶有 HPV 相关性阴茎鳞状细胞癌患者。因此，高危人群可以考虑接种四价或九价疫苗。

四、生殖器疱疹

生殖器疱疹（图 32-2）是由 HSV 感染泌尿生殖器官及肛门皮肤黏膜引起的一种复发性、炎症性疾病。HSV 是一种 DNA 病毒，人类是 HSV 的唯一宿主。通常 HSV-1 可引起口唇、鼻、咽、眼及皮肤感染，即单纯疱疹。HSV-2 是生殖器

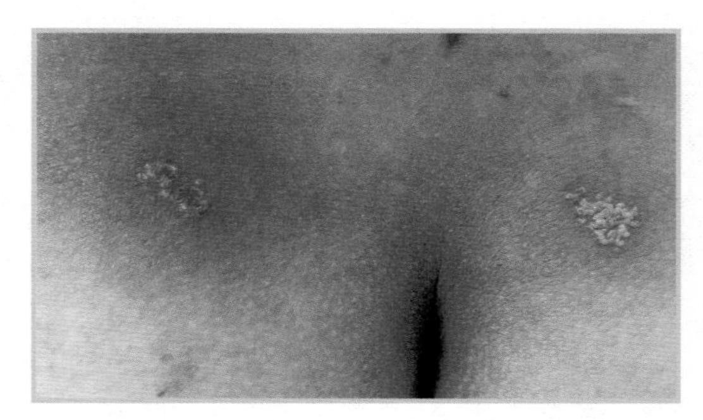

图 32-2　生殖器疱疹（发生于臀部）

疱疹的主要病原体，但需要注意的是，大约 10% 的生殖器疱疹也可由 HSV-1 引起。由于生殖器疱疹尚无彻底治愈的方法，HSV 会在体内终身潜伏，其反复发作的特性常给患者带来生理上和心理上的痛苦。

1. 生殖器疱疹的传播途径

生殖器疱疹主要通过皮肤、黏膜的直接接触传染，如性交、肛交、口交或身体接触时，病毒可通过微小裂隙接种于外生殖器、肛门和口咽黏膜等；也可通过孕妇胎盘垂直传播给胎儿或经产道感染新生儿。虽然 HSV 可在毛巾、马桶圈、个人物品表面存活 30 min，但通常与这些物品接触并不会发生 HSV 感染。泳池、潮湿物体表面的水中的 HSV 也会迅速失去传染性。

2. 生殖器疱疹的临床表现

生殖器疱疹发病时可导致发热、头痛、乏力、肌肉疼痛，出现簇集小水泡，破溃后可形成溃疡，常反复发作。部分患者还会出现宫颈炎、尿道炎、疱疹性咽炎、直肠炎等。孕妇妊娠早期感染 HSV 可引起流产、胎儿畸形；中后期感染可导致早产、胎儿发育迟缓等；产后新生儿感染可累及眼、肺、肝、脑等引起严重并发症。由此可见，生殖器疱疹的危害很大，尤其对于胎儿及婴幼儿。需要说明的是，HSV 不致癌。

3. 生殖器疱疹患者不一定会出现水疱

实际上，首次感染 HSV 的人群 80%~90% 为隐性感染，并不会发病，病毒会潜伏于体内。部分原发或复发 HSV 感染患者可出现典型临床症状，如红斑基础上出现单个或簇集小水疱。还有一部分患者无临床症状或有非典型症状（如红斑、丘疹、硬结、小裂隙裂纹等），他们是重要的传染源。

4. HSV感染的检测方法

HSV 感染的检测方法主要有病毒检测和血清抗体检测两类。病毒检测包括病毒培养、病毒抗原和 DNA 检测，因对实验室要求较高且敏感性一般而临床应用较少。临床应用最多的是血清抗体检测，这种检测除对 HSV 进行分型检测以外，还进行 IgG 和 IgM 两种抗体检测。IgG 阳性代表既往曾经感染过 HSV，暂无须干预。IgM 阳性代表新近感染，如有症状需要治疗。孕妇妊娠前及产前均应进行筛查，有助于优生优育，帮助选择分娩方式并采取预防措施。其他人群可作为流行病学调查或发现亚临床感染的初筛。

5. 生殖器疱疹反复发作的原因

HSV 感染人体后，人体会产生特异性免疫反应，清除大部分病毒并使症状消失，但仍然会有少数病毒通过免疫逃逸机制规避人体的免疫应答，并长期潜伏在骶神经节的神经细胞中，与机体处于相对平衡状态，当这一平衡状态被某些诱因打破时，潜伏的 HSV 就会再次被激活，然后重复上面这一过程。如劳累、酗酒、失眠、发热、感染、创伤、月经、日晒、寒冷、恶性肿瘤等使免疫力下降的情况均可能导致复发。加上目前没有能彻底清除体内 HSV 的药物，导致许多患者反复发作。艾滋病患者生殖器疱疹症状相对更重且反复发作更频繁。

6. 生殖器疱疹的治疗

无症状 HSV 感染并不需要药物治疗。有症状的需及时到医院就诊，在医生的指导下进行局部处理和抗病毒药物治疗。反复发作频繁（每年发病次数 ≥ 6 次）的患者可能需要口服抗病毒药物长达 1 年。随时间的推移，生殖器疱疹发病次数会逐渐减少甚至不再发病，最终不会再干扰患者的正常生活。

7. 生殖器疱疹患者日常生活中的注意事项

①保持患处清洁，无症状期用温清水或沐浴液清洗外阴和肛周；有症状期可用生理盐水轻轻冲洗患处，平时应保持干燥；局部水疱如破溃应避免沾水，并应及时到医院进行消毒、抗感染治疗。②有症状期应禁止性生活，戴套也可能传染；无症状期也提倡使用安全套，因这一时期患者同样有可能排出病毒颗粒。③避免过度辛劳，日常作息要规律，不要熬夜，不要过度焦虑，如出现心理问题应及时到心理科就诊。④忌饮酒，忌食辛辣刺激性食物，多吃新鲜蔬果，适量摄入优质高蛋白食物，多饮水，避免上火。⑤衣服及餐具

分洗并消毒。⑥便后应洗手，避免与婴幼儿有过多身体接触。⑦妊娠前应咨询专科医生意见。

8. 生殖器疱疹患者可以要孩子

生殖器疱疹患者出现症状应及时治疗，男性患者处于无症状期可备孕。女性患者每年发病次数≤ 2 次且处于无症状期可备孕。在受孕之后若有性生活也要一直使用安全套直至分娩。新近感染的孕妇比远期感染的孕妇传染概率更高，新近感染女性应避免妊娠。女性患者妊娠前、妊娠期、产前均应进行 HSV 检测，如有感染或妊娠期出现复发症状应及时咨询专科医生处理；在临产期应与专科医生商讨是否可进行剖宫产以及是否需要抗病毒药物治疗。

五、沙眼衣原体感染

沙眼衣原体是一种在细胞内寄生的微生物。它通过有感染性的原体相感染人类细胞，并在细胞内进入无感染性的网状体相进行复制繁殖，成熟后导致细胞裂解，并释放出原体感染更多的细胞。它通过对人体细胞的破坏以及破坏过程中引发人体免疫炎症反应和超敏反应导致一系列症状与严重并发症。WHO 报道，全世界每年约有 1.3 亿新感染者，我国沙眼衣原体感染发病率也在以年均 2% 的速度持续增长。目前沙眼衣原体感染已成为世界重要公共卫生问题之一。

1. 沙眼衣原体感染的传播途径

患者分泌物和体液中均有沙眼衣原体，成人主要通过性接触传播，亦可通过间接接触传染，如接触被污染的毛巾、马桶圈、衣服及日常用品等。新生儿可在经产道分娩时感染。

2. 沙眼衣原体感染的危害

沙眼衣原体感染可引发宿主多种疾病，根据不同的血清型可分别导致沙眼、泌尿生殖道感染等。50%～70%的泌尿生殖道感染患者表现为无症状感染，但病原体可持续导致组织破坏并引发多种并发症，如附睾炎、前列腺炎、赖特综合征、宫颈炎、盆腔炎以及肝周围炎等，还可导致宫外孕和不孕不育。妊娠期女性感染沙眼衣原体通常无症状，但可造成早产、胎膜早破、低体重儿、胎儿或新生儿死亡。沙眼衣原体经产道传染给新生儿可引起新生儿患肺炎和结膜炎。由此可见，沙眼衣原体感染危害巨大。

3.泌尿生殖道感染沙眼衣原体的临床表现

男性患者可有尿道烧灼感、瘙痒和尿痛，部分可有尿频；尿道口轻度红肿，分泌物少，分泌物清亮或有脓性；晨起尿道口可有痂膜或内裤上有污秽物。需要注意的是，部分男性患者可无症状，有20%的患者可同时合并淋病，因而容易被忽略。女性患者可出现尿道灼热、尿频、尿痛、阴道分泌物增多、发热、下腹疼痛等症状，部分女性患者亦可无症状。

4.沙眼衣原体感染的检测方法

细胞培养是诊断沙眼衣原体感染的“金标准”，但该法敏感性低、技术要求高，临床上极少应用。目前临床上较常用的有快速免疫试验试剂盒、酶联免疫吸附试验、PCR等。无论哪种方法均需用拭子取分泌物（尿道、阴道的），对男性患者来说可能有一定的痛苦。

5.沙眼衣原体感染迁延难愈的原因

①沙眼衣原体的独特生物学特性。沙眼衣原体在人体细胞外播散时处于原体相，抗生素对其无效；沙眼衣原体处于细胞内的网状体相时抗生素对其有效，但对抗生素的要求很高，需要同时穿过人体细胞膜和衣原体外壁对沙眼衣原体产生杀伤作用。②沙眼衣原体对不同抗生素的敏感性有很大差异，且时时变化，导致不同的人疗效不一。③性伴侣未及时治疗，或再次接触其他沙眼衣原体感染患者导致重复感染。④部分人群有滥用抗生素，或者应用抗生素剂量不足、疗程不够等情况，导致沙眼衣原体对抗生素出现相对耐药和多重耐药。⑤沙眼衣原体持续感染状态。持续感染状态是沙眼衣原体免疫

逃避的一种形式，是为逃脱人体的免疫防御、外界药物（如抗生素）干预及生存环境变差而进入的一种可逆状态，此时沙眼衣原体不再复制、增殖，代谢能力也会降低；表现为异常增大的网状体相，长期存在于细胞内并不再转化为原体相。当人体免疫力下降、停用药物、沙眼衣原体生存环境改善时，沙眼衣原体即退出持续感染状态并重新进入循环发育周期，对人体产生破坏。以上这些情况均可能导致沙眼衣原体对抗生素的抵抗并形成持久感染，从而使疾病迁延难愈。

6. 治疗沙眼衣原体感染需要注意的问题

感染沙眼衣原体的患者可能没有症状，男性患者即使有症状，未治疗的情况下其尿道炎症状亦可自行缓解，很多患者就忽略它，不治疗了。实际上，无症状的沙眼衣原体感染可持续数月到数年的时间，并对机体产生破坏，很容易出现并发症，需要我们及时治疗。治疗时切勿自行乱用抗生素，以免出现耐药的情况。应到正规医院，在皮肤科专业医生的指导下选择敏感抗生素进行足量、足疗程规范化治疗，部分迁延难愈患者可能需要抗生素联合治疗。中药治疗此病并无多大效果。

7. 沙眼衣原体感染患者日常生活中的注意事项

①治愈前应禁止性生活，戴套也可能传染。性伴侣应及时检查，以免延误治疗。②沙眼衣原体不耐热，在室温下会迅速丧失其传染性，因此日常用品间接接触并不传染。但由于引起沙眼的衣原体血清型偶尔也可从生殖道中分离出来，便后应及时洗手、消毒，防止揉眼后接种于眼部导致沙眼。同时平时应减少与婴幼儿的身体接触。③忌饮酒，忌食辛辣刺激性食物，多饮水，多排尿，多吃新鲜蔬果，适量摄入瘦肉、蛋类、牛奶等优质高蛋白食物。④注意休息，勿熬夜，调节身心，精神压力不要过大，锻炼身体，增强免疫力。

8. 沙眼衣原体感染的治愈标准

症状消失，且正规治疗结束后 2 周及 3 个月沙眼衣原体检测均为阴性即为治愈。

六、支原体感染

支原体是一类没有细胞壁，大小和结构介于细菌与病毒之间，能在无生命培养基中生长的最小原核微生物。由于可以形成丝状或分枝状，故被称为支原体。支原体广泛存在于人和动物体内，大多不致病。已知有致病作用的支原体有 4 个菌种，包括能够感染泌尿生殖系统的 3 个菌种——解脲支原体、生殖支原体和人型支原体，以及能够感染肺部的肺炎支原体。此处主要介绍泌尿生殖系统感染情况。由于支原体无细胞壁，抵抗力差，对热、干燥及常用消毒剂是极为敏感的。流行病学调查发现，5%~10% 健康人群的泌尿生殖道可有解脲支原体和生殖支原体感染，因此目前对于支原体的治疗尚有争议。

1. 泌尿生殖系统的支原体的传播途径

性接触传播是支原体传播的主要途径。感染支原体的产妇可通过产道接触感染新生儿。支原体还可通过间接接触传播，如接触被污染的衣服、毛巾、浴盆、马桶等。

2. 泌尿生殖系统感染支原体的危害

支原体黏附于我们的细胞吸收自身需要的脂质和胆固醇，同时释放一些代谢产物。这一过程会引起人体细胞膜的损伤，影响生物合成和免疫功能，导致尿道炎、前列腺炎、附睾炎、赖特综合征、宫颈炎、盆腔炎、尿路结石等。解脲支原体可吸附于精子，产生抗体损伤精子，干扰精子与卵子结合，从而导致不孕不育。女性感染生殖支原体引起盆腔炎可继发不孕。孕妇感染支原体可导致流产、死产及低体重儿。

3. 泌尿生殖系统感染支原体的临床症状

大部分患者并无临床症状，临床上主要因其他性传播疾病检查共同检出。部分男性患者可出现阴茎刺激、尿道不适、尿道分泌物增多、尿道炎、排尿困难等；部分女性患者可出现排尿困难、性交后出血、白带增多、痛经、下腹疼痛等。

4. 支原体感染的检测方法

男性通过首次晨尿或通过拭子取尿道分泌物，女性通过阴道或宫颈拭子取分泌物进行分离培养或者进行抗原或核酸的检测。目前临床常用分离培养 + 药敏试验的方法。

5. 需要治疗支原体感染的情况

由于在部分健康人群中同样可以分离到解脲支原体，关于支原体的治疗目前是有争议的。

通常认为，无临床症状的解脲支原体和人型支原体携带者可不治疗，有临床症状的人群以及生殖支原体感染患者必须治疗。

6. 治疗支原体感染后的注意事项

目前大部分支原体是对不同抗生素耐药的菌株，治疗时切勿自行乱用抗生素，以免导致治疗无效或新的耐药菌株出现。应到正规医院进行支原体培养 + 药敏试验检查，根据结果足量、足疗程地给予敏感抗生素治疗。

7. 支原体感染患者日常生活中的注意事项

①治疗期间应禁止性生活，戴套也可能传染。②注意个人卫生，平时保持外生殖器局部干燥，勤换内衣，穿透气、干爽的纯棉质地衣服；衣服消毒可用煮沸法，然后日晒；马桶及个人用具等可用 75% 医用酒精进行表面擦拭消毒。便后用洗手液洗手，避免与婴幼儿直接接触。③忌饮酒，忌食辛辣刺激性食物以及油腻食物；应清淡饮食，多吃新鲜蔬果，适量摄入瘦肉、蛋类、牛奶等优质高蛋白食物；多饮水，多排尿。

8. 支原体感染的治愈标准

临床症状消失，且治疗结束后 2 周和 1 个月支原体检测均为阴性即为治愈。

七、艾滋病

“艾滋病”是一个通俗的简称，其全称为获得性免疫缺陷综合征，是由HIV感染并引起严重的免疫缺陷，进而导致各种严重感染和肿瘤的疾病。艾滋病（图32–3）死亡率高，传播速度快，目前尚无治愈方法。自从1981年首次报道以来，全球累计感染HIV的患者超过7930万，每年还在迅速增加。目前全球有艾滋病患者4000万人，每年有100万人死于艾滋病相关疾病，它严重威胁着人类健康。

1. HIV

HIV属于逆转录病毒家族中的一员，主要分为2型，包括HIV–1和HIV–2。HIV具有人畜共患的特性，HIV–1来自黑猩猩，HIV–2来自白眉猴，与HIV–1相比，HIV–2的传染性和毒性都很低，也因此，艾滋病主要由HIV–1引起，很少由HIV–2引发，我国以HIV–1为主要流行株。HIV的核心是RNA、蛋白以及一些酶，外面是一层包膜，它可以通过整合到人体细胞DNA中引发疾病。

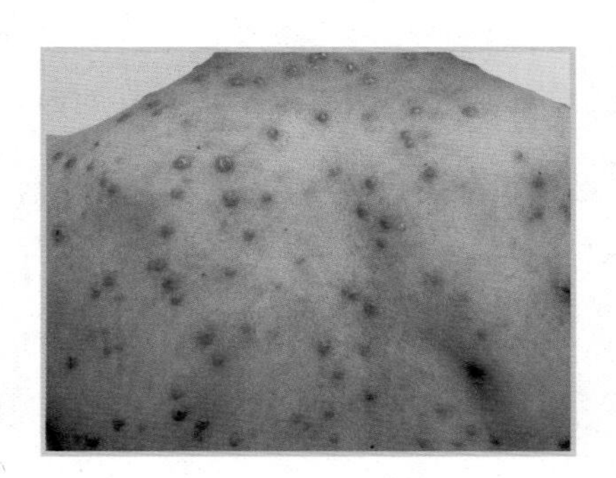

图32–3　艾滋病

2. HIV离开人体后可以存活的时间

HIV对外界环境中的物理因素和化学因素的抵抗力很低，60℃以上就失去感染性，消毒剂如碘伏、过氧乙酸、戊二醛、75%医用酒精、次氯酸钠等均能灭活HIV。紫外线不能灭活HIV。HIV离开人体后存活时间与所处环境有关，如在干燥环境中只能存活几分钟，高温的环境也不利于HIV存活；潮湿或液体环境中，如注射器的针管或针头、没有凝固的血液中等可能存活数小时至数天。

3. HIV的传播途径

HIV 主要存在于感染者的血液、精液、阴道分泌物、乳汁、羊水、脑脊液、胸腔积液、腹水中，传播方式主要是性传播，大约 90% 的患者是由性接触感染，其中男男同性性接触传染率最高，超过了 2/3，异性性接触传染率大约为 1/3。其他传播方式还包括血液传播（如输血、注射吸毒、器官移植、文身、文眉等）、母婴传播（如子宫内感染、分娩时感染和哺乳期传播）等。

HIV 的传播是需要病毒数量（病毒载量）达到一定的条件才能实现的，通常由于口腔唾液中 HIV 含量极少，并且在口腔黏膜等没有破损的情况下，唾液进入人体后进入消化道不会传染，所以与艾滋病患者共同吃饭是不会被传染的。需要注意的是，接吻是有极低的传染风险的。如果双方的口腔黏膜均有溃疡、破溃或慢性炎症，血液混入唾液中是可能导致传染的，但概率极低。

4. 高危人群

目前，男男同性性行为群体、共用不洁净的注射器注射毒品者、与艾滋病患者有性接触者、多性伴侣人群（过去 12 个月内与多于 1 人发生过性行为）、性传播疾病（如梅毒、淋病、尖锐湿疣、生殖器疱疹等）感染者均为高危人群。

值得警惕的是，近年来新确诊感染 HIV 的大学生人数年增长率为 30%~50%，15~24 岁人群感染 HIV 的人数近 10 年也增长了十几倍。男男同性性传播是我国青年学生感染 HIV 的主要途径。这可能与智能手机及社交软件的普及，性安全意识不足，以及感情需求及生理需求的增加，倡导自由，性观念开放和性行为活跃有关。

5. 艾滋病的发病机制

HIV 进入人体后，会进入一种被称为 CD4+T 细胞的细胞内，将自身的 RNA 转录成 DNA，进而与细胞内原有的 DNA 整合，然后利用细胞内的资源大量复制并装配成新的病毒颗粒，最终导致细胞死亡并释放出病毒颗粒感染更多的细胞，循环往复。由于 CD4+T 细胞是人体免疫系统中非常重要的组成部分，具有辅助免疫系统杀伤侵入的微生物以及清除肿瘤细胞的作用，其被破坏死亡后会造成人体免疫功能缺陷，从而使人体发生各种感染和肿瘤。

6. 艾滋病的症状

第一阶段是急性 HIV 感染，通常在感染 HIV 后 1~2 周出现疱状。由于病毒大量复制使感染者出现病毒血症和免疫系统的损伤，有大约 2/3 的感染者会表现出发热、乏力、咽喉疼痛、全身不适等症状，部分患者还可有头痛、脑炎、淋巴结肿大及肝脾肿大的情况。这些症状可持续几天至几周，多在 1 个月内消失。需要注意的是，有 1/3 的患者是没有任何症状的，出现这些非特异性症状也不代表就是感染了 HIV。

第二阶段是无症状 HIV 感染，由原发 HIV 感染（一直无症状）或急性感染症状消失后延伸，短则数个月，长的可达 20 年，平均 8~10 年，患者没有任何临床表现，极少数人可出现淋巴结肿大。处于这一阶段的时间长短与感染病毒的数量和型别、感染途径、机体免疫状况的个体差异、营养条件及生活习惯等因素有关。如 HIV–1 型感染、输血或用血液制品感染、男男性行为感染、新生儿感染、营养不良、体质虚弱、不良生活习惯等均会使无症状期缩短。

第三阶段是艾滋病期，患者会出现发热（无其他原因的持续发热 38℃以上并超过 1 个月）、腹泻（排便多于 3 次 / 日并超过 1 个月）、体重下降（6 个月内下降 10% 以上）、全身淋巴结肿大，以及各种感染和肿瘤（如鹅口疮、反复的单纯疱疹或带状疱疹感染、细菌性肺炎、肺孢子菌肺炎、肺结核、淋巴瘤、卡波西肉瘤等）。

7. 艾滋病的皮肤表现

艾滋病患者皮肤黏膜表现是多样的，如脂溢性皮炎、红皮病、特应性皮炎、荨麻疹、痤疮等，通常较为严重；反复发作的单纯疱疹、带状疱疹、多发性传染性软疣、尖锐湿疣等病毒感染也较为常见；鹅口疮是免疫系统缺陷后最早出现的症状，毛囊炎、疖肿、痈、脓肿等细菌感染也很常见；皮肤肿瘤如卡波西肉瘤、淋巴瘤、鳞状细胞癌、恶性黑色素瘤等时有发生。

8. 有上述临床表现不一定就是艾滋病

艾滋病的上述表现实际上都不是特异性的，不能仅靠这些症状或皮损诊断艾滋病。有些“恐艾”的人群出现任何症状都往艾滋病联想，是完全没必要的。确定是否感染 HIV 的唯一方法是接受检测。

9. 艾滋病的实验室检查项目

艾滋病的实验室检查项目包括 HIV 抗体检测、CD4+T 细胞计数、P24 抗原检测、病毒载量测定等。其中 HIV 抗体检测是诊断艾滋病的“金标准”，包括筛查试验和补充试验，HIV 补充试验包括抗体补充试验（抗体确证试验）和核酸补充试验（核酸定性和定量检测）。P24 抗原检测是早期诊断的方法，病毒载量下降和 CD4+T 细胞计数上升是病情好转的指征。

10. 窗口期

窗口期指的是感染 HIV 后，通过抗体检测技术在 3 周至 3 个月内无法检查出是否感染 HIV 的这一时期。

通常第三代检测技术是通过检测一种叫 P24 抗体的物质来确定是否感染 HIV。P24 是 HIV 特有的主要结构蛋白，是包膜的重要组成部分，它在病毒的包装和成熟过程中起重要作用，且高度保守不容易变异。P24 进入血液后引起免疫反应并产生抗体，即 P24 抗体。通过检测到 P24 抗体可间接证明人体感染了 HIV。从病毒感染到人体产生 P24 抗体的过程需要 3 周至 3 个月的时间，在此期间可能无法检测到 P24 抗体。

11. 第四代检测技术（P24抗原/抗体联合检测）

前述 P24 抗体出现时间较晚，窗口期的等待往往延误治疗时机，而 P24 抗原在病毒感染后 2~3 周即出现在血液中，如果能够进行直接检测可以大大提前诊断的时间。随着科学技术的进步，目前发展的第四代检测技术就是通过直接检测 P24 抗原和 P24 抗体（即抗原 / 抗体联合检测）来确定是否感染 HIV。因此，与第三代检测技术相比，第四代检测技术在感染 2~6 周的时间内就可以通过 P24 抗原 / 抗体联合检测尽早筛查是否感染 HIV。

12. 艾滋病的诊断标准

根据《中国艾滋病诊疗指南》（2021 年版）标准：

（1）成人、青少年及 18 月龄以上儿童，符合下列一项者即可诊断 HIV 感染：① HIV 抗体筛查试验阳性和 HIV 补充试验阳性（抗体补充试验阳性或核酸定性检测阳性或核酸定量＞ 5000 拷贝 /mL）；②有流行病学史或艾滋病相关临床表现，两次 HIV 核酸检测均为阳性；③ HIV 分离试验阳性。

（2）18 月龄及以下儿童，符合下列一项者即可诊断 HIV 感染：①为 HIV 感染母亲所生和两次 HIV 核酸检测均为阳性（第二次检测需在出生 4 周后采样进行）；②有医源性暴露史，HIV 分离试验结果阳性或两次 HIV 核酸检测均为阳性；③为 HIV 感染母亲所生和 HIV 分离试验阳性。

因此确定是否感染 HIV 的唯一方法是接受检测，而不是猜疑和只看临床症状。

辅助诊断标准还包括：

（1）流行病学史：不安全性生活史、静脉注射毒品史、输入未经抗 HIV 抗体检测的血液或血液制品、HIV 抗体检测阳性者所生子女或职业暴露史等。

（2）临床表现：不明原因的持续不规则发热 38℃以上，时间＞ 1 个月；腹泻（大便次数多于 3 次 / 日），时间＞ 1 个月；6 个月之内体重下降 10%以上；反复发作的口腔真菌感染；反复发作的 HSV 感染或带状疱疹病毒感染；肺孢子菌肺炎；反复发生的细菌性肺炎；活动性结核病或非结核分枝杆菌病；深部真菌感染；中枢神经系统占位性病变；中青年人出现痴呆；活动性巨细胞病毒感染；弓形虫脑病；马尔尼菲青霉病；反复发生的败血症；卡波西肉瘤、淋巴瘤。

辅助诊断标准主要用于判断患者处于哪一分期。

13. 艾滋病的治疗

艾滋病的治疗分为 2 个部分，一个是针对病毒本身的抗病毒治疗，另一个是针对各种感染和肿瘤的治疗。一旦确诊 HIV 感染，无论 CD4+T 细胞水平高低，均建议立即开始抗病毒治疗。

目前针对艾滋病的治疗尚不能彻底清除患者体内的 HIV，只能通过抑制病毒复制，尽量延长患者寿命，减少并发症的发生，以及减少 HIV 的传播并预防母婴传播。高效抗反转录病毒治疗（也称为“鸡尾酒式疗法”）是目前提倡的一种联合药物治疗方法，包括双核苷逆转录酶抑制剂、整合酶抑制剂、非核苷逆转录酶抑制剂、蛋白酶抑制剂、融合抑制剂等。

按照有关规定，我国艾滋病的抗病毒治疗药物是免费的。确诊患者应尽快到当地的疾病预防控制中心或者传染病医院就医咨询，如使用免费治疗药物后出现严重不良反应或耐药的情况，可考虑选用自费药物进行抗病毒治疗。本病尽早治疗，并长期、联合、规律用药，通常都可以使患者获得期望寿命。

14. 暴露前预防以及暴露后阻断的有关问题

（1）暴露前预防。目前认为，存在 HIV 潜在感染风险的人员（如男男同性性行为群体、共用不洁净的注射器注射毒品者、单阳异性夫妇、与艾滋病患者有性接触者、多性伴侣者、性工作者、变性人群、性传播疾病患者等）可考虑每天服用抗反转录病毒药物，可有效减少 HIV 的传播。

（2）暴露后阻断。一旦发生暴露感染 HIV 的高危行为，如与 HIV 感染者发生没有安全措施的性行为，开放的伤口或黏膜组织接触到 HIV 感染者的血液或精液等，被有 HIV 感染者血液的针具刺伤等，立即服用阻断药是有效的补救措施。阻断药的作用是在病毒到达血液前阻止其进行逆转录和复制繁殖，从而清除病毒。因此，越早服用阻断药，药物的血药浓度就能越早升上去，以保证在病毒进入血液前起效。服用时间以 2 h 内为最佳，24 h 内及时服用阻断药，阻断成功率为 99.5% 以上。随时间延长阻断成功率会开始逐渐下降，但 72 h 内仍有较高的成功率。如已经超过 72 h，仍应服用阻断药，以增加阻断可能。阻断药需服满 28 天，切记不可中断，并及时随访。

HIV 阻断药物主要有替诺福韦、恩曲他滨等，获得渠道包括各地传染病专科医院、疾病预防控制中心以及可以治疗艾滋病的综合医院等，就诊前最好电话咨询确定。

15. 艾滋病的预防

①艾滋病知识的普及很重要，知艾、防艾是应对艾滋病的最好方式。②树立健康的性观念，保证安全性行为，正确使用安全套可减少 70%（同性间）~80%（异性间）的感染率。③拒绝毒品，不共用注射器、牙刷、剃须刀等；安全用血，无偿献血时应对献血人员进行 HIV 筛查。④预防母婴传播，妊娠前要咨询专业医生意见，已妊娠患者立即进行抗病毒治疗，避免母乳喂养。⑤暴露前预防、暴露后阻断。⑥预防职业暴露感染，文身、文眉以及各种有创治疗时应消毒彻底，避免交叉感染。

16. 艾滋病与妊娠、哺乳

艾滋病患者可以生育，但应咨询专业医生意见。男性患者可在进行抗病毒治疗且病毒被持续控制后自然备孕，受孕前及受孕后，HIV 抗体检测阴性的女方可能需口服抗病毒药物并持续进行检测以排除感染。男性患者最好选择试管婴儿，男性精液中有病毒，但精子中没有，可通过洗精技术获得干净精子进行体外受精，避免配偶感染。女性患者可在接受抗病毒治疗且病毒被持续抑制后选择受孕，试管婴儿也是其最佳选择。妊娠后女性患者仍需进行抗病毒治疗。

女性患者如果不经过任何措施就妊娠生产的，有 30% 的概率会生出先天感染艾滋病的患儿。如果进行有效的母婴阻断，其生出艾滋病患儿的概率可降低为 2% 以下。准备生育的女性患者备孕前首先应该咨询专业医生意见，了解具体方法，并配合进行正规的母婴阻断，以确保婴儿健康。

所有感染 HIV 的孕妇均应尽早且终身接受抗病毒治疗。HIV 感染母亲所生婴儿应在出生后尽早（6 h 内）预防性服用抗病毒治疗药物。

母乳喂养具有传播 HIV 的风险，感染 HIV 的母亲应尽可能避免母乳喂养。如果坚持要母乳喂养，则整个哺乳期都应继续抗病毒治疗。

17. 艾滋病与其他性传播疾病

梅毒、淋病、尖锐湿疣、生殖器疱疹等会增加感染 HIV 的风险，艾滋病患者患其他性传播疾病的症状会较健康人患其他性传播疾病的症状更重，因此建议确定患有某一种性传播疾病后，应同时检测是否患有其他性传播疾病，以免延误诊治，尤其梅毒和艾滋病初期可能没有任何症状，容易被忽视。

18. 艾滋病疫苗的现状

目前尚无有效的艾滋病疫苗。HIV 复制和变异非常快，并且已发展出复杂的机制来躲避免疫细胞的攻击，因此目前还没有研究出让人体产生有效抗体的疫苗，但随着科学技术的发展，相信人类最终能够战胜艾滋病。